KRÄUTERHEILKUNDE

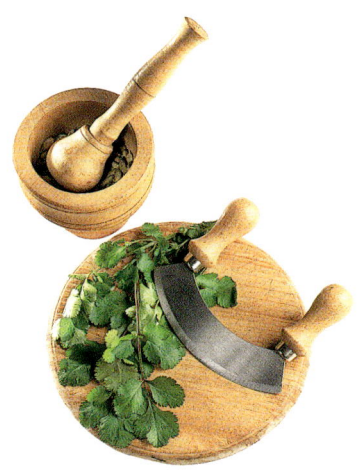

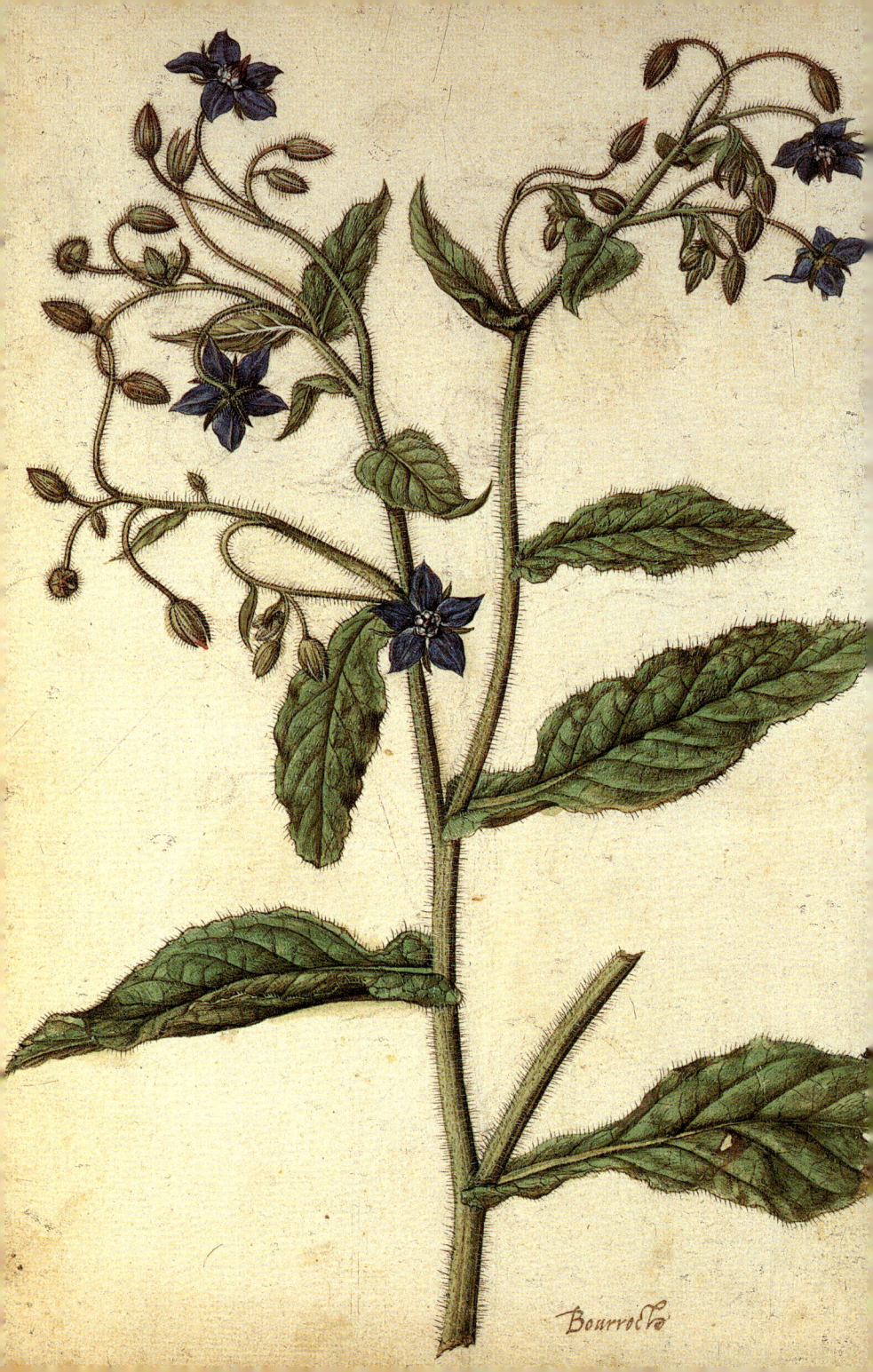

Bourroche

KRÄUTERHEILKUNDE

HEILUNG UND HARMONIE
SYMBOLIK, RITUALE UND FOLKLORE
ÖSTLICHE UND WESTLICHE TRADITIONEN

FRANK J. LIPP

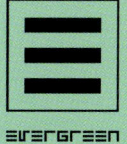

EVERGREEN

Inhalt

EVERGREEN is an imprint of
TASCHEN GmbH

© für diese Ausgabe:
2002 TASCHEN GmbH
Hohenzollernring 53
D-50672 Köln

Originaltitel:
Herbalism
All Rights Reserved
Copyright © Duncan Baird
Publishers Ltd 1996
Text Copyright © Duncan
Baird Publishers 1996
Artwork and Maps Copyright
© Duncan Baird Publishers
1996 (for copyright in the
photographs see acknowledge-
ments pages which are to be
regarded as an extension of
this copyright)
Copyright in the German lan-
guage translation © Duncan
Baird Publishers Ltd 2001

Übersetzung aus dem
Englischen: Andrea Farthofer

Umschlaggestaltung:
Catinka Keul, Köln

Printed in Singapore
ISBN 3–8228–1705–8

Einleitung

Kräuter sind alle Nutzpflanzen, die etwa als Medizin, Nahrungsmittel, Konservierungs- oder Geschmacksstoffe, Kosmetika oder Duft Verwendung finden. Mit zunehmender Distanzierung der westlichen Gesellschaft von einer solchen Verwendung der Pflanzen kam dem Begriff „Kräuter" eine immer engere Bedeutung zu – heute bezeichnet dieser gerade noch eine Handvoll Geschmacksstoffe und einige „alternative" Formen der Medizin. Im vorliegenden Buch kehren wir zu der ursprünglichen, weiter gefassten Begriffsdefinition zurück. Pflanzen spielten in der Geschichte der Medizin eine große Rolle, und einige der weltbesten Heilmittel stammen aus dem Reich der Pflanzen. Dennoch werden früher als wertvoll eingeschätzte Heilkräuter heute häufig als Placebos abgetan. Dieses Buch befasst sich mit der medizinischen Verwendung von Pflanzen in einem modernen, wissenschaftlichen Kontext sowie mit deren Verwendung in traditionellen Kulturen in aller Welt.

In der chinesischen, ayurvedischen und thailändischen Medizin befasste man sich wohl am intensivsten mit der Erforschung der Heilpflanzen. In diesen Traditionen wird die Verwendung der Kräuter durch komplexe Weltanschauungen und Erklärungsmodelle des menschlichen Körpers und seiner Beziehung zum Universum bestimmt. Die Kräutermedizin ist die weltweit älteste und meistverbreitete Form der Medizin. Pflanzen werden auf der ganzen Welt nicht nur als Nahrungsmittel und Medizin verwendet – auch viele Mythen und Riten der Menschheit stehen mit Pflanzen im Zusammenhang.

Die moderne Gesellschaft leidet unter dem Missbrauch von pflanzenbasierten Drogen wie Kaffee, Alkohol, Kokain, Heroin und Tabak. Die meisten dieser stimmungsbeeinflussenden Pflanzen wurden ursprünglich in Riten für einen heiligen Zweck verwendet. Doch aus dem komplexen kulturellen Zusammenhang gerissen entwickelten sich diese Pflanzen und ihre Derivate zu einem Fluch für jene Kulturen, die diese in ihre schnelllebige und konsumorientierte Welt einführten. Solche psychotrope Pflanzen muss man im komplexen und subtilen Gefüge zwischen Glaubenssystemen, Riten und Heilpraxis sehen.

Es ist wichtig, die sicherste und wirkungsvollste Form der Verwendung und Zubereitung der Pflanzen zu verstehen. Der Spruch, dass „Vorbeugen besser als Heilen ist", entstammt den jüngsten wissenschaftlichen Erkenntnissen, die die Bedeutung von pflanzlicher Nahrung, wie Brokkoli und Knoblauch als Vorsorge gegen Krebs und Herz-Kreislauf-Erkrankungen betonen. Dabei ist es sicher am lohnendsten, die Heilkräuter selbst anzubauen, zu konservieren und zu Hause zuzubereiten.

HINWEIS
Manche Heilpflanzen sehen anderen, giftigen Sorten sehr ähnlich. Verwenden Sie eine Pflanze nur nach Verschreibung durch einen qualifizierten Kräuterspezialisten oder bei absoluter Gewissheit über seine botanische Identität. Dieses Buch kann professionelles Wissen nicht ersetzen, weder der Verlag noch der Autor haften für eine unsachgemäße Anwendung der Pflanzen durch den Leser.

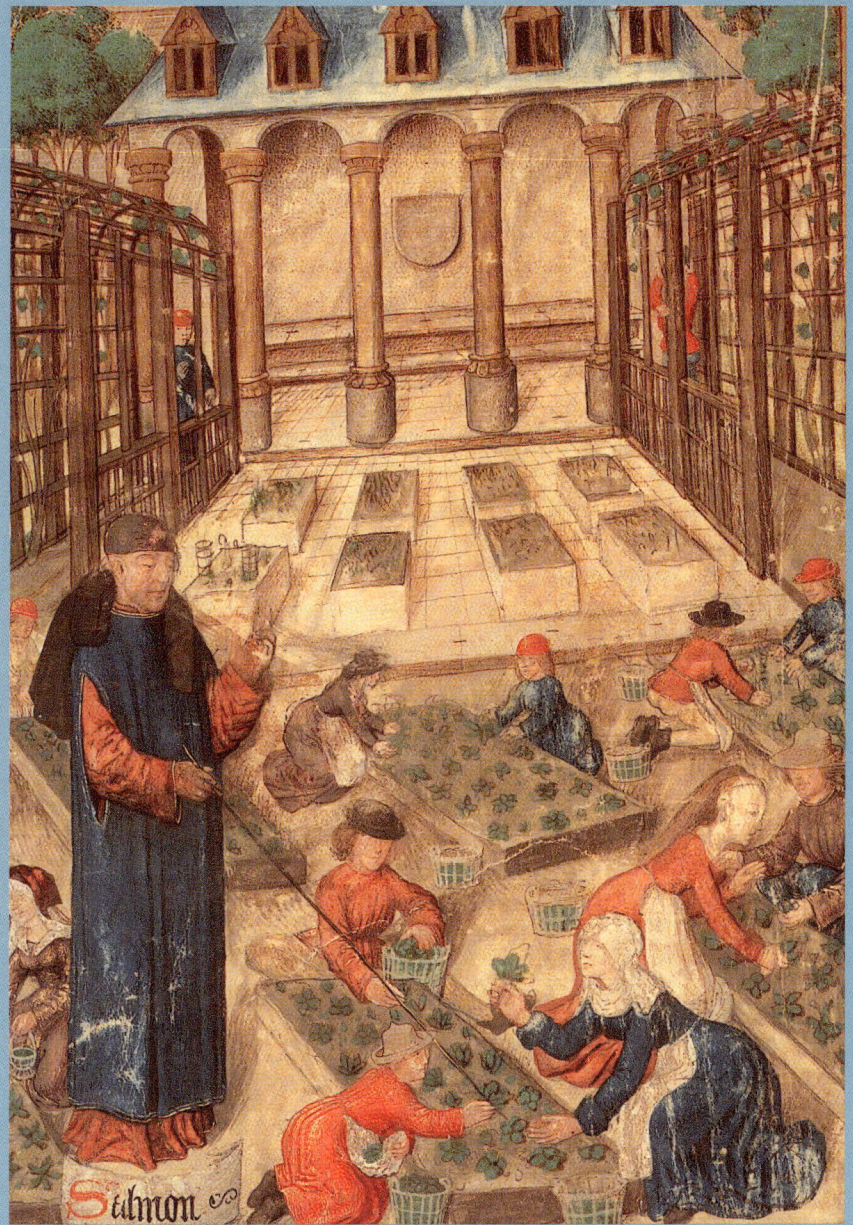

Bereits im 17. Jahrhundert war das Wort „Gemüse" ein seltener Begriff – man sprach von Topf- und Salatkräutern, süßen Kräutern und einfachen Kräutern. Dieser Kräutergarten wurde im 15. Jh. gemalt.

Pflanzen und Menschen

Pflanzen sind die Grundlage allen Lebens. Die Menschheit benötigt Pflanzen für Sauerstoff, Brennstoff, Medizin, Nahrung und Mikronährstoffe, Bekleidung und Baumaterial sowie für viele andere Zwecke. Seit der Frühgeschichte wurden den Pflanzen auch religiöse, ästhetische, poetische und moralische Werte zugeschrieben. Pflanzen spielten auch bei der Entwicklung des menschlichen Wissens eine große Rolle, wie zum Beispiel bei den Mendelschen Versuchen zur Vererbungslehre mit Erbsen oder der Pasteurschen Keimtheorie der Krankheitsentstehung mit Hilfe von Hefe.

   Doch angesichts der Verdrängung durch die Menschen schrumpfen die Feuchtgebiete und die Flora von Inseln, Küsten- und Wüstengebieten, Wäldern und Grasländern zunehmend. Die Bäume sterben, da die Zellularphotosynthese durch die Luftverschmutzung gestört wird, was die Nahrungspflanzen in absehbarer Zukunft beeinträchtigen kann. Wenn diese Massenausrottung der Arten anhält, werden in der nächsten Generation 25–50 Prozent der gegenwärtigen Biodiversität ausgelöscht sein. Durch diese grundlegenden Veränderungen wird sich das Ökosystem noch schwerer an die wechselnden Bedingungen anpassen und diese überleben können, was das Überleben der Menschheit gefährdet.

Wenn wir um das Verschwinden der Regenwälder trauern, weil so viele für Wirtschaft oder Medizin wichtige Pflanzen verloren gehen, ist dies nur ein weiteres Zeichen dafür, dass wir die Natur als Objekt der Ausbeutung sehen. Um ein ökologisches Unglück zu verhindern, müssen wir unsere Einstellung ändern und die komplexe Einheit aus Menschen, Pflanzen und allen Lebewesen erkennen.

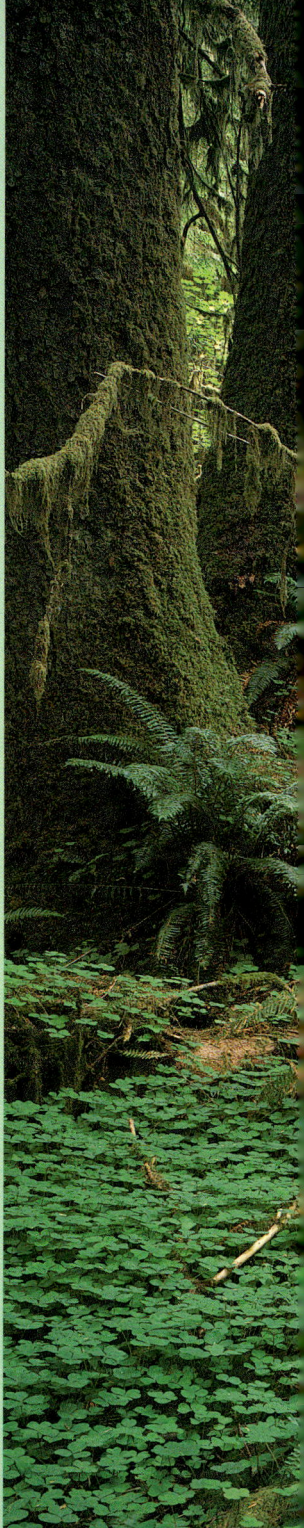

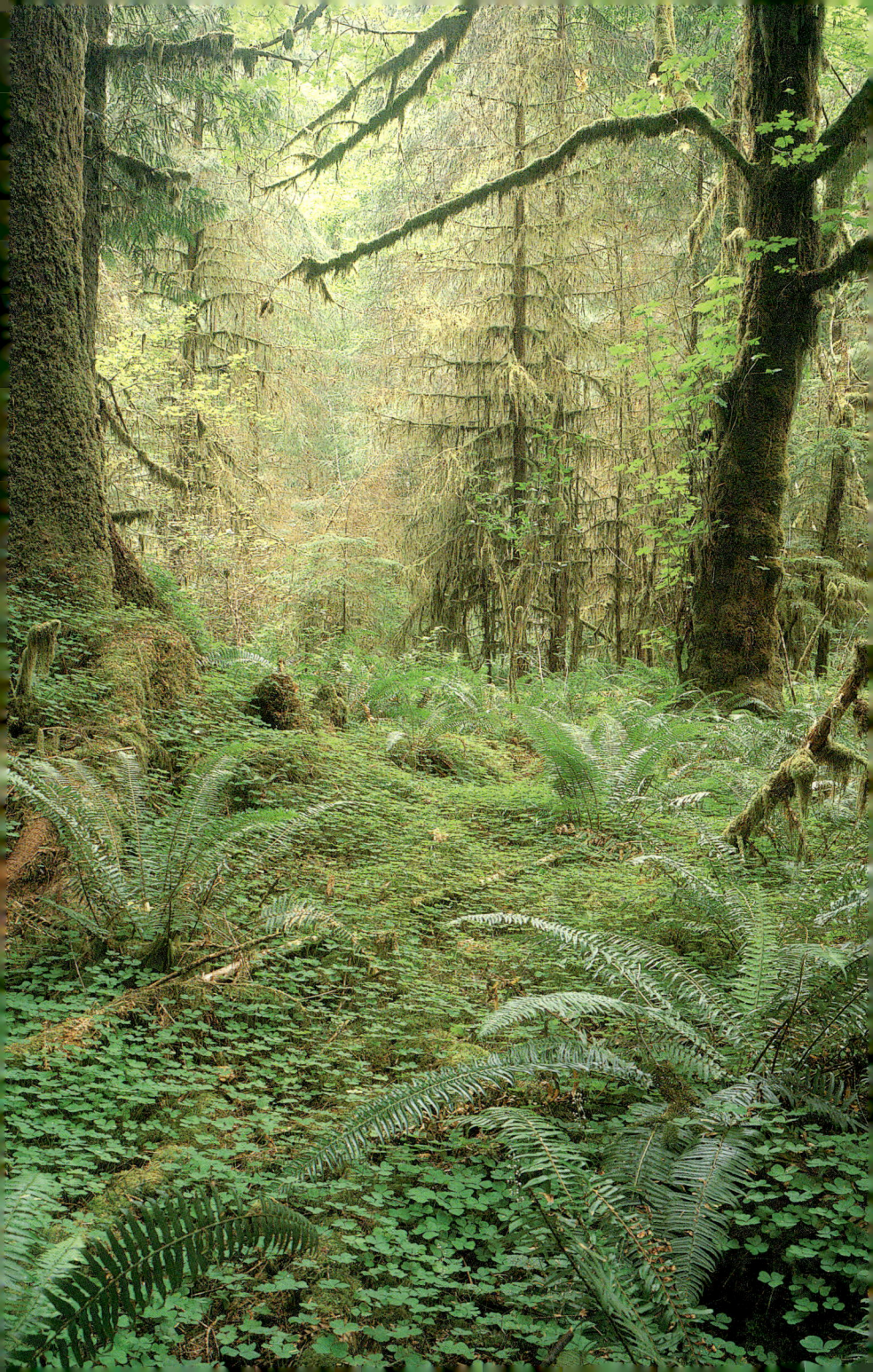

Pflanzenmedizin

Die vergleichweise eingeschränkte Vorstellung einer pflanzenbasierten „Medizin" als Substanz, die tatsächlich oder angeblich heilende Wirkung hat, gibt es nur in der westlichen Gesellschaft. In vielen Regionen der Welt erstreckt sich diese Definition auch auf jene „Arznei", die Verliebtheit auslösen kann, Verkäufe ermöglicht, Ahnen befriedet oder etwas Ungewöhnliches, Heiliges und Magisches bewirkt, wie etwa das Medizinhemd des Stammes der Plains, einem eingeborenen Volk Amerikas.

Die „Medizin" bedient sich dabei der Verwendung der inhärenten Wirksamkeit eines Objekts, um die Harmonie einer Person, eines Orts oder Gegenstands zu bewahren, wiederherzustellen oder sogar zu erschüttern. Es gibt zudem keine eindeutige Abgrenzung zwischen „medizinischen Pflanzen" und „Nahrungspflanzen", da viele Pflanzen, etwa Mais, Chili-Schoten und Salbei, als Medizin und als Nahrung verwendet werden. Kranken Personen wird eine bestimmte Diät verordnet, und bestimmte Ernährungsformen können vorbeugend wirken oder – wie bei ständiger Ernährung durch Fastfood – Krankheiten und mangelerscheinungsbedingte Verhaltensstörungen hervorrufen.

Heilpflanzen sind mehr als nur Objekte mit nützlichen chemischen und symbolischen Eigenschaften. Vielmehr sind dies lebende Organismen, deren Gebrauch durch die jeweilige Kultur bestimmt wird. Sie sind für die kosmologische Ordnung von großer Bedeutung und spiegeln oft komplexe medizinische Theorien über den menschlichen Körper, über Symptome und der zugrunde liegenden Ursachen wider.

Viele unterschiedliche Faktoren beeinflussen das komplexe Gedankengebäude der medizinischen Pflanzenverwendung. Dazu gehören ein großes Netzwerk an Verwandten und Freunden, verschiedene Medizinexperten, die Beziehung zwischen Patient und Heiler und therapeutische Vorgänge. Es gibt bestimmte Gebete für das Sammeln von bestimmten Pflanzen, deren Zubereitung und auch Einschränkungen in Bezug auf Ernährung. Diese Traditionen sind kulturspezifisch und sehr vielfältig.

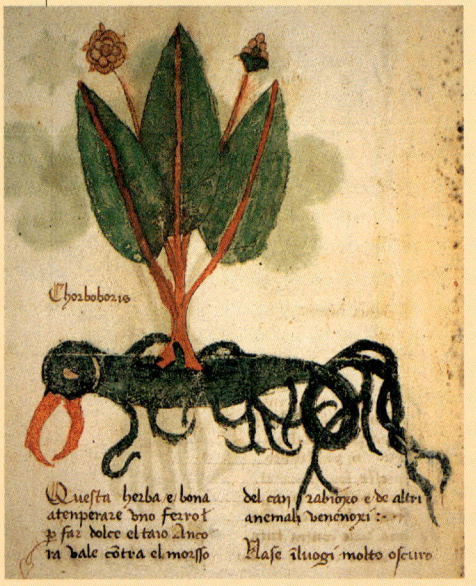

Früher wurden viele Kräuter zur Behandlung eingesetzt, die die moderne westliche Medizin nicht als Heilpflanzen einstufen würde. Diese Abbildung aus einem italienischen Pflanzenbuch des 14. Jh. zeigt eine Pflanze namens Herba corboboris, *die zur Behandlung von Ärger und den Nachwirkungen von Operationen verwendet wurde.*

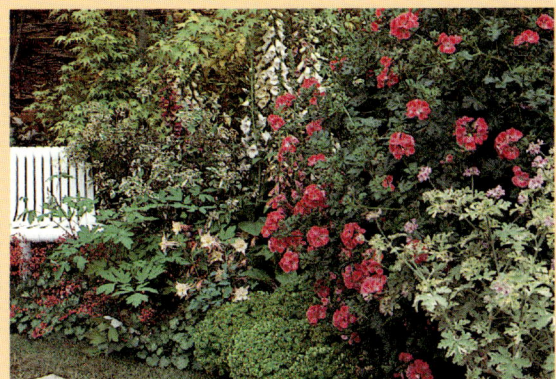

Ein spezieller Garten für Blinde, der voll aromatischer Pflanzen ist. Solche Gärten wirken antidepressiv und lebensverlängernd.

AKTIVIEREN EINES HEIL-MITTELS

Die Heilkraft einer Pflanze mag erst nach Aussprechen des erforderlichen Zauberspruchs wirksam werden. Zur Behandlung von Fieber gehen Heiler in Zaire in den heiligen Teil des Waldes, wo die Vorfahren begraben sind, sammeln die Kräuter und beten, wenn die letzten Sonnenstrahlen verblassen. Die Geister der Vorfahren werden ersucht, das Fieber ebenso wie das Sonnenlicht verschwinden zu lassen.

DIE ALRAUNWURZEL

Mit keiner anderen europäischen Pflanze sind so viele Glaubensformen und Riten assoziiert wie mit der Alraunwurzel. An ihr zeigt sich die enorme Vielfalt dessen, was man als „Medizin" betrachten kann. Da die gegabelte Alraunwurzel der Gestalt des Menschen ähnelt, schrieb man ihr menschliche und übermenschliche Kräfte zu. Im vorindustriellen Europa wurde sie um die Sommersonnenwende vor Sonnenaufgang im letzten Viertel des Monds ausgegraben. Die Pflanze wuchs unter Galgen und war nicht leicht zugänglich. Urin oder Blut musste darauf vergossen werden, um sie fangen zu können. Jene, die auszogen, sie zu sammeln, mussten ihre Ohren zuhalten, um sich vor Taubheit und Wahnsinn zu bewahren, denn die Pflanze gab beim Pflücken tödliche Schreie von sich. Dies erzählten die Sammler, um den Preis für die Pflanze hinaufzutreiben: 1690 kostete eine Wurzel das Jahresgehalt eines Handwerkers.

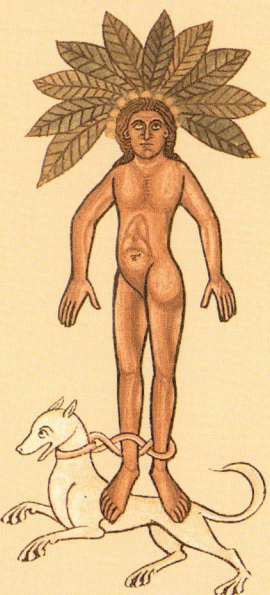

Die Alraunwurzel wurde als Liebeszauber und für günstige Gerichtsbeschlüsse verwendet. Eine Puppe aus Alraunwurzel konnte ihren Besitzer unsichtbar machen. Die Puppe enthüllte zudem versteckte Schätze, doch brachten diese nur Unglück und ihren Besitzer schließlich auf den Galgen, wo die Pflanze erstmals gefunden wurde.

Die Alraunwurzel diente der Behandlung von Arthritis, Geschwüren, Entzündungen, erleichterte die Geburt und förderte Schwangerschaften bei Mensch und Tier. Sie wurde auch als Antitoxin und als Schmerz- und Schlafmittel verabreicht. Sie enthält Mandragorin, Hyoszyamin und andere halluzinogene Tropanalkaloide und wurde daher von Hexen für Salben verwendet, die ihnen das Fliegen ermöglichten.

Eine Alraunwurzel aus einem engl. Pflanzenbuch des 13. Jh.

Therapeutische Wirkung von Pflanzen

Schon immer haben Mediziner Pflanzen und andere Naturmaterialien zu Hilfe genommen. Obwohl in der westlichen Welt nicht alle den Pflanzen zugeschriebenen therapeutischen Eigenschaften anerkannt werden, basiert die Pflanzentherapie großteils auf jahrtausendalten empirischen Erkenntnissen. Die alten Ägypter etwa, verwendeten die Früchte und Blätter von Geißfuß (*Ammi majus*) zur Behandlung von Vitiligo, einer

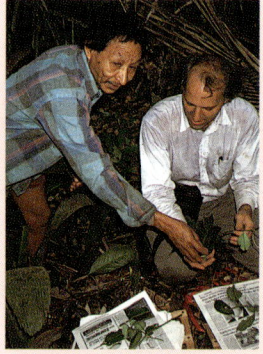

Ein Ethnobiologe lernt von einem Eingeborenen des Amazonaswaldes die therapeutische Verwendung einheimischer Pflanzen.

Hauterkrankung, verursacht durch Pigmentverlust. Aus dieser Pflanze wurde ein Medikament (8-Methoxypsoralen) zur Behandlung von Psoriasis und anderen Hautkrankheiten sowie des T-Zellen-Lymphoms entwickelt. Im 18. Jahrhundert behauptete man, die amerikanische Kermesbeere (*Phytolacca americana*) sei gegen Krebs wirksam. Dies wurde zwar widerlegt, doch erst kürzlich wurde diese Pflanze bei Mäusen erfolgreich getestet.

Ein Viertel aller Medikamente basiert auf Pflanzen oder auf synthetisch analogen Substanzen, und rund 80 Prozent der Weltbevölkerung – vorwiegend in Entwicklungsländern – verlassen sich auf pflanzenbasierte Medizin. In den letzten 40 Jahren wurde mindestens ein

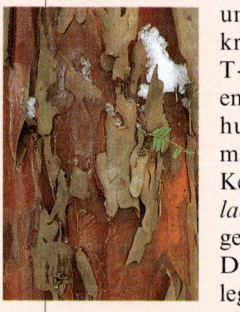

Die Eibe liefert eine Behandlungsmöglichkeit für Eierstockkrebs.

Dutzend wirkungsvoller Medikamente aus Blütenpflanzen entwickelt. Dazu zählen das von der *Yamswurzel* abstammende Diosgenin (aus dem alle ovulationshemmenden Verhütungssubstanzen entwickelt wurden), zwei starke Krebssubstanzen aus dem afrikanischen Madagaskar-Immergrün (*Catharanthus roseus*), Pilokarpin (aus südamerikanischen Zitrusbäumen) zur Behandlung von Glaukomen und „trockenem Mund" und eine Substanz zur Behandlung von Herzleiden, die vom Fingerhut abstammt (Art *Digitalis*). Zwei der wichtigsten Krebsmedikamente stammen von Pflanzen ab, die die Eingeborenen Amerikas als Medizin verwendet hatten: der Eibe (*Taxus brevifolia*) und dem Maiapfel (*Podophyllum peltatum*).

Die wissenschaftliche Literatur ist voll von Untersuchungen bestimmter Pflanzen als Mittel gegen Viren, Mikroben, Entzündungen, Pilzinfektionen und karzinogenen Chemikalien. Dank der Entwicklungen in der Biotechnologie, etwa molekulare rezeptorenbindende Bioassays (Verfahren zum Testen von Medikamenten direkt auf Proteinen anstatt bei lebenden Tieren) und automatisierten Screening-Möglichkeiten können täglich Tausende Pflanzenextrakte getestet werden. Dazu sammeln Pharmafirmen Pflanzen und Tiere, wie etwa Meeresorganismen, Insekten, Blutegel-Antikoagulanzien, Schlangen-, Spinnen- und Froschgift.

Zwei bedeutende Errungenschaften sind Alkaloide aus einem Weinstock im Regenwald von Kamerun und ein australischer Kastanienbaum, der im Kampf gegen AIDS eingesetzt wird.

Doch meistens geht man diesen Entdeckungen nicht nach, da Test und Entwicklung eines Medikaments bis zur Genehmigung sehr langwierig und kostspielig sind. Die kommerziellen Forschungsinvestitionen für pflanzenbasierte Medikamente sind im 20. Jahrhundert stark zurückgegangen und kamen Ende der 70er-Jahre kurzfristig ganz zum Stillstand. Ein Grund dafür war die Tatsache, dass das Millionen Dollar teure, 20-jährige Pflanzen-Screening durch Forscher des US National Cancer Institute keine einzige Substanz für den allgemeinen Einsatz bei Krebserkrankungen hervorgebracht hatte. Diese Tests verwendeten jedoch lediglich Leukämie bei Mäusen als Screen, doch Krebs unterscheidet rund 200 Erkrankungsformen. Heute laufen in Japan, Frankreich und vielen anderen Staaten Forschungen zur pflanzenbasierten Medizin, während die USA etwas nachhinken.

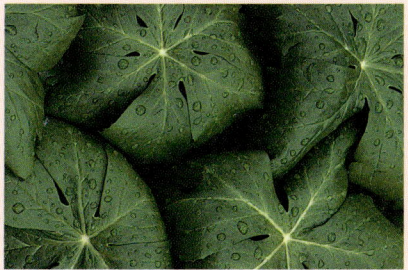

Der Maiapfel wird als Mittel gegen Leukämie, Lymphome sowie Lungenkrebs eingesetzt.

SICHERHEITSFAKTOREN

Der therapeutische Wert botanischer Medikamente hängt von vielen Faktoren ab, etwa von Reinheit, Stärke und korrekter Dosierung. Eine geringe Dosis ist vielleicht nicht wirksam, und manchmal ist der Spielraum zwischen einer korrekten und einer fatalen Dosierung sehr gering – etwa im Fall von Digitalis-Medikamenten (vom Fingerhut abstammend). Für eine entsprechende Genauigkeit müssen Anbaugebiet, Ernte, Trocken- und Lagerungsbedingungen sowie Dosierung dieser Pflanzen standardisiert werden, und solche standardisierten Prozeduren fehlen oft.

Die pharmazeutische Geringschätzung der Kräutermedizin basiert jedoch nicht nur auf wissenschaftlichen Kriterien. Die Entdeckung, dass eine auf einem Fensterbrett gezüchtete Pflanze einer Krankheit vorbeugt, die Pharmafirmen einen Teil des Markts garantiert, ist eine wirtschaftliche Bedrohung. Die chemischen Bestandteile der Pflanzen können, wenn sie veröffentlicht werden, nicht patentiert werden. Ohne Profit als Anreiz beschäftigen sich Pharmafirmen kaum mit der Entwicklung pflanzenbasierter Medikamente.

Oft haben die synthetischen Pendants der pflanzlichen Substanz nicht die gleiche biologische Wirkung. Jährlich werden allein in Europa rund 6 Mrd. Dollar für Kräutermedizin ausgegeben, und aufgrund der großen Beliebtheit und des enormen Marktpotenzials kaufen Pharmafirmen Kräutermedizinfirmen oft auf.

Wie Pflanzen heilen

Die Wissenschaft ist der überwiegenden Meinung, dass Krankheiten auf Molekularebene entstehen. Cholesterinmoleküle etwa verursachen Herzerkrankungen durch Ablagerungen in den Blutgefäßen. Ebenso produziert ein chemisches Medikament eine Wirkung, indem es durch einen Rezeptor (eine chemische Struktur an der Oberfläche der Zelle) in eine Zelle gelangt, die der Form des Medikamentenmoleküls ent-

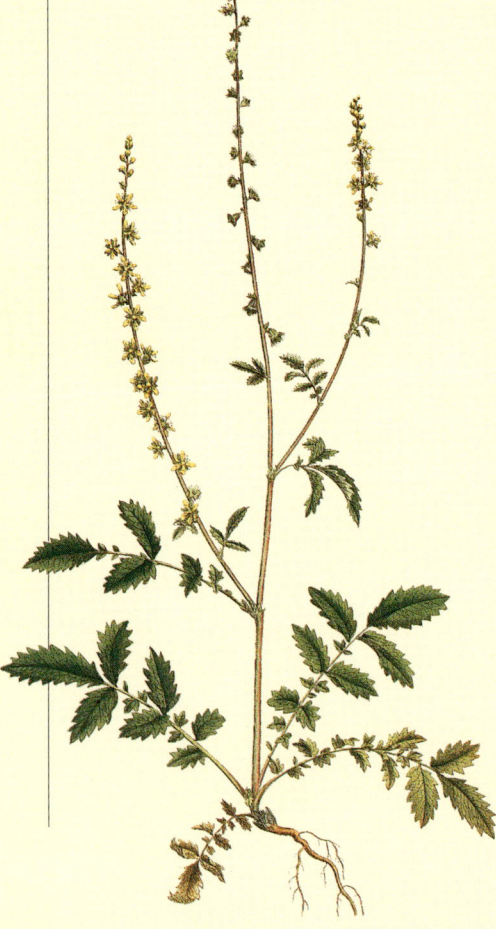

spricht. Im Gegensatz dazu meinen Verfechter der Heilpflanzen, dass diese auf einer höheren physiologischen Ebene wirken (Adstringenzien sorgen für feste Muskeln; Diaphoretika fördern die Transpiration durch die Haut) und dadurch vielseitiger sind. Eine Pflanze, die die Ausscheidung von Urin fördert, kann auch zur Behandlung von Nieren- und Blasenerkrankungen oder zum Ausscheiden von Giftstoffen verwendet werden. Tannin etwa ist eine Verbindung, die sich mit Proteinen in der Haut und der Schleimhaut zu einem unlöslichen, resistenten Gewebe verbindet. Pflanzen mit hohem Tanninanteil, wie Blaubeeren, können bei einer Vielzahl von Erkrankungen, wie Durchfall, Zahnfleischentzündungen, Hämorrhoiden und Erfrierungen, zur Anwendung kommen.

Heilpflanzen weisen oft mehrere Bestandteile auf, die gemeinsam ihre Wirkung als Einzelstoffe bei weitem übertreffen. Die Einnahme von Vitamin-C-Pillen ist nicht dasselbe wie das Essen einer Orange, und es ist ein Unterschied zwischen der Einnahme von Koffein und der Verwendung der Kaffeepflanze. Zubereitung und Einnahme sind ebenfalls wichtig: Ein Alkaloid gegen Krebs aus der chinesischen *Camptotheca acuminata* wurde in klinischen Untersuchungen verworfen, da es der Leber schadete. Später zeigte sich, dass das auf die intravenöse Verabreichung einer normalerweise oral zu nehmenden Substanz zurückzuführen war.

Seit Platos Zeiten weiß man, dass

LINKS *Odermennig, aus dem Pflanzenbuch Flora Danica des 19. Jh., von Oeder. Odermennig ist in erster Linie harntreibend, hilft aber dank der Säure auch bei Blut im Harn.*

Substanzen ohne chemische Wirkung zur Beseitigung von Symptomen und Schmerzen verwendet werden können. Diese Placebos, wie Zuckerpillen oder Salzinjektionen, werden häufig verabreicht, um die Patienten zu beruhigen. Man schätzt, dass 35–45 Prozent aller verschriebenen Medikamente an sich die Erkrankung nicht beeinflussen könnten. Menschen, die auf Placebos ansprechen, erzeugen mehr schmerztötende morphiumähnliche Substanzen (Endorphine) im Körpergewebe. Die Wirkung des Placebos hängt vom Vertrauen des Patienten, der Überzeugungskraft, dem Mitgefühl und Charisma des Heilers, sowie der Patient-Heiler-Beziehung ab.

Wenn sich Einstellung und Emotionen auf den Krankheitsbeginn und -verlauf auswirken können, kann praktisch jede Erkrankung vom mentalen Zustand des Betroffenen positiv oder negativ beeinflusst werden. Verzweiflung angesichts schwerer Krankheiten wie AIDS oder Krebs schwächt das Immunsystem, emotionaler Stress bewirkt ein Hormonungleichgewicht. Der Wille des Patienten ist für die Heilung ganz entscheidend.

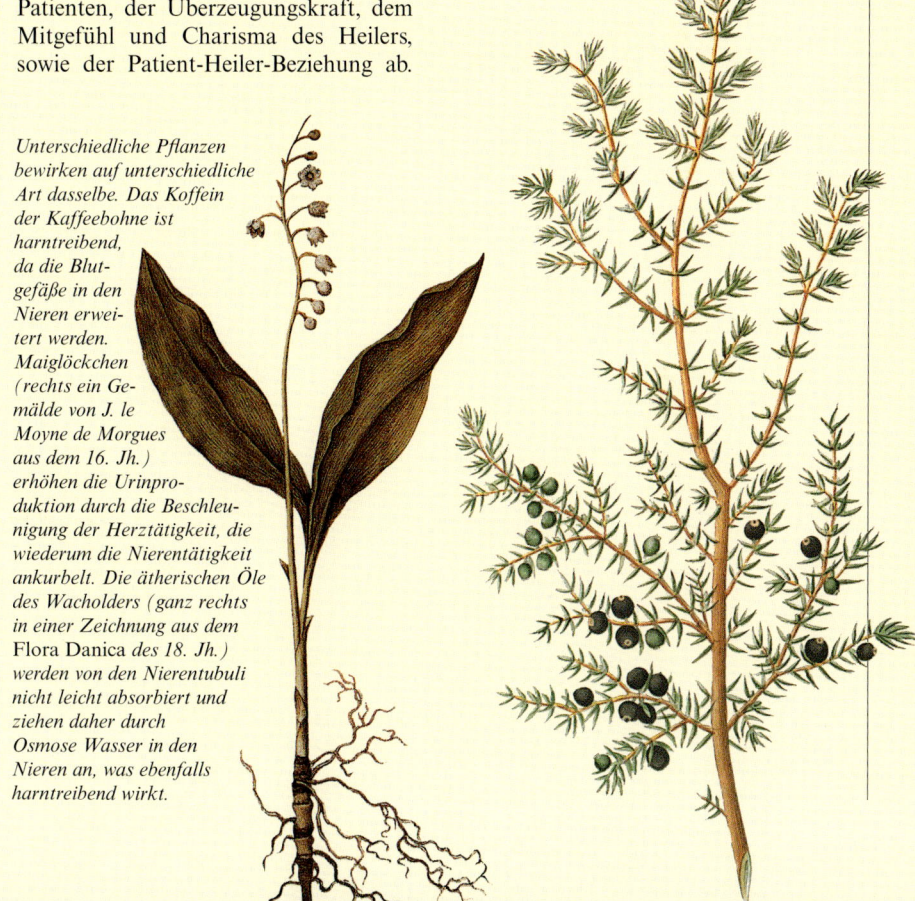

Unterschiedliche Pflanzen bewirken auf unterschiedliche Art dasselbe. Das Koffein der Kaffeebohne ist harntreibend, da die Blutgefäße in den Nieren erweitert werden. Maiglöckchen (rechts ein Gemälde von J. le Moyne de Morgues aus dem 16. Jh.) erhöhen die Urinproduktion durch die Beschleunigung der Herztätigkeit, die wiederum die Nierentätigkeit ankurbelt. Die ätherischen Öle des Wacholders (ganz rechts in einer Zeichnung aus dem Flora Danica des 18. Jh.) werden von den Nierentubuli nicht leicht absorbiert und ziehen daher durch Osmose Wasser in den Nieren an, was ebenfalls harntreibend wirkt.

Pflanzen und Politik

Die Sorge um die Umweltverschmutzung, der Trend zu einer gesünderen Lebensweise und die wachsende Offenheit gegenüber natürlichen, alternativen Produkten und die Reaktion auf die oft als überspezialisiert, entmenschlicht und zu technologisch bezeichneten Aspekte der Biomedizin haben allesamt zum Wiederaufleben der Kräuterheilkunde beigetragen. Obwohl pflanzliche Medikamente ein blühendes Geschäft sind, ist die medizinische Verwendung von Pflanzen gegenüber der technologiebasierten Medizin wirtschaftlich, rechtlich und politisch im Nachteil.

Die wissenschaftliche Biomedizin ist dominierend, aber nicht weil sie etwa die Ideen der alternativen Therapien widerlegen oder deren Wirkungslosigkeit nachweisen kann. Vielmehr wird anderen Disziplinen die Möglichkeit zum Mitbewerb verwehrt – wirtschaftlich oder auf Diskussionsebene. In Frankreich wurde die Anerkennung alternativer Therapien behindert, weil 11 Prozent der Parlamentarier dem medizinischen Beruf angehören. Dennoch verwendet in Paris heute jeder fünfte Haushalt Kräutermedizin, da Frankreich wie viele andere Industriestaaten zunehmend auf alternative Traditionen zurückgreift.

Die gesetzlichen Bestimmungen in Bezug auf die Kräutermedizin sind von Land zu Land verschieden. In Frankreich und England gelten pflanzenbasierte Behandlungen, die bereits lange eingesetzt werden, als sicher und wirkungsvoll. In Deutschland gibt es eine Kommission, die alle Medikamente auf pflanzliche Basis genehmigen muss. In Kanada werden solche Medikamente von einem Expertenausschuss auf ihre Sicherheit überprüft, doch werden sie als „Folkloremedizin" verkauft, da ihre Wirkung nicht nachgewiesen ist. In den USA müssen alle Medikamente nachweislich sicher und wirksam sein. Da dies kostspielig und aufwändig ist und Kräutermedikamente nicht patentiert werden können, werden die meisten Kräuterprodukte in Bioläden verkauft – ohne Hinweis auf Eigenschaften, Dosierung und Nebenwirkungen.

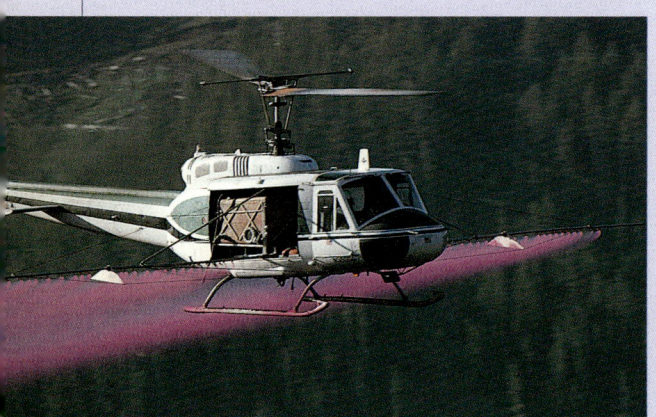

PESTIZIDE

Jedes Jahr gibt es 3 Millionen schwere Pestizidvergiftungen mit weltweit 220.000 Toten. Die Gesundheitsbehörden zeigen zwar durch die Kräutermedizin bedingte Probleme auf, legen aber keine klinischen Untersuchungen für die Sicherheit der mehr als 100.000 Fremdchemikalien fest, die jährlich in die Umwelt abgegeben werden.

Ein Hubschrauber in Montana, USA, sprüht Pestizide.

Die Skepsis gegenüber pflanzlichen Medikamenten basiert oft auf nicht erhärteten Behauptungen von Verfechtern der Kräutermedizin und unkritischen Zusammenstellungen mancher Kräuterbücher. Ein sehr beliebtes Buch zum Beispiel, schreibt jeder Pflanze durchschnittlich 23 Verwendungsmöglichkeiten zu; Engelwurz etwa wird bei Krebs, Elektroschock, Tuberkulose, etc. verordnet.

Platos Beschreibung des griechischen Worts *Pharmakon* als „Heilmittel" und „Gift" deutet darauf hin, dass bereits sehr früh erkannt wurde, dass viele Pflanzen gleichzeitig medizinische und potenziell giftige Substanzen enthalten. Der als Abführmittel verwendete Pflaumensaft kann Durchfall bewirken, und die gegen Magengeschwüre verwendete Süßholzwurzel kann in hoher Dosierung Herzversagen verursachen. Die Samen der *Ricinus communis* (Rizinusöl) sind ein starkes Abführmittel, aber auch sehr giftig, und viele häufig als Medizin verwendete Pflanzen wie Kamille, Ringelblume und Schafgarbe können leichte allergische Reaktionen hervorrufen. Befürworter der Kräutermedizin baga-

FRANZÖSISCHER RECHTSSTREIT

Maurice Mességué, der berühmte französische Kräuterspezialist, verwendete vorrangig externe Hand- und Fußbäder. Zu seinen Patienten zählten Winston Churchill, Cocteau, Utrillo, Ali Khan und König Farouk. Er wurde von Schulmedizinern 21-mal vor Gericht gestellt, weil er ohne Lizenz praktizierte, und jedes Mal freigesprochen.

HOMÖOPATHIE

Die Homöopathie verwendet Substanzen, die dieselben Symptome hervorrufen wie die zu heilende Krankheit, um die natürlichen Abwehrkräfte des Körpers zu stärken. Diese „Heilmittel" sind nicht giftig, da sie extrem stark verdünnt werden.

Samuel Hahnemann (1755–1843), der Begründer der Homöopathie.

tellisieren die Gefahren, während Pharmakologen und Gesundheitsbehörden diese hochspielen. Eine negative Wirkung von Kräutermedikamenten kommt selten vor und ist zumeist durch falsche Pflanzenmischungen oder Wechselwirkung mit herkömmlichen Medikamenten, schlechter Qualitätskontrolle oder übermäßigem Konsum bedingt.

Verglichen mit den gefährlichen Nebenwirkungen vieler pharmazeutischer Produkte und den vielen Menschen, die jährlich daran sterben oder verstümmelt werden, ist das Risiko in der Kräuterheilkunde gering. Die in Europa erhältlichen Kräutermedikamente sind im Allgemeinen sicher, obwohl manche Versandwaren oder in

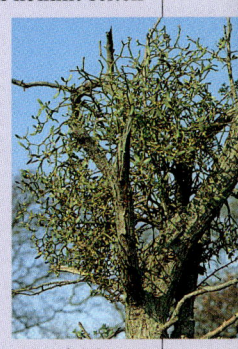

Mistel (oben), Fenchelholzrinde, Beinwell, Huflattich und Schilfpalmen gehören zu den verbreiteten Pflanzen, die karzinogene Chemikalien enthalten.

Bioläden angebotene importierte Kräuterprodukte gefährlich sein können. Ein Produkt gegen Asthma enthielt etwa Extrakte von Arsen und Strychnin.

Krankheit, Medizin und Geschichte

Die frühesten Aufzeichnungen über die Verwendung von Heilpflanzen finden sich bei den Assyro-Babyloniern und den Ägyptern. Eines der ältesten und bedeutendsten Dokumente ist das ägyptische Papyrus Ebers (ca. 1550 v. Chr.) mit mehr als 700 Hinweisen auf die Verwendung natürlicher Produkte wie etwa Kümmel, Koriander, Knoblauch, Leinsamen, Pfefferminze, Feigen, Fenchel, Anis, Mohn und Rizinusöl. Im alten Griechenland gab es eine Gilde von Wurzelsammlern, die Heilpflanzen sammelten, verarbeiteten und verkauften. Aristoteles und Hippokrates entwickelten eine Theorie über die primären Eigenschaften des Körpers und das Gleichgewicht der Körpersäfte, die 1.500 Jahre lang die Verwendung von Heilpflanzen bestimmte.

Der griechische Botaniker und Arzt Dioskorides (40–90 n. Chr.) stellte die erste systematische Beschreibung von 579 Pflanzen und ihren 4.700 medizinischen Einsatzmöglichkeiten und Wirkungsweisen zusammen. Seine in der lateinischen Übersetzung als *De Materia Medica* (ca. 65 n. Chr.) bekannte Arbeit war für die europäische Medizin bis ins 17. Jahrhundert von größter Bedeutung. Galen (131 n. Chr. geboren) führte die Eigenschaften der von Dioskorides beschriebenen Pflanzen aus und entwickelte die humorale Vorstellung des Körpers von Hippokrates weiter.

In Spitälern des Mittelalters führten arabische Ärzte, von Indien bis Spanien, Untersuchungen an Heilpflanzen durch und übersetzten die Werke von Dioskorides und andere Werke über Botanik. Am Ende des 11. Jahrhunderts fand das arabische Wissen Eingang in die europäische Medizin und war hier bis ins 16. Jahrhundert von Bedeutung. In der Zwischenzeit hatten christliche Mönche und Nonnen seit 500 n. Chr. Klöster und Gärten in ganz Europa eingerichtet, in denen Kräuterbücher zusammengestellt und Heilpflanzen kultiviert wurden. Besonders erwähnenswert sind das Kloster des Abts Wilifrid Strabo in der Nähe von Konstanz, die Benediktinerklöster von St. Gallen und Monte Cassino und jenes von Hildegard von Bingen, die in ihrem Werk *Physica* 300 Pflanzen und ihre medizinische Verwendung beschrieb. Paracelsus (1493–1541), der für seine „Doktrin der Signaturen" (siehe S. 45) bekannt wurde, betonte die medizinische Verwendung von chemischen Substanzen und begründete die pharmazeutische Praxis.

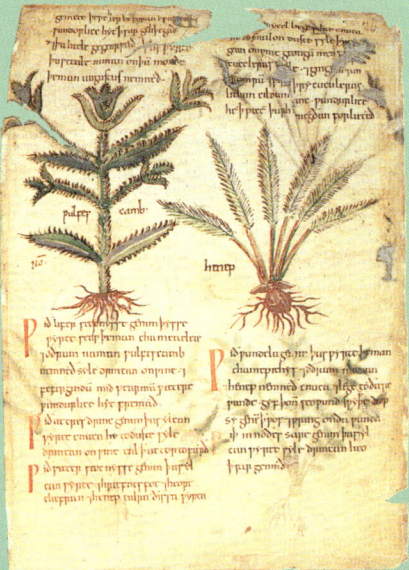

Eine Seite aus einem englischen Exemplar von De Materia Medica *aus dem frühen 11. Jh., das in Latein und Angelsächsisch geschrieben wurde.*

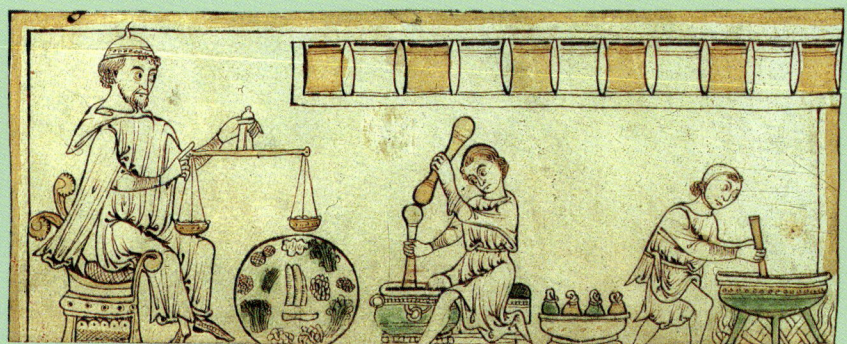

Diese Abbildung eines Apothekerlabors aus dem englischen De Nomibus Herbraicis *aus dem 12. Jh. zeigt die zunehmend kommerzialisierte Verwendung von pflanzlicher Medizin im Mittelalter.*

Die rasche Entwicklung in Europa im 15. und 16. Jahrhundert führte zur Einführung neuer Heilpflanzen, etwa des Brechmittels Ipecacuanha, der Zinchonenrinde (die als Chinin zur Behandlung von Malaria und Herzrhythmusstörungen verwendet wurde) und des als Hustenmittel und zur Behandlung von Wunden beliebten Peru-Balsams. In den folgenden Jahrhunderten wurde die medizinische Botanik zunehmend von der akademischen Medizin losgelöst. Nach der Steinkohlerevolution im späten 19. Jahrhundert dominierten verstärkt

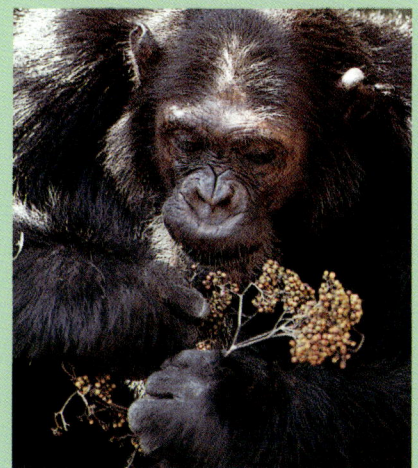

Tansanische Schimpansen verwenden Aspilia *– mit starkem Antibiotikum – gegen Magenschmerzen.*

PFLANZENHEILMITTEL

Die Verwendung von Pflanzen zur Behandlung von Menschen ist wohl so alt wie die Menschheit selbst. In einer Analyse der Blütenpollen in einem 60.000 Jahre alten Neandertalergrab wurden Eibisch, Schafgarbe und *Ephedra* – ein Mittel gegen Asthma und Herzprobleme – und vier andere Pflanzen nachgewiesen, die von den einheimischen irakischen Völkern als Medizin verwendet worden sein könnten. Die Kunst der Eiszeit befasste sich primär mit der Fauna, aber in Höhlenmalereien und auf Mammutelfenbein finden sich gelegentlich auch Blumen, Wildgräser und Zweige mit Blättern.

In manchen Völkern gelten Heilpflanzen als Geschenke Gottes; andere meinen, dass der Mensch die Verwendung der Pflanzen von den Tieren gelernt hat. Schwalben behandeln die Augen ihrer Jungen mit Schöllkrautsaft, Schildkröten essen nach einem Schlangenbiss Majoran und Wiesel essen Rautenblüten als Heilmittel.

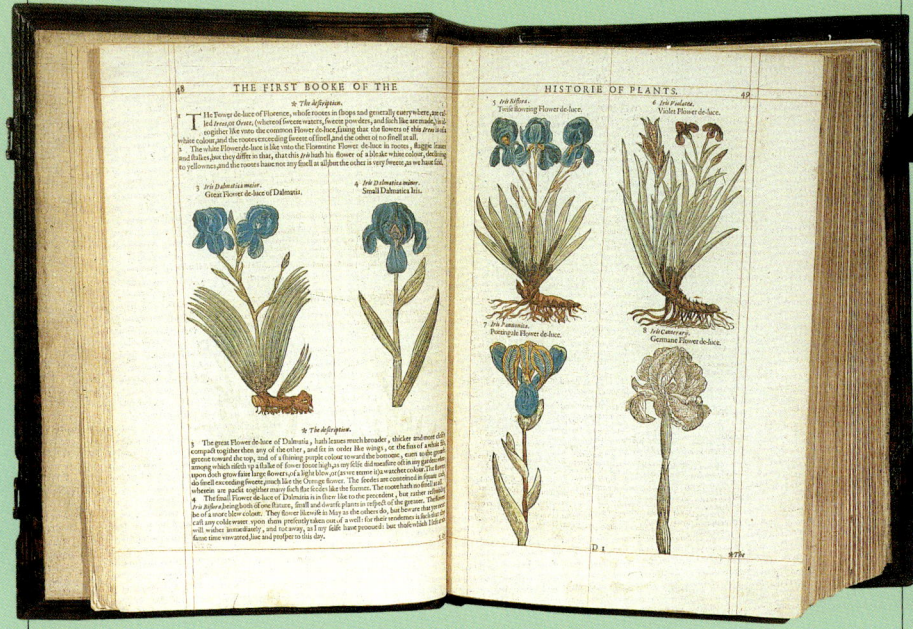

Obwohl im Mittelalter wichtige medizinische Kompendien verfasst wurden, bewirkte erst der Druck von Dioskorides' Kräuterbuch 1478 die Blütezeit der Kräuterbücher von Fuchs, Brunfels, Gerard (dessen Illustrationen der Schwertlilie *oben gezeigt werden), Bock und Culpeper. Handgeschriebene Kräuterbücher waren zu rar und zu teuer für die allgemeine Öffentlichkeit, doch populäre medizinische Ausgaben stellten den Übergang von der elitären zur populären Medizin dar.*

synthetische Medikamente die medizinische Praxis. Aber dennoch sind Heilpflanzen heute weit verbreitet.

Obwohl es viele Krankheiten, wie etwa Arthritis, schon immer gab, veränderten sich die Sterblichkeitsraten im Lauf der Zeit erheblich. Mit diesem Wissen kann man die Wirkung der Heilpflanzen in Zusammenhang mit den unterschiedlichen Epochen und Kulturen richtig einschätzen.

Völker, die zu den Jägern und Sammlern zählten, sind im Allgemeinen gesund und fit und haben eine gut entwickelte Koordination und sehen gut. Die afrikanischen !Kung und San etwa sehen vier Monde des Jupiters mit freiem Auge. Virusinfektionen sind eine Seltenheit und es gibt nur jene, die durch Latenz oder Wiederauftreten gekennzeichnet sind, wie Herpes simplex und Windpocken. Bei einer geringen Bevölkerungsdichte und einer verstreuten, mobilen Lebensweise können Masern und andere Virusinfektionen, die heilbar sind und die daraus resultierende Immunität, nicht überleben. Skelette von Jägern und Sammlern zeigen weniger Erkrankungen und/oder Ernährungsdefizite als jene von Bauern der Neuen Welt. Krebs, Herz-Kreislauf-Erkrankungen und chronische Krankheiten sind selten, und die Sterblichkeit ist vorwiegend Folge von giftigen Organismen, wilden Tieren und Kriegen. Der Grund dafür ist, dass Jäger und Sammler Pflanzen als Heilmittel einsetzen. Die Bewohner der Andamanen etwa haben allein 20 Kräutermittel, die ausschließlich der Behandlung von Erkältungen, Fieber, Malaria, Sepsis, Verletzungen, Knochenbrüchen, Schmerzen, Schwel-

lungen und Magendarm- sowie Unterleibsbeschwerden dienen.

Bei landwirtschaftlichen Völkern gibt es entsprechend der ökologischen und kulturellen Veränderungen eine größere Vielfalt an Heilpflanzen. Das Volk der Shuar des ecuadorianischen Amazonas verfügt über 245 Heilpflanzen, davon 104 für Magendarmerkrankungen und 98 für Hautprobleme, was die Gesundheitsprobleme des tropischen Regenwalds veranschaulicht. Von den 99 Pflanzenarten, die von den Bauern von Neu-

KRANKHEITSMUSTER UND HEILMUSTER

Die geänderte Verwendung von Kräuterheilmitteln zeigt klar die Entwicklung der Krankheiten, die oft sehr rasch vor sich ging und nur schwer festzustellen war. Doch innerhalb der letzten 40 Jahre änderte sich die Verwendung von Heilpflanzen bei mexikanischen Bauern in Texas, von Mitteln für arbeitsbedingte Traumata und Infektionen zur Behandlung von Krebs, Bluthochdruck und Diabetes. All dies deutet auf einen zunehmend städtischen Lebensstil hin. Gleichzeitig gab es keine Änderungen der Kräuterbehandlung für Erkältungen, Magendarmerkrankungen und Hautreizungen.

Die Pflanzentherapie entstand unter vorindustriellen Bedingungen und kommt gegen Krebs und andere Zivilsationskrankheiten, die bis vor kurzem noch wenig bekannt und

kaum verbreitet waren, nicht an. Zwar ist der Einsatz von Pflanzen, Tieren und Mineralien ein wichtiger Teil aller traditionellen Heilpraktiken, doch werden sie mit Aderlass, Kauterisation, Diät, Einläufen, Ausräucherung, Hitze, Musik und Beschwörungen sowie Exorzismus mit Medien und Schamanen kombiniert.

Schweißbäder wurden bei Erkältungen, Malaria, Rheumatismus und anderen Krankheiten von Irland über Eurasien bis Zentralamerika angewendet. Das Verbot der Schweißhäuser im Mexiko des 16. Jh. durch die Spanier trug wesentlich zur Sterblichkeit der Indianer bei, da *Syphilis trepenoma* und andere pathogene Organismen bei hoher Temperatur absterben.

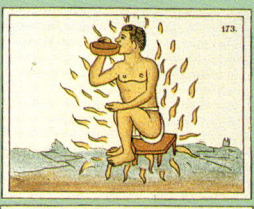
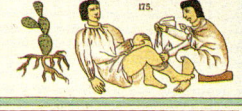
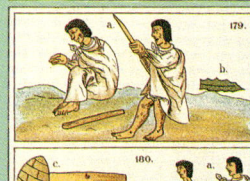
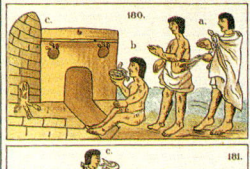
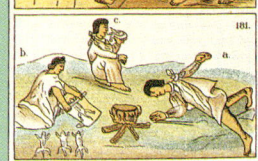

Der Florentiner Kodex von 1575 zeigt verschiedene Heilmethoden in Zentralamerika, einschließlich Schwitzen und Einrenken.

guinea für medizinische Zwecke verwendet werden, sind 53 Prozent für Wunden und Schmerzen und der Rest für erste Hilfe, Darm- und Hautprobleme, Fieber, Geburtspflege und Tonika.

Durch die Domestizierung von Pflanzen und Tieren kam es zu Niederlassungen und einer höheren Bevölkerungsdichte, wodurch sich infektiöse Virus-, Bakterien- und Protozoen-Mikroorganismen rascher verbreiten konnten. Verunreinigtes Wasser, unzureichende Entsorgung von Exkrementen und Abwasser brachten die Cholera und viele andere Virusinfektionen und bakterielle Erkrankungen. Haus-

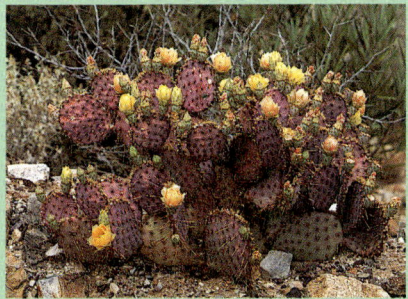

Trotz der hochtechnologisierten Biomedizin des 20. Jh. werden in England auch heute noch viktorianische Dampfschüsseln zur Erzeugung von Kräuterextrakten verwendet.

tiere waren Überträger von Typhusfieber, Milzbrand und Tuberkulose. Die von Moskitos und Wasserschlangen übertragene Malaria und Bilharziose verbreiteten sich durch die Bewässerungssysteme, während die Abholzung für die Verbreitung von Gelbfieber, Dengue-Fieber und Buschfleckfieber verantwortlich war. Ernährungsbedingte Erkrankungen wie Beriberi, Sprue und Kwashiorkor gingen mit der getreidebasierten Ernährung einher.

Die Epidemien von Infektionskrankheiten stiegen mit dem Entstehen vorindustrieller Städte und der Vermehrung von Tieren, Ernte und Menschen. Die Dezimierung von Jägern und Landbevölkerungen durch Masern, Keuchhusten, Grippe und Scharlachepidemien zeigen, dass sie diesen Pathogenen vor der europäischen Kolonisierung nicht ausgesetzt waren. Die Europäer wiederum litten unter Krankheiten wie dem Gelbfieber in Afrika, gegenüber dem die Einheimischen bereits eine genetische Resistenz entwickelt hatten.

FERTIGGERICHTE

Bluthochdruck, Herzerkrankungen und Diabetes bei den australischen Aborigines und anderen Völkern stehen in Zusammenhang mit dem raschen Umstieg von traditioneller Kost auf fett- und zuckerreiche Fertigkost. Bei den Tohono O'odham, Pima und Cocopa der Wüste von Arizona sind etwa Fettleibigkeit und Diabetes besonders weit verbreitet, da diese seit kurzem auf Tepary-Bohnen, Kaktusfrüchte und andere lösbare ballaststoff- und kohlehydratreiche Nahrungsmittel verzichten. Bevölkerungsgruppen wie etwa die Mormonen, die wenig Fett und Fleisch essen, erkranken seltener an Darm- und Brustkrebs als der Rest der Bevölkerung.

Kohlehydrate in Kakteen und anderen Wüstenfrüchten werden langsam verdaut und absorbiert, so dass der Blutzuckerspiegel nur langsam steigt und die Bauchspeicheldrüse nicht belastet wird.

DIE FOLGEN DER INDUSTRIALISIERUNG

Während der industriellen Revolution im 19. Jh. war die Urbanisierung und das rasche Bevölkerungswachstum in Europa durch häufige und schwere Epidemien von Infektionskrankheiten gekennzeichnet. Die Übertragung von Tuberkulose, Diphtherie, Pocken, Typhusfieber und anderen Krankheiten wurde durch Schmutz, Armut, Überbevölkerung und schlechte Ernährung noch gefördert.

Man verließ sich auf Kräutermedizin, die auf den Märkten von der Landbevölkerung verkauft wurde, da Arbeiterfamilien, die sich keine Behandlung leisten konnten, bei den Ärzten nicht empfangen wurden. Die geringere Sterblichkeitsrate am Ende des Jahrhunderts war wohl eher den verbesserten sanitären Einrichtungen, einer gesünderen Ernährung und einem besseren Lebensstandard zu verdanken als Impfungen und anderem medizinischen Fortschritt. Heute sind die Haupttodesursachen in Industrienationen Herz-Kreislauf-Erkrankungen und Krebs, die durch synthetische Chemikalien, Bestrahlung, industrielle Verschmutzung wie Blei und Pestizide, fetthaltige Ernährung, Tabak, Alkohol und zu wenig Sport hervorgerufen werden. Trotz gewaltigen Aufwendungen für Forschungszwecke stieg die Anzahl an Krebserkrankungen zwischen 1973 und 1990 um 18 Prozent. Auch wenn die unmittelbare Ursache für

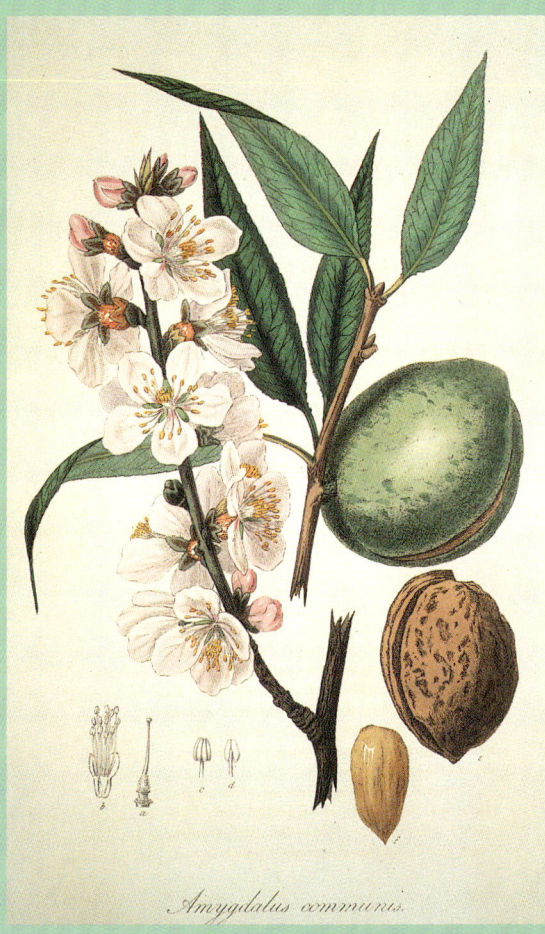

Amygdalus communis.

Eine Mandel aus einem medizinisch-botanischen Text des 19. Jh. Damals wurde die Botanik durch die Klassifizierung der Pflanzen durch Linné als eigene Wissenschaft anerkannt, und die kunstvollen Kräuterzeichnungen der Vergangenheit durch exaktere, taxonomische und nützlichere Zeichnungen abgelöst.

Krebs in tumorproduzierenden Genen zu finden ist, liegt die wahre Ursache in unserer Umwelt. Es wurden bereits viele biomedizinische Mittel entwickelt, um Krankheiten zu behandeln, die eine direkte Folge unseres Lebensstils und der industriellen Entwicklung sind.

Westliche und traditionelle Medizin

Es ist nicht ganz leicht, den Begriff der „traditionellen Medizin" zu definieren, da dieser alles von der schamanischen Heilkunst der !Kung in Namibia bis zu Ayurveda und anderen, sehr formalistischen Systemen in Indien (siehe S. 77) umfasst. Dennoch kann man bestimmte grundlegende Merkmale der traditionellen Medizin identifizieren.

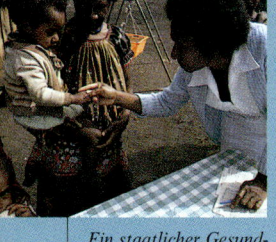

Ein staatlicher Gesundheitsvertreter in Neuguinea wendet westliche anstatt traditioneller Methoden an.

Das Selbst ist dabei sehr eng mit der sozialen, moralischen und religiösen Ordnung verknüpft. Durch die Reinigung des emotionellen, sozialen und moralischen Zustands der Gemeinde kann die Gesundheit des Einzelnen wiederhergestellt werden. Geist und Körper werden nicht als getrennte Einheiten gesehen, und daher wird kaum ein Unterschied gemacht, ob nun der Geist oder der Körper erkrankt ist oder ob die Krankheit psychologisch oder organisch bedingt ist. Der Körper ist keine unabhängige Einheit, die losgelöst von anderen Menschen, starken Emotionen, Geistern und den Kräften der Natur zu sehen ist.

In dem in der westlichen Medizin dominanten allopathischen Ansatz werden Krankheiten mit bestimmten Medikamenten oder Verfahren behandelt, deren physische Wirkung die Krankheit bekämpft (im Gegensatz zur Homöopathie, siehe S. 17). Dennoch haben alle Krankheiten eine biologische Ursache und werden gemäß dem betroffenen Gewebe, Organ oder System klassifiziert. Der Körper wird als komplexe Maschine betrachtet, die anhand von wissenschaftlichen Kategorien und Erklärungen beschrieben werden kann. Daraus entstand eine sehr ausgereifte medizinische Methode, die historisch das Schneiden, Testen und Untersuchen zum Inhalt hatte. Die theoretische Grundlage

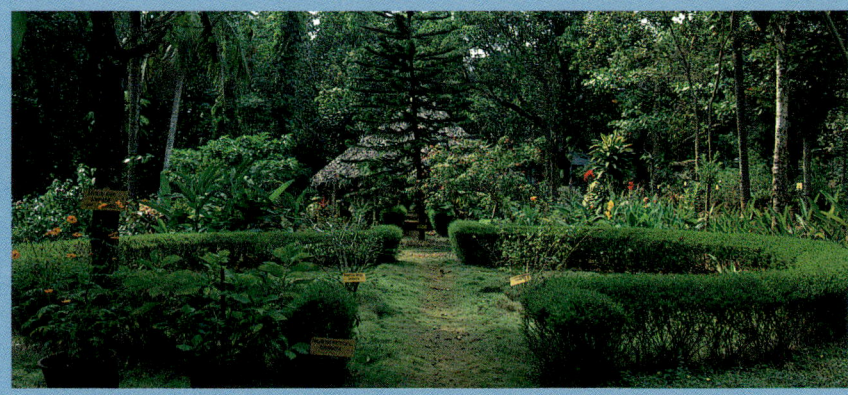

Der Kräutergarten einer Ayurveda-Klinik in Kerala. Obwohl Ayurveda als traditionelle Heilpraxis gilt, ist das System ebenso komplex und systematisch wie das der westlichen Medizin.

MAGIE UND MEDIZIN

Die nichtwestlichen und vor- industriellen medizinischen Vorstellungen und Praktiken werden im Westen oft als Dichotomie zwischen dem Magisch-Religiösen und dem Rationalen beschrieben. Alle krankheits- und heilungs- bezogenen Phänomene in einer Kultur werden als empirisch oder magisch, als rational oder mystisch klassifiziert.

Doch diese auf dem west- lichen Denken basierten Abstraktionen sind jenen Völkern fremd, die Religion und Medizin nicht losgelöst voneinander sehen, sondern in engen Zusammenhang mit allen anderen Aspekten der Kultur bringen. In der Sprache der Fipa gibt es beispielsweise keine eigenen Begriffe für „Medizin" und „Magie", da ihre Sprache und damit ihre Welt zwi- schen diesen Arten des Wissens keinen Unterschied macht.

Krankheiten berühren grundlegende Aspekte der menschlichen Gesellschaft, die in nicht westlichen Kulturen als Störung in der Beziehungswelt einer Person gesehen werden. Die Projek- tion der westlichen Katego- rien auf die Erfahrungen und Ideen anderer kann der Komplexität ihrer eigenen therapeutischen Wirklichkeit nicht gerecht werden. Die Unterteilung der Welt in

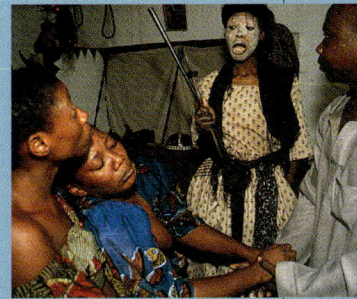

Voodoo-Priester auf Haiti heilen – und verletzen – mit Hilfe von Geistern.

einen mystischen und einen rationalen Teil ist selbst bereits eine voreingenommene Sicht der Wirklichkeit, die nicht als absolute Wahrheit betrachtet werden kann.

der Allopathie meint, dass in der ortho- doxen westlichen Medizin Körper und Geist als getrennte Einheiten behandelt werden. Ja, die Heilung ist sogar abhängig von dieser Trennung. Doch der Placebo-Effekt (siehe S.15) zeigt, dass es auch in der westlichen Medizin eine psychologische Komponente gibt.

Im Gegensatz dazu definiert die tradi- tionelle Medizin eine gute Gesundheit als Zustand der Ausgeglichenheit. Der Hei- lungsprozess versucht das Gleichgewicht und die Harmonie zwischen physischen, spirituellen und sozialen Funktionen wiederherzustellen. Arzt und Patient haben die gleiche Weltanschauung, ihre Beziehung ist auf persönlicher Ebene und sie sehen sich fast täglich. Die tradi- tionellen Heiler sind nur wenig organi- siert, üben ihre spezialisierte Tätigkeit nebenbei aus und verlassen sich dabei auf ihr Charisma und ihren Ruf. Im Westen ist die Beziehung zwischen Arzt und Patient unpersönlicher und von einem starken Fachjargon geprägt. In west- lichen Spitälern gibt es strenge Hierar- chien und ein ausgeprägtes Regelsystem, das von Titeln und Zeugnissen dominiert wird. Dies zeigt die Entwicklung der wissenschaftlichen Medizin im dicht bevölkerten städtischen Bereich.

Die traditionelle Medizin ist viel eher in Gesellschaften mit engen persön- lichen Beziehungen innherhalb der Familie, der Verwandtschaft und der Gemeinde zu finden. Oft ist die ganze Gemeinde in die Therapie und die Gebete involviert. Die Behandlungsin- strumente sind handgefertigt und stam- men aus der Natur, und die Behandlung findet zu Hause oder an einem heiligen Ort statt.

Kräuterlexikon

Bei der Lektüre von – alten und neuen – Kräuterbüchern wundert man sich oft über die große Anzahl der Erkrankungen, die eine einzige Pflanze angeblich heilen kann. Die meisten in solchen Büchern erwähnten Pflanzen blicken auf eine lange Geschichte der medizinischen Verwendung zurück es sind auch daher entsprechend viele Krankheiten damit behandelt worden. Dieses Lexikon beschreibt die Verwendung und den kulturellen und historischen Einsatz von rund vierzig verbreiteten europäischen Heilpflanzen, die aufgrund ihrer Beliebtheit, Nützlichkeit und Sicherheit ausgewählt wurden.

Die Verwendung von Heilpflanzen ändert sich im Lauf der Zeit, und viele der hier erwähnten Verwendungsbereiche erinnern an die weit verbreiteten Krankheiten früherer Tage. Manche Pflanzen, die lange als unwirksam galten, kommen eine Zeit lang wieder in Mode und werden dann wieder durch andere Heilmittel abgelöst. Andere Pflanzen wiederum finden in der Medizin, der Ernährung und der Kosmetik in Form von Tees, Tinkturen, Pillen und Cremes Anwendung.

Die Pflanzen in diesem Buch stammen aus Europa, viele werden aber weltweit verwendet. Die Erntezeit wird für gemäßigte Zonen in Europa und Nordamerika angegeben, wo der letzte Frost normalerweise Ende April, der erste Frost Ende Oktober kommt. Leser aus anderen Gebieten sollten die empfohlenen Zeiten entsprechend adaptieren.

Ein Arzt wiegt die Zutaten eines Kräuterheilmittels ab; aus einem deutschen Herbarium von Apuleius Platonicus aus dem 12. Jh.

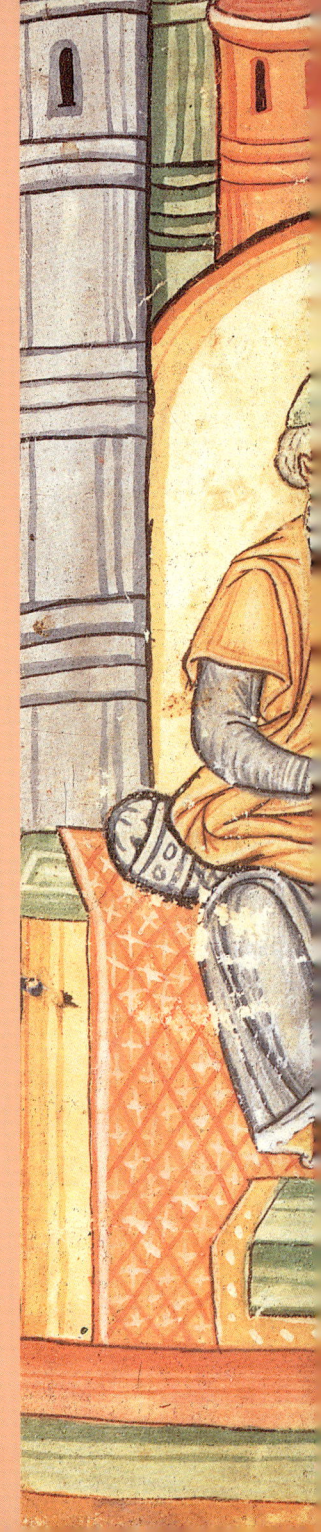

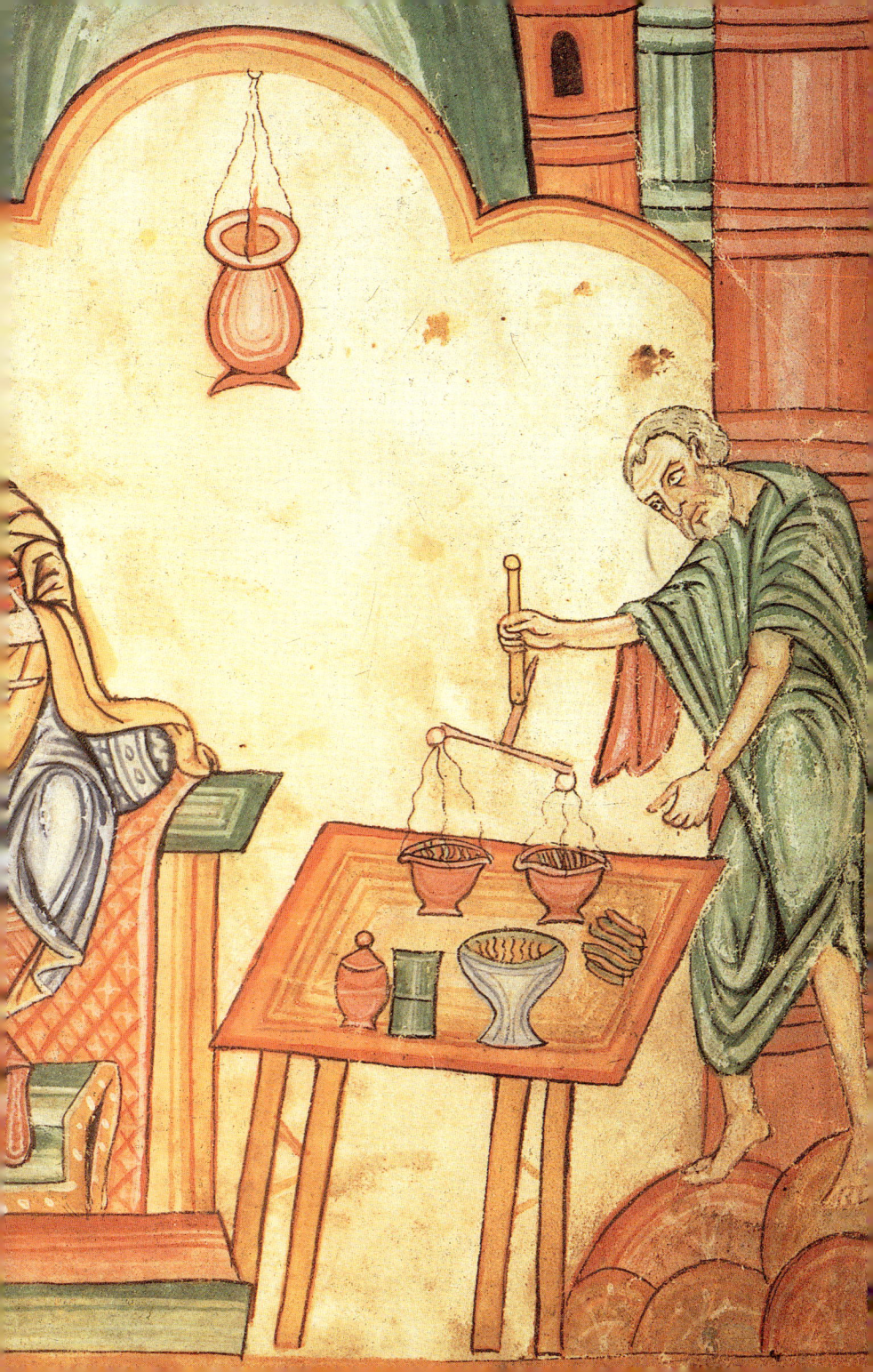

Schafgarbe *Achillea millefolium*

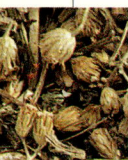

Getrocknete
Kräuter

Die Schafgarbe ist eine aromatische mehrjährige Pflanze mit wolligem Stamm. Die bis zu 1 Meter große Pflanze bevorzugt einen sandigen Boden und wächst auf Feldern, im Wald und am Straßenrand. Die Blütenstiele sammelt man im Juni und Juli. Die Schafgarbe mit ihrem bitteren Aroma stimuliert den Appetit, und eine Teemischung aus Schafgarbe, Kamille und Pfefferminze wird bei Magen-Darm-Beschwerden und Gallenleiden empfohlen. Die Schafgarbe ist schweißtreibend, und ein heißer Schafgarbentee ist ein Hausmittel bei Fieber, Erkältungen und Grippe. Durch den hohen Kalziumgehalt und andere nierenstimulierende Substanzen ist der Tee insbesondere als Frühlings- sowie als Herbsttonikum geeignet.

Die Ölessenzen und Flavonoide der Schafgarbe sind entzündungshemmend, desinfizierend und krampflösend. Schafgarbe stillt äußere und innere Blutungen von Niere, Nase, Lunge und Uterus. Wunden versorgt man mit einem gekochten Extrakt der Pflanze, und die Behandlung innerer Blutungen unterstützt man durch Schafgarbenbäder.

Als frischer Saft soll Schafgarbe den allgemeinen Stoffwechsel ankurbeln, die Durchblutung fördern und das Immunsystem stärken. Die Schafgarbe dient insbesondere der Behandlung von Durchblutungsstörungen bei Frauen (Parametropathia spastica), die sich durch Krämpfe im Becken und Magen, eine übermäßig starke Menstruation und Schmerzen in der Brust vor der Menstruation äußern.

Frischer Schafgarben- und Brunnenkressenextrakt wird als Frühlingstonikum für chronische Schleimsekretionen der Lunge und des Harnwegs verwendet. Der Pflanzensaft hilft auch bei Geschwüren und Furunkeln. Manche Leute reagieren auf die Schafgarbe allerdings allergisch .

KRIEG UND WEISSAGUNG

Die alten Chinesen warfen Schafgarbenstöcke, wenn sie das I Ging, das Buch der Weissagung, befragten, und bis ins 19. Jh. wurde die Pflanze in den ländlichen Gebieten Europas zur Weissagung betreffend eines zukünftigen Partners und zum Testen der Treue in der Partnerschaft eingesetzt. Die Schafgarbe wurde vom Grab eines jungen Menschen des anderen Geschlechts gepflückt und unter das Kissen gelegt. Dann erschien der zukünftige Partner im Traum. Diese magische Verwendung blieb über Jahrhunderte in Europa neben der medizinischen Verwendung im Einsatz; diese Gemeinden setzten die zerkaute Pflanze auch gegen eitrige Wunden ein.

Der wissenschaftliche Name geht auf den griechischen Krieger und Chirurgen Achilles zurück, der die Heilkraft vom Zentauren Chiron lernte. In *Ilias* streut Achilles Schafgarbenwurzeln auf die Wunde seines Freunds Petroclus. In mittelalterlichen Turnieren und im amerikanischen Bürgerkrieg wurde die Schafgarbe zum Stillen von Blutungen eingesetzt.

Frauenmantel *Alchemilla vulgaris*

Der Frauenmantel wächst zwischen Büschen, auf feuchten Feldböden und am Waldrand. Die Blätter sammelt man nach dem Morgentau im Juni und Juli. Der wissenschaftliche Name der Pflanze bezieht sich auf die Alchemisten, die die auf den Blättern abgesonderte Flüssigkeit für ihre Experimente sammelten. Der umgangssprachliche Name zeigt die Ähnlichkeit der gefalteten, mantelähnlichen Blätter mit dem Mantel der Jungfrau Maria, der das gesamte Christentum beschützt.

Die Pflanze wirkt blutstillend und hilft bei akutem, nicht spezifischem Durchfall, Dünndarmentzündungen und anderen Magen-Darm-Problemen. Eine Tasse heißes Wasser wird über einen Löffel der aufgeweichten Blätter gegossen, die Mischung soll 10–15 Minuten ziehen und 2- bis 3-mal täglich genommen werden.

Frauenmanteltee wird zur Linderung von Wechselbeschwerden, zum Verhindern starker Regelblutungen und als Spülung bei Leukorrhö verwendet, einem weißlichen Vaginalsekret bei jungen Mädchen. Als Spülung hilft Frauenmantel bei Ekzemen, eitrigen Wunden, Augenentzündungen und als Gurgelmittel bei Hals- und Schleimhautentzündungen.

Klette *Arctium lappa*

Die aromatische, zweijährige Klette wird bis zu 1 m hoch und gedeiht auf Brachland, am Straßenrand und entlang von Flüssen. Die Wurzeln, die man dann an der Luft trocknen lässt, sammelt man im Herbst oder zu Frühlingsbeginn. Kletten enthalten Eisen, Niacin, Vitamin C und Inulin, das gut für Lunge, Leber und Galle ist.

Die Klette ist harn- und schweißtreibend und wird bei Erkältungen, Husten und Magenbeschwerden als Tee eingesetzt. Es ist ein traditioneller Bestandteil von Blut reinigenden Tees. Zwei Teelöffel der Wurzeln werden 5 Stunden in 50 cl kaltem Wasser eingeweicht, dann aufgekocht, abgeseiht und dreimal täglich eingenommen.

Die Pflanze wirkt antibiotisch, schmerzlindernd und pilzabtötend und ihre konsequente Anwendung wird bei einer Reihe von Hautkrankheiten verordnet. Ein aus den Wurzeln oder frischen Blättern hergestellter Sirup wird als Spülung oder Umschlag bei Hautreizungen, Verbrennungen, Masern, Akne, Herpes und Ekzemen verwendet. Kletten- und Nesselwurzeln abgekocht – 10 g auf 25 cl Wasser – mit etwas Essig ergeben ein Haartonikum, und Klettenwurzeln mit Oliven- oder Sesamöl sollen bei juckender, schuppiger Kopfhaut helfen.

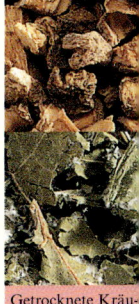

Getrocknete Kräuter bzw. Wurzeln

Zwiebel und Knoblauch *Allium sativum* und *Allium cepa*

Wie die alten Babylonier verwenden auch die österreichischen Bauern die Zwiebel, um zu Silvester die „Zukunft vorherzusagen". Sie füllen 12 Zwiebelschalen mit Salz und je nachdem, ob das Salz in der jeweiligen Schale trocken bleibt oder eine Flüssigkeit bildet, werden diese Monate trocken oder feucht.

Die Zwiebel wurde von den Griechen als Grundnahrungsmittel und als Medizin verwendet, und die Römer schrieben ihr 27 medizinische Anwendungsbereiche zu. Im 16. Jahrhundert wurde die Zwiebel in Europa zur Behandlung von Magenbeschwerden, Verbrennungen und Wunden, gegen Würmer und als Schlafmittel verwendet. Im zweiten Weltkrieg wurde Zwiebelbrei bei schweren Verbrennungen zur Vorbeugung vor Infektionen aufgetragen.

Zwiebel sind appetitanregend, fördern die Verdauung und helfen bei Husten, Halsschmerzen und erkältungsbedingten Lungenproblemen. Als altes Heilmittel bei Erkältungen ist eine aufgeweichte Zwiebel mit 3 Löffeln Honig zu vermischen, dies einige Minuten in 12,5 cl Wasser zu kochen und ziehen zu lassen. Drei- bis viermal täglich nimmt man 1–2 Teelöffel von dieser frisch zubereiteten Mischung.

Der aus Zentralasien stammende Knoblauch wird in China zur Behandlung von Bluthochdruck und in Indien bei Magentumoren verwendet. Die Juden setzten ihn bei Melancholie und Wurmerkrankungen ein, während die

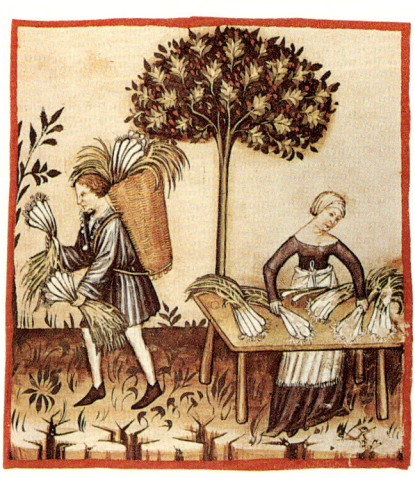

Verkauf von Lauch, *aus dem italienischen* Tacuinum Sanitatis *aus dem 14. Jh. von Ibn Botlân.*

Im alten Ägypten wurden die Pyramidenbauer in Zwiebeln bezahlt. In der Medizin der Pharaonen wurden Zwiebel u.a. verwendet, um einer Krankheit vorzubeugen, bei der die Gliedmaßen zunehmend schwächer werden. Zudem wurden Zwiebeln zur Mumifizierung und als Schlangenmittel zur Abwehr der Schlangen verwendet. Daher war die Zwiebel der als Schlangengöttin geltenden Erntegöttin Renenutet (rechts) verhasst. Doch andere Götter schätzten die Kraft der Zwiebel. Für die Ägypter war die Zwiebelknolle ein Symbol des Universums und der Muttergöttin Isis heilig. Die einzelnen Zwiebelschichten entsprachen der Vielzahl an konzentrischen Sphären der ägptischen Kosmologie.

Kopten damit den Darm reinigten und für einen klaren Kopf sorgten.

Der römische Historiker Pliny beschreibt 61 mit Knoblauch behandelte Erkrankungen wie Asthma, Verstauchungen, Zahnschmerzen und Schlangenbisse. In der europäischen Kräutermedizin wird Knoblauch zur Verdauung, besseren Durchblutung, bei Magenkrämpfen, Gallenblaseninfektionen, Arteriosklerose und Bluthochdruck eingesetzt.

Heute verwenden Millionen Menschen Knoblauch zur Stärkung des Immunsystems und Wohlbefindens. Knoblauch beugt Herzinfarkten und Schlaganfällen vor. Er enthält Alicin und andere biochemische Stoffe, die das Cholesterin senken, Fettablagerungen in den Blutgefäßen verringern und arteriosklerotische Blockaden in den Koronargefäßen auflösen. Knoblauch reinigt zudem das Blut, er verhindert die Klumpenbildung von Blutplättchen und löst bestehende Klumpen auf, weiters wird die Arterienerweiterung und der kapillare Blutfluss gefördert.

Eine knoblauchreiche Ernährung wird mit geringeren Krebsraten in Verbindung gebracht. Knoblauch enthält organische Schwefelverbindungen, die verhindern, dass karzinogene Chemikalien normale Zellen zu Krebszellen verwandeln. Knoblauch hemmt auch das Wachstum bösartiger Zellen. Die Bestandteile des Knoblauchs lösen gefährliche Nitrosamine und andere Chemikalien auf, die Brust- und Ösophagus-Krebs verursachen können.

Doch in großen Mengen kann Knoblauch auch Anämie, Magenentzündungen und Geschwüre bewirken. Um schlechten Atem zu vermeiden, verwendet man deodorisierten Knoblauchextrakt statt frischem Knoblauch.

BÖSE GEISTER

Knoblauch war schon immer ein Schutz vor bösen Geistern. Die Römer vertrieben damit die bösen Geister der Toten, und griechische Soldaten trugen ihn in Taschen oder ihren Mützen, um Zauberei und Unglück fernzuhalten.

In Estland erhielten Kinder zur Taufe Knoblauch in Amuletten und unter ihrem Kissen, um Dämonen und Hexen abzuschrecken. In römischen Ställen wurden Knoblauchkränze aufgehängt, um die Tiere vor ansteckenden Krankheiten und Unwetter zu bewahren. Die Rumänen gaben Knoblauch in die Ernte, um Hexen fernzuhalten und in den Mund von Toten, die man für Vampire hielt.

In Kuba, der Schweiz und Osteuropa trugen Kinder Knoblauch gegen das böse Auge und als Medizin für Gelbsucht und andere Krankheiten um den Hals.

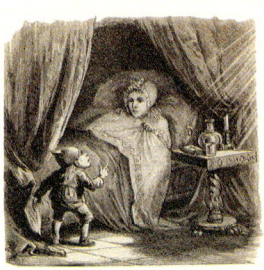

In Schweden trugen Bräutigame Knoblauch als Schutz vor neidischen Elfen, wie hier in einer skandinavischen Zeichnung aus dem 19. Jh.

Eibisch *Althaea officinalis*

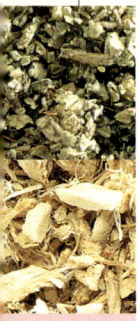

Eibisch, auch als Samtpappel und Echter Eibisch bezeichnet, wird bis zu 1,5 m groß und wächst vor allem in salzigen Küstengebieten und auf salzigen Böden in feuchten Wiesen. Man sammelt die Wurzeln und Blätter im Frühjahr oder Herbst nach der Blütezeit und trocknet diese rasch, um Pilzbefall zu vermeiden.

Der botanische Name *Althaea* stammt wahrscheinlich vom griechischen Wort *altho*, „heilen". Die Griechen verwendeten Eibisch bei Stichen, Geschwüren und Wunden, und die Römer übernahmen die Ehrfurcht vor dieser Pflanze. Ein Eibischgericht galt bei den Römern als Delikatesse, und Pliny meinte, dass ein Löffel Eibisch am Morgen reichte, um „an diesem Tag frei von allen Krankheiten zu sein".

Arabische Mediziner verwendeten Eibisch zur Behandlung von Entzündungen, und der christliche Eroberer Karl der Große (742–814 n. Chr.) ließ die Pflanze in Gärten in seinem gesamten Reich kultivieren. Da die Griechen meinten, dass Eibisch Hitze mindere, wurde diese im Mittelalter verwendet, um die Qualen beim Halten eines glühenden Eisen zu mindern, womit man die Unschuld eines Menschen testete. Man bedeckte die Hände mit einer dicken Schicht Eibischsaft, Beifußsamen und Eiweiß, um die Hände vor der Hitze zu schützen.

Der hohe Anteil an süßen Schleimstoffen wirkt schmerzstillend, schleimlösend und entzündungshemmend. Eibischsirup wurde schon lange bei durch Erkältungen verursachte Heiserkeit, Halsschmerzen und Husten, sowie bei Bronchitis und Entzündungen des Verdauungstrakts und der Harnwege verwendet. Äußerlich als warmer Umschlag angewendet ist Eibisch schmerzlindernd und hilft bei verbrennungsbedingten Hautreizungen und bei Augenentzündungen.

Menschen, die von Hexerei befallen waren, wurden mit einer Salbe aus Eibischblättern eingecremt, wie diese Zeichnung einer klugen Dorffrau bei der Behandlung ihrer Patientin von Martin van Maels aus dem 16. Jh. aus dem Buch La Sorcière *von Michelet zeigt.*

Heilpflanzen, die Schleimstoffe enthalten, dürfen nicht aufkochen. Die aufgeweichte Eibischwurzel muss über Nacht in kaltem Wasser liegen, dann wird die Lösung etwas erwärmt, abgeseiht und ein Esslöffel davon geschluckt. Für einen Tee gießt man eine Tasse heißes Wasser über 3 Teelöffel der Blätter und lässt dies 10 Minuten ziehen. Der ungesüßte Tee kann als Kompresse auf Wunden, als Gurgellösung oder bei Magendarmbeschwerden verwendet werden.

Bärentraube *Arctostaphylos uva-ursi*

Diese heidekrautähnliche Pflanze bevorzugt ein kühles Klima und sandige oder felsige Gegenden mit saurem Boden. Sie wächst im Moor, in Nadelwäldern und auf Bergrücken. Die scharlachroten Früchte sind mehlig und geschmacklos. Rinder meiden die Pflanze – im Gegensatz zu Moorhühnern. Man sammelt die Blätter im Spätsommer und Herbst und trocknet diese bei mäßiger Hitze.

Erstmals wurde die Bärentraube als Heilpflanze im 13. Jahrhundert in Wales bei den so genannten Medizinern von Myddfai erwähnt, von wo sie sich nach ganz Europa ausbreitete. Der Botaniker Clusius beschrieb sie 1601, doch erst 1788 fand die Bärentraube offiziell Eingang in das *London Pharmacopoeia*. Aufgrund des hohen Tanningehalts wurde sie nicht nur medizinisch, sondern auch als Bleichmittel für Leder und Wolle eingesetzt.

Die Bärentraube wird heute vor allem zur Desinfektion bei verschiedenen Blasen- und Nierenerkrankungen und besonders bei akuten Entzündungen der Blase nach Erkältungen verwendet. Ein Tee aus den Blättern oder den Beeren in Form eines dicken Sirups empfiehlt sich bei einer chronischen Entzündung der Harnröhre sowie bei Nierenhämaturie, Gebärmuttergeschwüren, Harnverhaltung, chronischem zystischen Katarrh, Nierenentzündung und

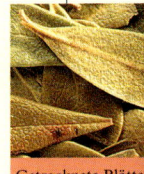
Getrocknete Blätter

Nierensteinen. Bärentraubentee stärkt, kontrahiert und erhöht die Festigkeit der Membranen der Harnwegorgane. Der beim Kochen der Blätter freigesetzte Tanningehalt hilft bei der Behandlung von Durchfall, kann aber zu Übelkeit und Erbrechen führen. Übermäßiger Konsum oder die Zubereitung mit kochendem Wasser kann Magenerkrankungen und Vergiftungen nach sich ziehen.

Zwei der chemischen Hauptbestandteile der Bärentraubenblätter sind Arbutin und Methylarbutin. Diese metabolisieren und bilden das Blasen- und Nierenantiseptikum Hydrochinon, doch nur in nicht saurem Urin, so dass ein mit doppelkohlesaurem Natrium zubereiteter Tee zur Alkalisierung des Urins Teil der Behandlung sein sollte.

Bei der Zubereitung der Blätter in kaltem Wasser für 12–24 Stunden werden die aktiven Chemikalien, doch nicht die bitteren Tannine freigesetzt. 25 cl kaltes Wasser wird auf 1–2 Teelöffel der Blätter gegossen und gelegentlich umgerührt und schließlich abgeseiht. Diese Mischung wird leicht erwärmt zwei- bis dreimal täglich mindestens 3 Tage lang eingenommen. Damit kann man chronische Leukorrhö, starke Menstruation und Vaginalinfektionen behandeln.

Die nordamerikanischen Indianer verwendeten die Bärentraube bei Verstauchungen, Ausschlag oder als Tabakzusatz, und an der pazifischen Nordwestküste rauchte man sie wegen ihrer narkotisierenden Wirkung.

Meerrettich *Armoracia rusticana*

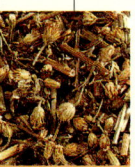

Getrocknete Wurzel

Meerrettich wird häufig kultiviert, wächst aber auch wild am Straßenrand, obwohl er sumpfigen oder feuchten Boden bevorzugt. Für medizinische Zwecke wird die Wurzel im Spätherbst gesammelt und mit trockenem Sand oder Erde an einem kühlen, dunklen, frostsicheren Ort oder im Kühlschrank gelagert. Beim Reiben der Wurzel entsteht ein ähnlich beißender Geruch wie beim Zwiebelschneiden. Die Pflanze enthält ein antibiotisches Senföl, das zur Behandlung von Nieren- und Harnweginfekten, chronischer Bronchitis und ähnlichen Atemwegserkrankungen verwendet wird. Dank des hohen Gehalts an Vitamin C, Kalium, Schwefel und Kalzium wird Meerrettich auch bei Skorbut und Anämie eingesetzt.

Bei erkältungsbedingtem Husten kann dreimal täglich eine Mischung aus einem Teelöffel geriebenem Meerrettich und ebenso viel Honig oder Zucker eingenommen werden. Bei Stoffwechselproblemen nimmt man ebenso wie bei Darmträgheit oder bei Wurmerkrankungen bei Kindern Meerrettichbrei.

Meerrettich enthält Sinigrin, das die kapillare Durchblutung unter der Haut fördert, und frisch geriebener Meerrettich auf einem Tuch als Kompresse aufgelegt dient der Behandlung von Arthritis, Rheuma und Ischias. Eine Kompresse aus frisch geriebener Wurzel ist auch ein Hausmittel bei Nervenentzündungen, Kopf-, Muskel- und Zahnschmerzen sowie Schwindel. Die geriebene Wurzel kann in Milch getaucht oder gekocht oder mit Alkohol oder Essig versetzt als hautreinigende Lotion verwendet werden. Der Saft der frischen Blätter heilt Schnitte und Verbrennungen.

Als Nahrungsmittel oder Gewürz ist Meerrettich appetitanregend und verdauungsfördernd, sollte aber nur in kleinen Dosen gegessen werden, um Nieren und Magendarmtrakt nicht zu belasten. Umschläge sollten nie länger als 10 Minuten aufgelegt werden.

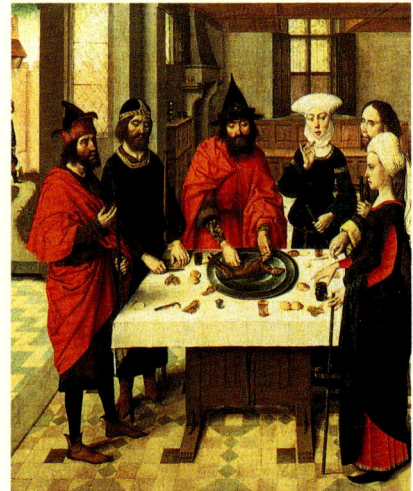

Meerrettich stammt aus Ost- und Südosteuropa. Durch seinen zuerst süßlichen, dann aber sehr scharfen Geschmack fand die Pflanze im restlichen Europa nur langsam Eingang. Meerrettich ist eines der fünf bitteren Kräuter, die beim jüdischen Passahfest traditionellerweise verwendet werden, wie in diesem Altarbild aus St. Peter, Leuven, von Dirck Bouts (1415–1475). Der Meerrettichreiber war in den jüdischen Gemeinden eine bekannte Person.

Wermut *Artemisia absinthium*

Wermut wächst vor allem in warmen Gebieten in Meeresnähe sowie an Flussufern, auf Brachland und am Straßenrand. Die blühende Pflanze wird mit beginnender Blütezeit im Mai und Juni gesammelt und im Freien getrocknet. Der botanische Name bezieht sich auf den griechischen Gott der Geburt Artemis. Die alten Griechen und Römer verwendeten Wermut, um eine regelmäßige Menstruation herbeizuführen sowie zum Heraufbeschwören der Geister der Toten und der Dämonen der Unterwelt. Im vorchristlichen Europa wurde Wermut zum Verbrennen von Leichen und später dann zum Verzieren christlicher Totenbahren verwendet. Er wurde zudem auf Gräbern gepflanzt, was die symbolische Bedeutung der Melancholie erklärt.

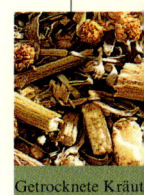

Getrocknete Kräut

Wermut ist appetitanregend und dient als Gewürz bei gebratener Gans und anderen fetten Gerichten. Er hilft bei Verdauungsproblemen, Blähungen und anderen Magenerkrankungen und entsprechend seiner umgangsprachlichen Bezeichnung als Wurmkraut auch der Behandlung von Würmern. Wermut fördert die Gallensekretion und lindert Entzündungen der Gallenblase. Als Tonikum ist Wermut ein wichtiger Bestandteil von Frühjahrskuren zur Reinigung des Magendarmtrakts.

Für Wermuttee kocht man 1 Esslöffel der Kräuter in einer Tasse Wasser und lässt dies 10 Minuten ziehen. Eine Tasse warmen Tee trinkt man zwei- bis dreimal täglich nach dem Essen. Schwangere Frauen sollten Wermut meiden. Eine übermäßige Einnahme führt zu Nierenentzündungen, Nervosität, Muskelkrämpfen, Kopfschmerzen und Schwindel.

Wermut wirkt stimulierend, antiseptisch und fiebersenkend und lindert Blasenentzündungen, Verdauungsstörungen, Verstopfung und Gelbsucht. Als Kompresse oder Salbe hilft er bei Verstauchungen, Arthritis und Rheuma.

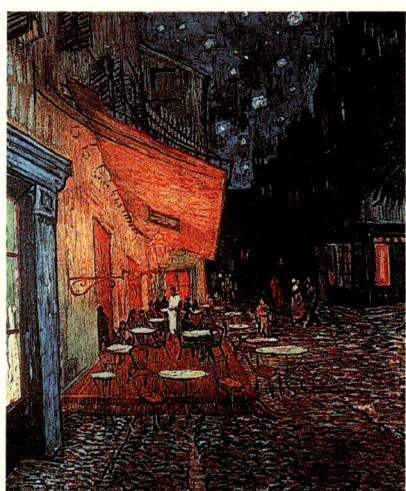

Wermut sorgte für den bitteren Geschmack von Bier, ehe man dafür Hopfen benützte. Heute wird er für Vermouth verwendet. Er war zudem der aktive Stoff im Absinth, einem beliebten Likör bei Künstlern des 19. Jh., wie etwa Rimbaud, Verlaine und Van Gogh, der 1888 dieses Café in Arles malte. Absinth ist in Frankreich seit 1915 verboten, da es süchtig macht und bei wiederholtem Genuss bleibende Schäden des Nervensystems bewirken kann.

Birke *Betula pendula* und *Betula pubescens*

Silhouette des Baums

Birken sind ein wichtiger Bestandteil der nördlichen Wälder der Alten und der Neuen Welt. Mit dem Verschwinden der pleistozänen Gletscher waren Birken und Eschen die ersten Bäume, die auf dem eurasischen Kontinent wieder auftraten, und in allen indoeuropäischen Sprachen gibt es ein Wort für die Birke.

Sowohl die wichtigsten europäischen Arten, die Hänge- oder Warzenbirke, *Betula pendula*, und Moorbirke, *Betula pubescens*, finden medizinische Verwendung. Die Hängebirke ist ein größerer Baum mit silberweißer Rinde und jungen Zweigen mit warzenähnlichen Harzdrüsen; sie wächst in trockeneren Gebieten. Die Moorbirke weist auf den jungen Trieben einen dichteren, pelzigeren Mantel auf und bevorzugt feuchte Waldgebiete, Moore und Sümpfe. Der Saft wird im Frühjahr gesammelt, während die Blätter und die Rinde im Frühjahr und Herbst gesammelt werden, ehe sie bei Raumtemperatur getrocknet werden.

Birkenblatttee ist schweißtreibend, entwurmend und beißend und sehr harntreibend, wobei die Urinproduktion ohne Überstimulierung der Nieren angekurbelt wird. Daher ist dies ein gutes Mittel zum Entfernen von Harngrieß und Harnsteinen sowie zur Behandlung von entzündlichen bakteriellen Erkrankungen, die von Krämpfen begleitet werden. Birkenblätter sind ein wichtiger Bestandteil in Teemischungen für Nierenprobleme, Blasenentzündungen, Katarrh, Stoffwechselerkrankungen, und in saisonale Tonika für Gicht und Rheuma.

Birkentee – oder Birkensaft – dient auch der Behandlung von Schuppen und Haarausfall. Der zuckerartige Saft ist reich an Vitamin C und wird zu einem tonischen Bier gebraut. Für den Tee gießt man eine Tasse kochendes Wasser über 2 Teelöffel Blätter und seiht dies nach 10 Minuten ab. Die Blätter können eingeweicht werden, bis das Wasser abgekühlt ist (bis zu 2 Stunden), sollten aber nie sieden oder kochen. Der warme Tee wird dreimal täglich möglichst ungezuckert getrunken.

Die beim Kochen der Rinde entstehende Flüssigkeit eignet sich als Analgetikum bei Wunden und als heißer Umschlag, und Blätter, Rinde und Kätzchen können bei Verbrennungen und Hautreizungen angewendet werden. Das aromatische Birkenteeröl hilft bei Rheuma.

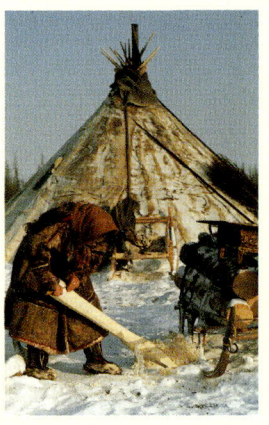

Birken erkennt man an der fasrigen Außenrinde, die sich leicht in papierähnlichen Schichten abschält. Diese Sakha-Frau (Yakut-Frau) aus Sibirien zieht die Rinde ab, um sie als Toilettenpapier zu verwenden.

DAS SYMBOL UND DIE GEISSEL

Die Faszes, das Emblem der römischen Friedensrichter, waren aus Birkenholz, und später wurde der Birkenstab das Szepter der Lehrer, mit denen aufmüpfige Schüler unter Kontrolle gehalten wurden. Die Birke ist dem germanischen Gott des Donners, Thor, geweiht, und verkörpert die Rückkehr des Frühjahrs und seiner fruchtbaren Kräfte. Im Deutschland des Mittelalters kamen die Bezirksräte in Birkenhainen zusammen. Ein tonischer Wein aus dem Frühjahrssaft wurde bei Debilität und Impotenz verwendet. Beim ersten Auftrieb der Rinder im Frühjahr wurden diese mit geweihten Birkenstäben geschlagen, um ihre Gesundheit und Fruchtbarkeit sicherzustellen.

Die Birke wurde von den Finno-Ugriern und anderen Völkern im nördlichen Eurasien verehrt. In der finnischen Epik, *Kalevala*, holzt Väinämöinen einen Wald wegen einer einzigen Birke ab, und in der finnischen Hochzeitszeremonie entzündet das Paar ein Feuer aus Birkenholz. Birkenzweige werden auch in finnischen Schweißbädern verwendet und sollen im russischen und finnischen Bad schweißtreibend wirken. In birkenverehrenden Liedern aus Estland und Litauen wurden die Menschen ermahnt, den Baum zu verwenden, doch die zum Himmel weisende Spitze zu verschonen. In besonderen, sehr alten Birken

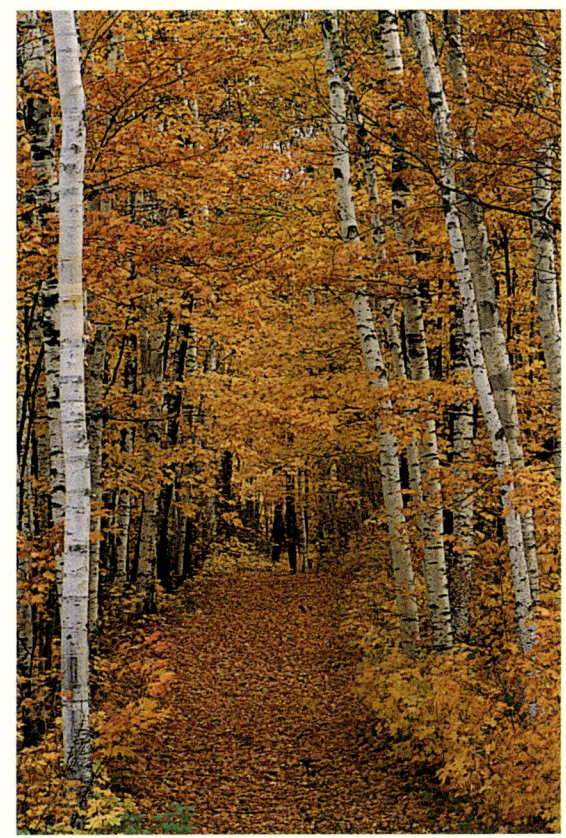

Ein Hängebirkenhain. Bis vor kurzem noch wurden Birken in Teilen Europas vor Häusern als Schutz vor Blitz gepflanzt, und die Ställe wurden mit den Blättern geräuchert, um verhextes Ungeziefer fernzuhalten. Am Abend vor der Walpurgisnacht (1. Mai) wurden kleine Birken gesetzt und Birkenzweige auf die Stalltore gehängt, um die Hexen zu vertreiben.

wohnte eine Birkenelfe, und bei den sibirischen Sakha (Yakut) war die Birke der Eingang für einen schönen Erdengeist. Die Saami oder Lappen mussten die Birke informieren, dass sie abgeholzt würde, um den darin lebenden Geistern Zeit zur Flucht zu geben, und manche Birken waren so heilig, dass sie nicht abgeholzt werden durften. In der traditionellen Medizin der Saami werden Rinde und Blätter für Wunden verwendet.

Hafer *Avena sativa*

Hafer ist eine der ersten Getreidesorten, die in Westasien und Europa angebaut wurden. Haferkörner ohne Hülse und Sprossen enthalten Aminosäuren, Mineralstoffe, Betakarotin und Vitamin B_2, K und E sowie viel Zink. Als Suppe, Brei, Getränk oder Zerealien ist Hafer ein leicht verdauliches Essen, das besonders für Kinder sehr gut ist. Haferbrei ist für Diabetiker sehr empfehlenswert sowie zur Entzündungshemmung der Magenschleimhaut, bei Magengeschwüren, chronischem Durchfall und Verstopfung. Haferbreiumschläge helfen bei Hautallergien, während fein gemahlener und gekühlter Haferbrei als Gesichtsmaske zur Reinigung der Haut beiträgt.

Hafertee oder -extrakt kann mit Hagebutten der Wildrose (*Rosa canina*) bei Nierenerkrankungen verwendet werden. Allein eingesetzt hilft dies bei Lebererkrankungen und Ruhr sowie bei Schlaflosigkeit, erkältungsbedingten Hals- und Kehlkopfproblemen, Fieber, Appetitlosigkeit und nervöser Erschöpfung.

Der gekochte Extrakt von Haferstroh stärkt das Nervensystem und unterstützt die Rekonvaleszenzphase bei krankheitsbedingt geschwächten Patienten. Häufiger wird Haferstroh jedoch für Bäder zum Öffnen der Hautporen und der Behandlung von Rheuma, Magen-, Nieren- und Blasenkrankheiten, Nierensteinen und Gicht verwendet. Etwa 100 g aufgeweichte Haferpflanzen werden 20 Minuten in 3 Liter Wasser gekocht; dann wird die Flüssigkeit abgeseiht und in ein warmes Bad gegossen. Für ein einfaches Fußbad kocht man 3–5 Handvoll Haferstroh 30 Minuten. Bei kalten Füßen oder harter Haut, Gicht, Blasen und eingewachsenen Zehennägeln badet man darin 25 Minuten bei etwa 26° C.

Hafertinktur ist ein homöopathisches Mittel mit einem Sedativum, Avenin, das bei Schlaflosigkeit und Stress eingesetzt wird. Zu viele Haferprodukte können Kopfschmerzen verursachen, und als allgemeines Heilmittel sollte ungekochter Hafer mit Obst, Honig und Nüssen nur in kleinen Mengen gegessen werden.

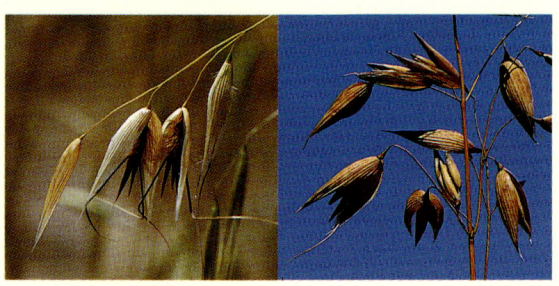

Wilder Hafer (ganz links) stammt wahrscheinlich aus Westeuropa, wo er zwischen Gerste als Unkraut wuchs. Ähnelt kultiviertem Hafer (links), und in vielen Teilen der Welt werden beide Sorten als Tiernahrung geerntet. Roter Hafer ist besonders hitzeresistent und in wärmeren Gebieten stark verbreitet.

Ringelblume *Calendula officinalis*

Ringelblumen werden oft als Zierpflanzen gesetzt, wachsen aber auch auf Brachland. Die Blüten sollten in den Sommermonaten bei trockenem Wetter gepflückt und rasch bei Zimmertemperatur an einem luftigen Ort getrocknet werden.

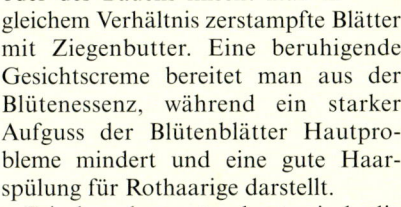

Eine feuchte, heiße Kompresse aus Ringelblumentee empfiehlt sich bei Entzündungen der Haut, Wunden, Geschwüren und Verstauchungen. Als Spülung hilft Ringelblumentee auch bei Augenschmerzen. Innerlich angewendet ist er leicht harntreibend, krampflösend und schweißtreibend und kann bei Fieber, Magengeschwüren, Übelkeit und nervösen Zuständen angewendet werden. Bei Gallen-

beschwerden trinkt man zwei- bis dreimal täglich eine Tasse Tee, und eine Tasse Tee täglich ab 1 Woche vor der Menstruation kann Regelbeschwerden lindern.

Für eine Salbe zum Einreiben schmerzender Gelenke, Muskeln oder des Bauchs mischt man in gleichem Verhältnis zerstampfte Blätter mit Ziegenbutter. Eine beruhigende Gesichtscreme bereitet man aus der Blütenessenz, während ein starker Aufguss der Blütenblätter Hautprobleme mindert und eine gute Haarspülung für Rothaarige darstellt.

Frisch oder getrocknet sind die Blütenblätter ein Ersatz für Safran – sie verleihen Reis, Suppen und Eintöpfen einen sanften Geschmack. Die zerstampften Blütenblätter und gehackten Blätter eignen sich für Salate und die getrockneten Blütenblätter für gebackene Süßigkeiten.

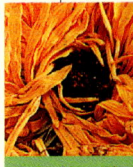

Getrocknete Blüte

BLUMEN DER SONNE

Die alten Griechen verwendeten die Ringelblume als Dekor bei Festen und als Girlanden für ihre Helden. Einer Legende zufolge blieb Caltha, eine griechische Magd, die sich in den Sonnengott Apollo verliebt hatte, die ganze Nacht auf dem Feld, um als Erste sein leuchtendes Auge zu erblicken. Sie starb schließlich vor Liebe, und an dieser Stelle erschien die erste Ringelblume in der Farbe der Sonne. In einer anderen Legende stritten vier Waldnymphen, die sich in Apollo verliebt hatten, aus Eifersucht, so dass Artemis, die

Schwester des Sonnengotts, diese in Ringelblumen verwandelte.

Da die Blüten Sonnenstrahlen ähneln, wurde die Ringelblume der Jungfrau Maria geweiht. Im elisabethanischen England trugen Frauen Ringelblumengirlanden auf Banketten, und Körbe aus Ringelblumen wurden von den Herren an ihre Angebeteten geschickt. Auch in der englischen und serbischen Liebeszauberei wurden sie verwendet.

Indische Ringelblumen werden als „Kräuter der Sonne" bezeichnet. Sie wurden der Göttin Mahadevi geweiht und als Girlanden bei ihrem Fest getragen.

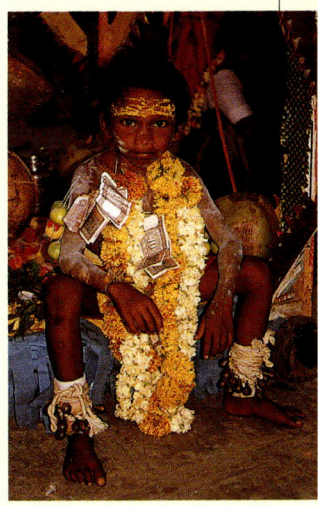

Hirtentäschel   *Capsella bursa-pastoris*

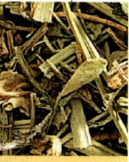

etrocknete Schoten

Das Hirtentäschel ist eine kleine, einjährige, immergrüne Pflanze mit einer Rosette an leicht haarigen bodenständige Blättern, pfeilförmigen Stängelblättern, Büschel aus kleinen, weißen, unauffälligen Blüten am Kopf und dreieckigen Schötchen (einer altmodischen Hirtentasche ähnlich). Man findet die Pflanze häufig in Gärten, auf Feldern, Brachland und am Straßenrand. Man sollte die ganze Pflanze im Frühjahr und Sommer pflücken, diese bündeln und an einem schattigen Ort trocknen lassen. Die pfeffrigen jungen Blätter eignen sich für Salate oder Gemüsegerichte.

Die Pflanze stammt ursprünglich aus dem Mittelmeergebiet, ist heute aber auf der ganzen Welt zu finden. Die Griechen und Römer benützten diese als Medizin bei Hernien, Pusteln und Wunden. Man verwendete sie, um Abtreibungen herbeizuführen, bei Gallenleiden und als Einlauf bei Ischias. Man glaubte, dass die Pflanzen mit nur einer Hand gepflückt werden dürfen, um Wirkung zu zeigen. Im Europa des Mittelalters wurden die getrockneten Schoten in einer roten Leinentasche eingenäht und Kindern umgehängt, um das Zahnen zu stimulieren. Wenn alle Zähne dann da waren, warf man das Amulett in fließendes Wasser. Hirtentäschel enthält Vitamin K, das die Blutgerinnung fördert, so-

wie ein blutstillendes Peptid. Der frische Saft oder ein Aufguss der Pflanze hilft bei schweren Regelblutungen, und ein im Saft der Pflanze getränktes Leinentuch in der Nase stoppt Nasenbluten. Man kann die Pflanze oder den Saft als Kompresse bei Schnittverletzungen und Wunden auflegen. Die blutstillende Wirkung ist jedoch unterschiedlich, da die aktiven Substanzen stark variieren. Man meinte auch, dass Menstruationsbeschwerden nicht durch das Hirtentäschel, sondern durch einen Parasitenpilz darauf gelindert werden.

Ungeachtet des Blutdrucks reguliert Hirtentäscheltee vor allem bei älteren Menschen ein schwaches Herz und damit die Durchblutung. Für den Tee gießt man eine Tasse kochendes Wasser über 1–2 Teelöffel getrocknete Kräuter. Nach 10 Minuten seiht man den Tee ab. Man sollte täglich 1-2 Tassen kalten Tee trinken.

Hirtentäschel ist harntreibend und stimulierend und wird bei Katarrh, Leber- und Gallenleiden, Durchfall, Diabetes, Hämorrhoiden, Gebärmutterblutungen und Magen-, Blasen- und Harnwegsgeschwüren verwendet.

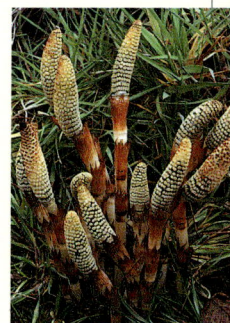

*Hirtentäscheltee ist ein Frühjahrstonikum. Als Gurgellösung und Spülung desinfiziert der Tee den Mund- und Rachenbereich. Mit dem Schachtelhalm (*Equisetum arvense*) zubereitet hilft der Tee bei Erkältung, Gicht und Rheuma.*

Kümmel *Carum carvi*

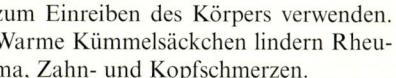

Kümmel wird häufig kultiviert, wächst aber auch auf Wiesen und am Schienenrand. Man sammelt die Samen im Sommer, doch muss man aufpassen, da es viele giftige Verwandte gibt.

Im Europa des Mittelalters wurden die Wurzeln gekocht gegessen und die jungen Blätter für Suppen und Salate verwendet. Ein Kümmeltrank wurde für Liebeszauber verwendet, um die Launen der Liebhaber zu heilen.

Kümmeltee fördert die Menstruation und Milchsekretion bei stillenden Müttern und lindert Regelkrämpfe und Geburtswehen.

Bei Verdauungsproblemen nehmen Sie einmal täglich 3 Tropfen Kümmelöl auf Zucker, kauen Sie eine Handvoll Kümmel oder trinken Sie Kümmeltee. Eine Mischung aus gleichen Teilen Anis, Kümmel und Fenchelsamen in Milch gekocht hilft bei schlechtem Atem, Blähungen und Husten.

Kümmelsuppe ist eine traditionelle Medizin bei verstopfungsbedingten Magenschmerzen und Schwindel. In Wein gekocht hilft Kümmel bei Würmern und Harnwegbeschwerden und Hämorrhoiden bei älteren Menschen. Bei Magen-Darm-Problemen gibt man einige Samen in eine Flasche Gin oder Brandy und stellt diese 2 Wochen in die Sonne. Ein Teelöffel des Likörs wird dann täglich mit 5 Tropfen Kümmelöl genommen. Bei Atemproblemen kann man das Öl auch zum Einreiben des Körpers verwenden. Warme Kümmelsäckchen lindern Rheuma, Zahn- und Kopfschmerzen.

Die aromatischen Samen verwendet man für Brot, Kuchen und Eintopf. Das Aroma wird mit zunehmendem Alter intensiver, und die Ölessenzen kommen in Seifen und Duftsäckchen zur Anwendung.

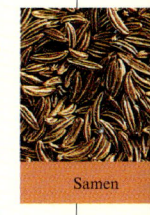

Samen

Kümmel ist appetitanregend. Die Samen helfen bei Verdauungsstörungen, chronischen Blähungen, Dyspepsie und Koliken durch Blähungen bei Kindern. Im elisabethanischen England wurde eine Schüssel mit Kümmelsamen mit Äpfeln serviert, und Farmarbeiter erhielten nach der Frühjahrsarbeit oft einen Kümmelsamenkuchen.

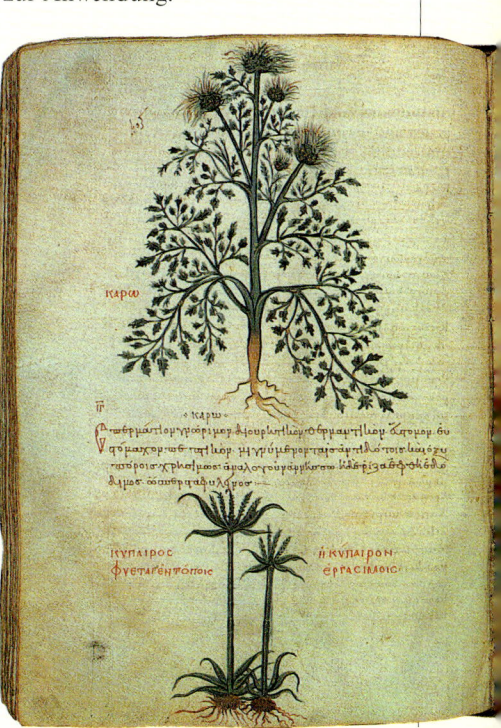

Tausendgüldenkraut *Centaurium erythraea*

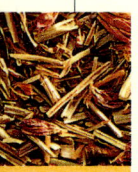

etrocknete Kräuter

Das europäische Tausendgüldenkraut ist ein strauchiges einjähriges Gewächs, das auf kalkreichen Böden, feuchten Wiesen und sonnigen, bewaldeten Gebieten gedeiht. Man sammelt die Stämme und Blüten zur Blütezeit von Juli bis September, hängt diese büschelweise zum Trocknen auf und wickelt sie dann in schweres Papier.

Tausendgüldenkraut ist ein bitteres Tonikum, das bei Fieber und Würmern eingesetzt wird. Es stimuliert die Verdauung und hilft bei Sodbrennen und chronischem Magenkatarrh. Besonders hilfreich ist es auch bei Verdauungsproblemen bedingt durch unzureichende Sekretion von Drüsensaft. Bei Magenproblemen aufgrund von Übersäuerung oder irritierten Magennerven sollten jedoch andere Pflanzen verwendet werden.

Das Tausendgüldenkraut stimuliert den Fluss des Gallensafts, reinigt Leber und Niere und hilft bei Gelbsucht. Die (von einfachem Zucker abstammenden) Glykosidbitterstoffe der Pflanze stärken den Kreislauf. Bei Anämie, Kreislaufproblemen, Blutmangel und unregelmäßiger Menstruation wird Tausendgüldenkraut als Tee empfohlen.

Mit seiner beruhigenden Wirkung hilft das Tausendgüldenkraut zudem bei Depressionen sowie bei psychosomatischen Erkrankungen aufgrund von nervlicher Belastung und insbesondere bei Anorexia nervosa. Der Tee wird aus einem Aufguss aus kaltem Wasser in 2–4 Stunden zubereitet und am Morgen und vor dem Schlafengehen oder vor den Mahlzeiten genommen. Auch zur Gesichtsbehandlung ist diese Pflanze geeignet.

DAS KRAUT DES ZENTAUREN

Der botanische Name stammt von Zentauren Chiron ab, der alle Wissenschaften, insbesondere die Kräuterkunde verstand. In seiner Höhle auf dem Berg Pelion instruierte er viele junge Helden und Söhne von Göttern, einschließlich Asklepios, Herakles, Jason und Achilles. Chiron benützte das Tausendgüldenkraut zum Heilen einer Wunde, nachdem er durch einen mit dem Blut einer Hydra vergifteten Pfeil verletzt worden war. Auch heute behandeln viele moderne Kräuterheiler Wunden und Hautprobleme damit.

Wie viele andere rötlich blühende Pflanzen hilft das Tausendgüldenkraut bei der Abwehr von Dämonen, Hexen und bösen Geistern. Wenn man in der Walpurgisnacht (1. Mai) einen Kranz aus Tausendgüldenkraut trug, konnte man die Hexen auf dem Flug zum Sabbat sehen. Um den Herd gestreut ist es ein Schutz vor Gewittern.

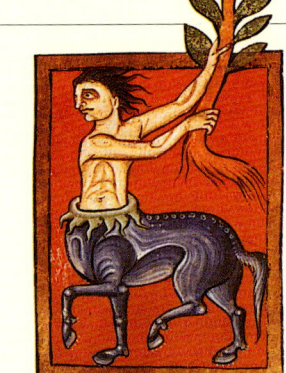

Tausendgüldenkraut aus dem Herbarium von Platonicus aus dem 12. Jh.

Kamille *Chamaemelum nobile* und *Matricaria recutita*

Die Kamille zählt zu den weltweit beliebtesten Heilpflanzen; sie findet sich in den Pharmakopöen von 26 Ländern, und jährlich werden 4.000 Tonnen produziert. Für medizinische Zwecke wird vor allem die Echte Kamille (*Matricaria recutita*) verwendet. Die Blütenköpfe werden drei bis fünf Tage nach der Blütezeit gesammelt.

Die chemischen Bestandteile der Kamille wirken entzündungshemmend, antiseptisch, krampflösend und beruhigend. Bei innerlicher Verabreichung entspannt Kamille die Muskeln und heilt Entzündungen und Reizungen im Magen-Darm-Bereich, der Gebärmutter und im Anal- und Vaginalbereich. Äußerlich angewendet hilft Kamille bei Hämorrhoiden, Geschwüren, Wunden und Hautinfektionen. Ein chemischer Bestandteil, Alpha-Bisabolol, wird zur Behandlung von alkohol- oder verbrennungsbedingten Geschwüren eingesetzt.

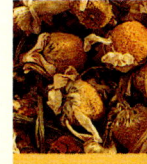
Getrocknete Kräute

Bei fieberhaften Erkältungen und Halsinfektionen empfiehlt sich ein Schweißbad. Dazu gießt man 1 Liter kochendes Wasser über eine Handvoll Kamillenblüten und inhaliert 10 Minuten den Dampf. Kamillentee (der nicht zu stark erhitzt werden und nicht länger als 10 Minuten ziehen darf) und Kamillenbäder sind alte Hausmittel bei Kinderkrankheiten wie Zahnen, Ohrenschmerzen, Hyperaktivität und Schlafstörungen.

Die blaue Ölessenz der Pflanze steigert die Anzahl der Herzkontraktionen und erweitert die Blutgefäße des Gehirns. Die beruhigende Wirkung hilft bei Regelbeschwerden, Krämpfen und Spannungskopfschmerzen, obwohl Kamille in hoher Dosierung gegen Würmer auch Schwindel und Nervosität bewirken kann.

ANDERE KAMILLEN

Die einjährige Echte Kamille ist mit der Gartenkamille oder Römischen Kamille, *Chamaemelum nobile* verwandt. Sie wird oft als Geschmacksstoff für spanischen Sherry verwendet. Sie wird auch zum Bleichen der Haare, für Gesichtspflege, als Badezusatz, für Cremes, Seifen und Hautlotionen zur Regeneration des Gewebes und Reinigen von besonders empfindlicher, fettiger Haut eingesetzt.

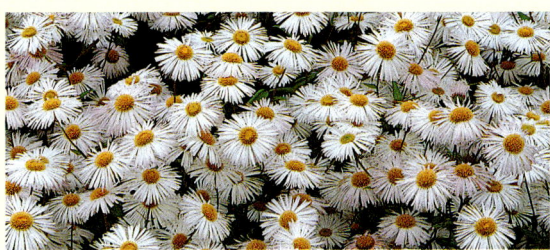

Die Färber-Hundskamille, *Anthemis tinctoria*, hat einen längeren Stiel als die Echte Kamille. Die Blüten der Färber-Hundskamille ergeben eine intensive goldgelbe Färbung.

Die Römische Kamille ist mehrjährig, kleiner als die Echte Kamille und duftet intensiver. Sie hat ähnliche medizinische Wirkung, ist aber nicht ganz so stark.

Chicorée *Cichorium intybus*

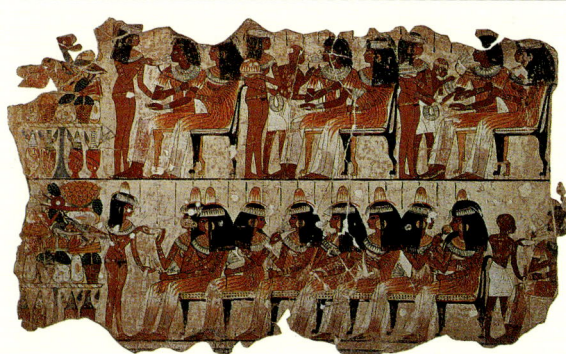

Jetrocknete Wurzel

Die gänseblümchenähnlichen Blüten des Chicorée sind blau, selten auch rosa oder weiß und öffnen sich nur bei Sonnenschein. Die Blütenköpfe sammelt man im Juli, die Wurzeln bei spätherbstlichem Regenwetter; man trocknet sie geschnitten in einem luftigen Raum.

Im vorindustriellen Europa legte man den weißblühenden Chicorée unter schwangere Frauen, um die Geburt zu erleichtern, während der bittere, milchige Saft der Wurzeln zur Behandlung der wunden Brust stillender Mütter verwendet wurde. Bei Magenentzündungen und -krämpfen wickelt man die gekochten Blätter und Blüten in ein Tuch und legt dieses zwei- bis dreimal täglich als Kompresse auf. Wunde, müde oder entzündete Augen behandelt man mit einer Lotion aus diesen Kräutern, und ein Aufguss aus

Blüten und Blättern als Gesichtsmaske über Nacht hilft bei Hautproblemen nach Sonneneinstrahlung.

Für Chicoréetee gießt man 1 Tasse kaltes Wasser auf einen Teelöffel der Wurzel oder Blätter, kocht ihn 2–3 Minuten und seiht ihn dann ab. Für größere Mengen kocht man 20 g Wurzeln mit 18 cl Wasser 5 Minuten lang. Bei Magenerkrankungen trinkt man je 1 Tasse vor dem Frühstück und am Abend. Bei Leber- und Gallenproblemen nimmt man Chicorée mit Kamille, Pfefferminze und Tausendgüldenkraut oder mit Pfefferminze als saisonales Heilmittel. Chicorée ist auch ein bitteres Tonikum, es wirkt harntreibend und abführend und ist ein altes Hausmittel bei Würmern, Nierensteinen, Rheuma, Gelbsucht und nervösen Erkrankungen.

Die jungen Blätter pflückt man vor der Blütezeit und isst sie gekocht oder blanchiert oder im Salat. Die Wurzeln können gedämpft oder gekocht und mit Butter, Obst und Gewürzen verfeinert werden. Zur Zeit Napoleons war Chicorée ein beliebter Kaffee-Ersatz; heute wird er Kaffee beigesetzt, um den Geschmack zu verbessern und den Säuregehalt zu mindern.

ÄGYPTISCHER ZUSATZ

Die Ägypter und später die Araber aßen Chicorée vor allem im Salat. Zur Zeit der Pharaonen behandelte man Kopfschmerzen mit Chicoréesaft, Rosenöl und Essig. Mit Wein genommen half Chicorée bei Leber- und Blasenleiden, wie in diesem Wandgemälde eines Banketts aus Theben, *ca.* 1400 v. Chr.

Augentrost *Euphrasia rostkoviana*

Augentrost ist ein kleiner, einjähriger Halbschmarotzer, der sich von Gras ernährt, ohne diesem zu schaden. Augentrost bevorzugt sandigen oder kalkreichen Boden, wächst auf Wiesen, Heiden und in sonnigen Wäldern und oft auch in den Bergen und in Meeresnähe. Mit Ausnahme der Wurzel sammelt man die Pflanze zu Beginn der Blütezeit im Juni. Die Bündel werden zum Trocknen an einen schattigen, luftigen Ort gehängt und gut verschlossen aufbewahrt. Besonders wirksam sollen Pflanzen aus Alpingebieten sein.

Augentrost wirkt äußerlich und tonisch und ist das wichtigste Kräuterheilmittel bei Augenerkrankungen. Man behandelt damit wunde, müde und überanstrengte Augen, und es hilft bei lichtempfindlichen Augen, Gerstenkörnern, tränenden Augen und allergiebedingten Absonderungen. Augentrost hilft zudem bei Entzündungen der Augenlider und des Bindegewebes

mit schleimigen Absonderungen. Man tropft etwas frisch gepressten Saft oder einen Aufguss auf ein Leinentüchlein, das man auf den Augen festmacht, bis es trocken ist. Für den Aufguss lässt man 2 Teelöffel der zerkleinerten Kräuter 2 Minuten in einer Tasse kaltem Wasser ziehen, seiht dies ab und fügt etwas Salz hinzu.

Dreimal täglich sollte man einen Teelöffel der zerkleinerten Kräuter oder des Tees als Ergänzung zur äußerlichen Anwendung nehmen. Für die Behandlung von Augenleiden wird Augentrost oft mit Kamille, Fenchel oder Gelbwurzel als Teemischung zubereitet. Augentrostlotion für schönere und strahlendere Augen ist im Handel erhältlich.

Augentrost wird in der Kräutermedizin aber auch als bitteres Tonikum zur Verdauungsförderung eingesetzt. Bei Erkältungen und Husten mindert Augentrost zudem Heiserkeit, Schmerzen und verstopfte Nase.

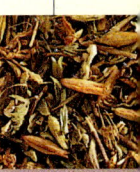

Getrocknete Kräuter

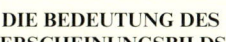

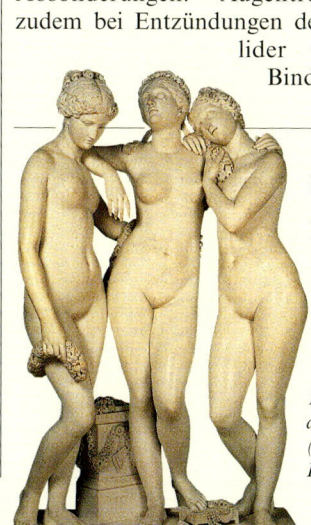

DIE BEDEUTUNG DES ERSCHEINUNGSBILDS

Laut der „Doktrin der Signaturen" des 16. Jh., kann man die inneren Kräfte einer

Augentrost sorgt für Schönheit und gesunde Augen. Der lateinische Name stammt von Euphrosyne, eine der Grazien der griechischen Mythologie (hier in einer Skulptur von Jean Pradier aus dem 19. Jh.).

Pflanze aus der äußerlichen Form und den Eigenschaften ableiten. Der dunkle Fleck auf der Krone, die tiefroten Adern und gelben Flecken des Augentrosts, ähnlich einem blutunterlaufenen Auge, wiesen die Pflanze als Augenheilmittel aus. Obwohl Augentrost seinem Namen tatsächlich gerecht wird, wurde die Doktrin von den besten Kräuterheilern nicht anerkannt.

Fenchel *Foeniculum vulgare*

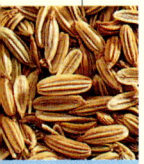

Samen

Fenchel ist seit mehr als 2.000 Jahren aus der Küche und der Medizin nicht wegzudenken. Im alten Griechenland trugen die Teilnehmer an den attischen Mysterien Fenchelkränze, und Athleten aßen die gesunden Samen, um ihr Gewicht zu halten. Die Römer schrieben dem Fenchel 22 medizinische Einsatzgebiete zu; eine davon – die Behandlung von Augenerkrankungen – findet sich auch in der koptischen Medizin. Die Verwendung von Fenchel bei Augenleiden zieht sich durch die Geschichte, von Hildegard von Bingen im 12. Jahrhundert bis zu den Kräuterheilern der Gegenwart.

Die Römer hatten eine besondere Vorliebe für Fenchel, und Kochbücher mit ihren Lieblingsrezepten mit Fenchel existieren auch heute noch. Eine frühe Zusammenstellung von Kochrezepten stammt von Marcus Gabius Apicius (40 n. Chr. gestorben), einem reichen Römer, der, als sein Geld zu Neige ging und er fürchtete, verhungern zu müssen, sein gesamtes Geld für ein letztes Fest aufwendete und nach dem Essen ein Glas vergifteten Wein trank. Die Römer kochten Fenchel als Gemüse und fügten die rohen Stiele dem Salat hinzu. Die Samen legte man vor dem Backen unter Brotlaibe, und römi-

sche Soldaten und Gladiatoren aßen Fenchel, um ihren Kampfgeist und ihren Mut zu stärken. Auch die Kränze, die die Sieger nach dem Kampf in der Arena trugen, waren aus Fenchel. Zudem streute man die Pflanze auf den Weg von neuvermählten römischen Paaren.

Karl der Große ließ Fenchel auf dem gesamten königlichen Land anbauen, und von den Klöstern des Mittelalters kam Fenchel in die Gärten der Bauern, wo dieser bald beliebt wurde, da er das Hungergefühl während der Fastenzeit stillte.

Der milde und beruhigende Fenchel eignet sich als Tee sehr gut bei Husten, Blähungen, Magenkrämpfen und Koliken bei Kindern. Dank seiner krampflösenden und entzündungshemmenden Wirkung wird Fenchel bei Heiserkeit, Katarrh, Mundgeruch, Asthma, Kopfschmerzen, Schwindel, Depressionen und verspäteter Menstruation angewendet.

Als Gewürz isst man Fenchel in Salaten, Suppen, Saucen und mit Weichkäse. Er stimuliert die Verdauung und verbessert den Geschmack von Aal und anderen öligen Fischen. In der Provence grillt man Fisch über getrockneten Fenchelzweigen für eine besondere Geschmacksnote. Fenchel kommt zudem bei Schlangenbissen, als Insektenschutzmittel und in Kosmetika zum Einsatz.

Die Römer verwendeten Fenchel bei Augenerkrankungen, nachdem sie angeblich Schlangen beobachtet hatten, die sich nach dem Häuten an Fenchelpflanzen rieben, um ihr Augenlicht zu verbessern. Schlangen sind während des Häutens blind, danach klären sich die milchigen Augen wieder.

MAGISCHE WIRKUNG

Beim Mittsommerfest der alten
Phönizier wurde Fenchel in
Tontöpfen rund um das Bild des
Gottes Adonis gepflanzt, um
Regen zu bewirken. Das
schnelle Wachstum und
anschließende Verwelken der
Sprossen in der Hitze symbo-
lisierte den Tod und die
Wiederauferstehung von
Adonis. Am Ende des als
Adonia bezeichneten Festes
wurden die Töpfe mit dem
verwelkten Fenchel ebenso
wie Bilder des Gottes in das
Meer geworfen.

In Europa hängte man
im Mittelalter zu Mitt-
sommer Fenchelkränze
über den Eingang, um
Hexen fernzuhalten, und
in den Pyrenäen befestigte
man diese als Schutz vor
allem Bösen auf den Dä-
chern. Im 16. Jh.
kämpften in der Nacht die
Benandante oder guten
Hexen Norditaliens mit
Fenchelzweigen bewaffnet
mit den teuflischen Hexen.
Diese Kämpfe trugen die
Benandante viermal
jährlich in einem verän-
derten Bewusstseins-
zustand aus, um die
Fruchtbarkeit der Felder
und eine reiche Ernte
sicherzustellen.

Heute kommt Fenchel im
heiligen Elixier in der Initia-
tionszeremonie der weit verbreiteten afro-kubanischen religiösen
Sekte Santeria zur Anwendung.

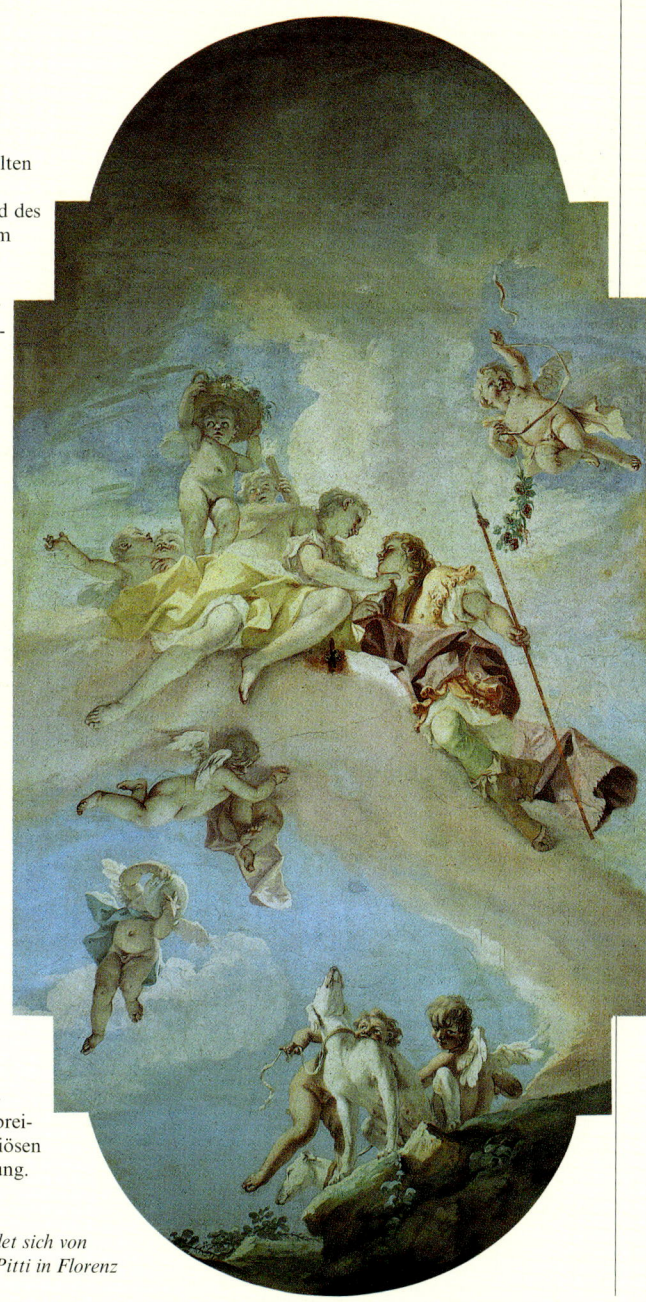

*Die Göttin Venus verabschiedet sich von
Adonis, Malerei im Palazzo Pitti in Florenz
von Carlo Ricci, 1708.*

Enzian *Gentiana lutea*

Getrocknete Wurzeln

Die Enzianwurzel hilft bei Darmträgheit, Verdauungsproblemen, Blähungen und Magenkrämpfen aufgrund einer zu geringen Produktion von Magensaft. Enzian ist appetit- und verdauungsanregend. Bei äußerlicher Anwendung hilft ein Absud der Wurzel als Brei bei Abszessen und Furunkeln. Wegen des geringen Tanningehalts und aromatischen Öls wurde die langsam getrocknete, fermentierte und destillierte Wurzel lange Zeit als wichtiger Bestandteil von bitteren Aperitiven und dem europäischen Brandy verwendet. Dieses als Enzianschnaps bekannte Getränk ist ein altbewährtes Hausmittel bei Müdigkeit, Hunger, Schmerzen und Schüttelfrost. Der Cocktailbestandteil Angostura-Bitter, der im Wesentlichen eine Enziantinktur darstellt, findet auch medizinische Verwendung.

Die angeblich muskel- und nervenstimulierende Enziantinktur ist bei Reisenden, nervenschwachen und älteren Menschen sehr beliebt. Enzianbitter erhöht die Anzahl der weißen Blutzellen und hilft bei sekundärer Anämie. Man kaut die Wurzel, um die Lust auf Tabak zu besiegen, doch ist Enzian für Schwangere oder Menschen mit Nervosität, Bluthochdruck und einem angegriffenen Magen nicht ratsam.

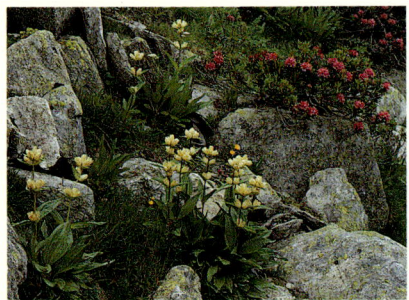

Enzian wächst auf kalziumreichem Boden auf Weiden und Wiesen der europäischen Alpen und in Asien. Es wird bis zu 1m hoch, ist in Höhenlagen aber viel kleiner. Die Pflanze blüht erst nach mehreren Jahren. Die einst für Bauern in den Alpen und Pyrenäen problematische Pflanze steht heute unter Naturschutz. Enzian ist nun auch in den Anden weit verbreitet, wo er zur Behandlung von Diabetes, Nervosität und Ausschlägen verwendet wird.

HEILMITTEL BEI PEST

Enzian wurde nach dem illyrischen König und Kräuterspezialisten Gentius benannt, der im 2. Jh. v. Chr. diese Pflanze als Schutz vor der Pest empfahl. Durch die Schriften von Dioskorides und Galen wurde die Pflanze im Mittelalter auch von Kräuterheilern in Europa übernommen. Im 11. Jahrhundert n. Chr. litten die Untertanen des ungarischen Königs Ladislaus an einer tödlichen Krankheit. Nach dem Gebet um göttliche Führung schoss er einen Pfeil in die Luft. Dieser durchbohrte eine Enzianwurzel, mit der es tatsächlich gelang, die Krankheit zu besiegen. Dies mag etwas weit hergeholt erscheinen, doch wird Gentiopikrin, ein aus der Pflanze gewonnenes Glukosid, derzeit wirklich in der Malariabehandlung verwendet.

Hopfen *Humulus lupulus*

Der in Europa, Asien und Nordamerika heimische Hopfen wird in gemäßigten Zonen kultiviert und wächst wild in Feuchtgebieten entlang von Wäldern und Flüssen. Hopfen ist eine mehrjährige Kletterpflanze, die 6 Meter und größer werden kann. Der Frankenkönig Pepin der Kleine ließ im 8. Jahrhundert Hopfengärten anlegen, und im 12. Jahrhundert wurde Hopfen in holländischen Brauereien eingeführt. Die reifen weiblichen Zapfen verleihen dem Bier seinen bitteren Geschmack und verhindern das Wachstum von Bakterien im Bier und in der Bierwürze. Hopfen gehört zur Familie der Nesselgewächse (*Cannabaceae*) und galt einst als gefährlich, da die Hopfenpflücker bei der Ernte oft einschliefen.

Ein Tee aus den Kätzchen oder Blättern wirkt appetitanregend und hilft bei leichten Depressionen und Angstzuständen. Zudem hilft Hopfen bei nervositätsbedingter Schlaflosig-

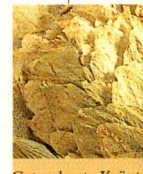

Getrocknete Kräute

keit. (Der Schlaflosigkeit des englischen Königs George III. kam man 1787 mit einem kleinen mit getrocknetem Hopfen gefüllten Kissen bei.) Hopfenderivate senken die Pulsfrequenz bei nervöser Tachykardie und Kriegspsychosen.

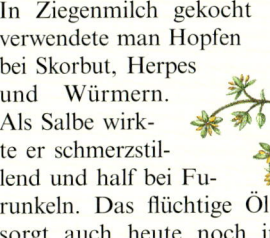

Hopfen ist harn- und schweißtreibend, tonisch sowie beruhigend und wird daher in der Kräuterheilkunde vielfältig eingesetzt. In Ziegenmilch gekocht verwendete man Hopfen bei Skorbut, Herpes und Würmern. Als Salbe wirkte er schmerzstillend und half bei Furunkeln. Das flüchtige Öl sorgt auch heute noch in Hautlotionen für einen angenehmen Duft.

Hopfen stimuliert auch die Drüsen und Muskeln des Bauchs und entfernt saure Ablagerungen in den Harnwegen. Ein Salat junger Triebe reinigt das Blut. Die Stiele sind ballaststoffreich, und die jungen Spitzen werden vor allem in Belgien wie Spargel zubereitet.

Zudem wirkt Hopfen auf die Geschlechtsorgane und wurde bei schmerzhaftem Priapismus (Dauererektion) und zum Herbeiführen der Menstruation verwendet.

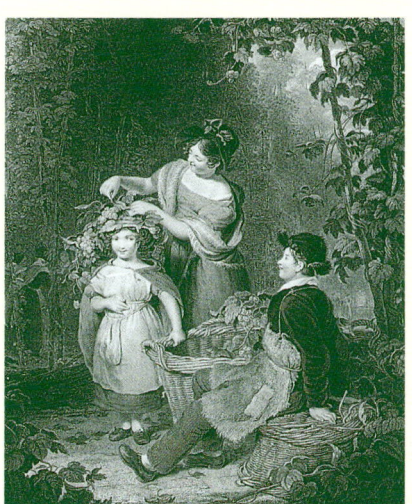

Flämische Gravierung von Hopfensammlern bei einer Arbeitspause aus dem 18. Jh.

Johanniskraut *Hypericum perforatum*

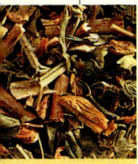

getrocknete Kräuter

Johanniskraut ist ein mehrjähriger, bis zu 1 m hoher Strauch. Die goldgelben Blüten stehen in Büscheln und haben in der Mitte gelbe Fäden. Wenn man diese zerdrückt, fließt ein roter Saft heraus. Die kleinen schwarzen und öligen Drüsen auf den Blättern und Blüten haben einen unverkennbaren Duft und bitteren Geschmack. Johanniskraut bevorzugt trockenen, kalkigen Boden und wächst auf sonnigen Wiesen, im Wald und entlang von Hecken und am Straßenrand. Die Pflanze verbreitet sich sehr rasch und kann in einer einzigen Saison bis zu 30.000 Samen pro Pflanze hervorbringen. Die Samen werden vom Wind verweht und wurden auch schon in Kirchtürmen entdeckt. Die ursprünglich in Europa und Westasien beheimatete Pflanze wächst heute in allen gemäßigten Zonen. Frühe Siedler brachten das Johanniskraut nach Nordamerika, stellten aber fest, dass die Eingeborenen bereits *Hypericum*-ähnliche Arten verwendeten.

Johanniskraut hat vielleicht mehr medizinische Anwendungsbereiche als alle anderen Pflanzen. Derzeitige Forschungen befassen sich mit der antibakteriellen, antibiotischen, entzündungshemmenden, antidepressiven und antiviralen Wirkung. Hypericin, ein chemischer Bestandteil der Pflanze, wird für die Verringerung der retroviralen HIV-Vermehrung verwen-

UNIVERSELLER SCHUTZ

Am Abend oder Tag des Johannes, am 24. Juni, wurden im Europa des Mittelalters große Feste gefeiert. Mit Johanniskrautkränzen um den Hals tanzten die Menschen rund um das Feuer und warfen die Pflanzen in das Feuer, um eine reiche Ernte und den Schutz ihrer Rinder vor bösen Krankheiten durch Zauberei zu erwirken. Nach dem Erlöschen des Feuers wurden die Kränze auf die Dächer der Häuser geworfen, um diese vor Feuer und Unglück zu bewahren.

Johanniskraut trug man in Amuletten gegen Hexerei, und man warf sie während des Gewitters in den Herd und vergrub sie unter den Stalltoren und den Schwellen von Hexenhäusern. Bis vor kurzem trugen die Frauen die Pflanzen während des Kriegs, um dadurch vor Verletzungen gefeit zu sein. Die Soldaten schmierten den Saft auf die Waffen, um deren Zielgenauigkeit zu gewährleisten.

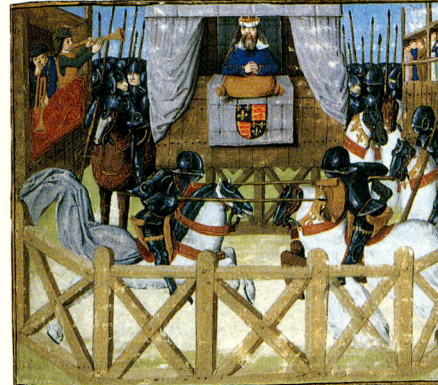

Ritterkampf aus dem St Alban's Chronicle des 15. Jh. Im Mittelalter mussten die Ritter bei Turnieren schwören, kein Johanniskraut bei sich zu haben, da ihnen dies einen unfairen Vorteil verschaffen würde.

VON DEN HEIDEN ZU DEN CHRISTEN

Der wissenschaftliche Name der Pflanze stammt vom griechischen Wort *hypér*, „über", und *eikon*, „Bild", ab und zeigt die Verbindung zu vorchristlichen Religionen und Magie. Zweige davon wurden traditionellerweise über Bilder gehängt, um böse Geister zu vertreiben. Das Johanniskraut wurde von den alten Assyrern *Piri* genannt, die es während Zeremonien als Schutz vor Dämonen über ihre Türen hängten.

Die Pflanze beginnt etwa zur Sonnenwende goldfarben zu blühen. Sie repräsentiert den Sommer, und die Sonnenstrahlen vertreiben Schlechtwetter, Dunkelheit und alles Böse. Doch die frühchristlichen Missionare in Europa fanden, dass die Pflanze Balder geheiligt war, der in ihren Augen die dunklen Geister repräsentierte, die gegen die Sonne kämpften. Wieder Johannes gewidmet meinte man, dass sie aus dem Blut dieses Heiligen entstanden sei. Daher blutete das Johanniskraut am Jahrestag der Enthauptung des Heiligen. Gegen das Licht gehalten wirken die Blätter durch die durchscheinenden Öldrüsen perforiert – Löcher, die Satan selbst der Pflanze im Zorn zugefügt haben soll, da das

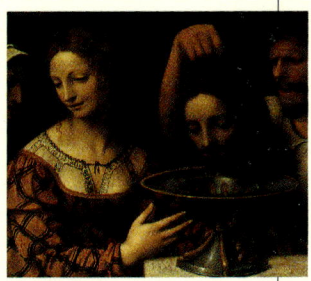

Der Kopf von Johannes vor Herodes, gemalt von Bernadino Luini (1480–1532).

Blut des Johannes in Form des gepressten roten Safts seine Kobolde behinderte. Daher hängte man Johanniskraut in Fenster und Türen, um Gewitter und Dämonen fernzuhalten.

det. Da es Komponenten enthält, die als Monamin-Oxidase-Inhibitoren (Enzymhemmer) wirken, eignet sich Johanniskraut zur Behandlung von leichten reaktiven Depressionen, Angst, Nervosität, Schlaflosigkeit, psychotischen Störungen und Migräne. Depressive Erkrankungen aufgrund von Gehirnerschütterungen, Nervenzusammenbruch, Arteriosklerose der Blutgefäße im Gehirn und dem Klimakterium wurden erfolgreich damit behandelt. Wie die meisten Antidepressiva zeigt sich die Wirkung des Johanniskraut erst nach mehrwöchiger Behandlung.

Bei innerer Anwendung stimuliert Johanniskraut die Magen-, Leber- und Gallendrüsen und hilft bei nervösem Magen, Dyspepsie, Durchfall und Magenkatarrh mit Sodbrennen. In großen Mengen ist Johanniskraut jedoch gefährlich und sollte nur nach ärztlicher Anweisung genommen werden. Zudem wird der Patient dadurch äußerst lichtempfindlich.

Eine ölbasierte Salbe aus den Blättern und Blüten trägt man bei Verstauchungen, Schwellungen, Krämpfen, Hexenschuss und anderen arthritischen und rheumatischen Beschwerden auf. Als warme Lotion oder Salbe beruhigt die Pflanze und heilt Wunden, Verbrennungen, Insektenstiche, Sonnenbrand und andere Hautreizungen.

Gemeinsam mit der Schafgarbe hilft Johanniskraut bettnässenden Kindern, bei leichten Infektionen in Kopf, Brust und Lunge sowie Nierensteinen und Blasenleiden. In Kombination mit Aloe eignet sich die Pflanze bei Leberstauung, und mit Mistel fördert sie die monatliche Blutung. Auch bei Epilepsie, Anämie, Fieber, Ischias, Gicht und Würmern wird sie eingesetzt.

Walnuss *Juglans regia*

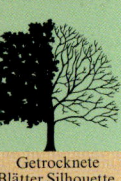

Getrocknete Blätter Silhouette des Baums

Die Walnuss ist ein Laubbaum, der häufig kultiviert wird, aber auch in Wäldern in freier Natur von Süosteuropa bis China wächst. Ihre heilende Wirkung hat eine lange Geschichte. Mithridates, König von Pontus, der 63 v. Chr. starb, verschrieb Walnüsse als Vorbeugung vor Gift und Infektionen, und die Griechen behandelten damit Tollwut und Wurmerkrankungen.

Walnusskerne haben einen milchigen Geschmack und werden beim Kochen und Backen verwendet; die jungen Früchte legt man ein. Ein Absud der grünen Schalen ist eine Tönung für braune Haare, ein Absud der zerstampften Blätter ist ein Insektenschutzmittel. Öl und Holz werden in der Erzeugung von Nahrungsmitteln und Seifen verwendet.

Der Walnussbaum hat einen hohen Tanningehalt, der Proteine in der Haut und den Schleimhäuten bindet und das Gewebe festigt. Als Tee, Gurgellösung oder Spülung werden die Walnussblätter bei Durchfall, Magen-Darm-Reizungen und Entzündungen von Zahnfleisch, Mund oder Hals verordnet. Walnusstee lindert auch Entzugserscheinungen von Kaffee. Als Kompresse werden die überbrühten Blätter auf Entzündungen der Augenlider und Abszesse, Akne, Ekzeme und andere Hauterkrankungen aufgelegt. Die Blätter müssen im Juni gesammelt und rasch getrocknet werden.

Wegen des hohen Vitamin-C-Gehalts wurden Walnusstees und -bäder früher oft bei Skorbut von Kindern, aber auch als Salbe für Wunden verwendet. Aus den Wurzeln bereitete man ein starkes Abführmittel zur Behandlung von Kopfschmerzen und Fieber, und die innere Rinde ergab ein leichtes Abführmittel.

Fußbäder wurden bei Schweißfüßen und Sitzbäder aus Walnuss- und Eichenrinde bei Hämorrhoiden und Hautproblemen angewendet. Als Hausmittel wurde die Pflanze bei Rheumatismus, Diabetes, Gicht, Koliken, Nierenschmerzen, Anämie, Gelbsucht, starken Regelblutungen, zur Blutreinigung und bei Wurmerkrankungen gegeben. Bei empfindlichem Magen kann es als Reaktion auf Walnuss und andere tanninhältige Pflanzen zu Übelkeit und Erbrechen kommen.

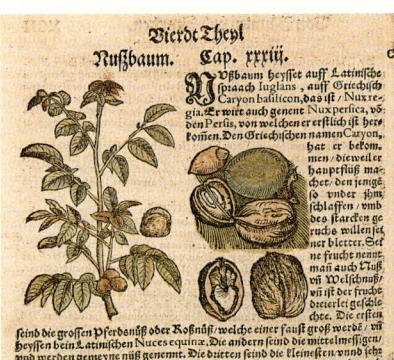

Walnusszweig und Kerne aus dem deutschen Kreutzerbuch, *verfasst von Lonitzer 1557.*

Liebstöckel *Levisticum officinale*

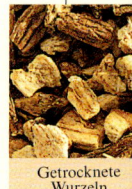

Getrocknete
Wurzeln

Liebstöckel ist in Südeuropa und dem Iran heimisch und stellte im alten Ligurien ein Allheilmittel dar. Es wurde von Dioskorides, Botaniker und Mediziner, viel gepriesen und in den karolingischen Klostergärten kultiviert, ehe es später eine beliebte Gartenpflanze wurde. Liebstöckel wurde oft mit Anis und Fenchel kombiniert und galt als wichtiges Heilmittel bei Gelbsucht.

Liebstöckel ist harntreibend und stimulierend und wird daher oft als Tee bei Verdauungsproblemen gereicht. Liebstöckeltee eignet sich auch bei Husten und Heiserkeit, bei verschleimten Atemwegen, Kurzatmigkeit und Bronchitis. Migräne, Hysterie, Ödeme, Herzerkrankungen und Arthritis wurden mit Liebstöckel behandelt.

Frischer, aufgeweichter Liebstöckel, manchmal mit Efeublättriger Gunderrebe vermischt, wird in einem Leinentuch bei rauem Hals und geschwollenen Drüsen aufgelegt. Liebstöckel ist antiseptisch und antibiotisch und wird als Brei auf Wunden und Schwellungen aufgetragen. Die Pflanze wird auch bei übermäßigem Nikotin- oder Alkoholkonsum empfohlen.

Die alten Ägypter fügten Liebstöckel ihren Saucen zu gegrilltem Fisch bei; heute wird Liebstöckel primär als Gewürz in Fleisch- und Eintopfgerichten und in Saucen verwendet. Die Samen oder Stiele eignen sich auch für Backwaren, Suppen, Salate, Liköre oder Potpourris sowie als beruhigender Badezusatz und zur Hautreinigung.

Übermäßige Verwendung kann zu Nieren- und Harnwegsentzündungen führen. Liebstöckel löst die Menstruation aus, fördert die Milchproduktion bei stillenden Müttern, ist aber nicht für schwangere Frauen geeignet.

GEWEIHTE KRÄUTER

In Österreich trug man Liebstöckel lange Zeit bei Fronleichnamsprozessionen, um gesegnet zu werden und prophylaktisch als Schutz vor Gewittern und bösen Geistern. Am Johannestag wurde den Rindern Liebstöckel in Milch gereicht, und auf den Ecken der Felder wurden drei Kreuze der Pflanze als Schutz vor bösen Hexen aufgestellt.

Serbische und slowakische Mädchen trugen die geweih-

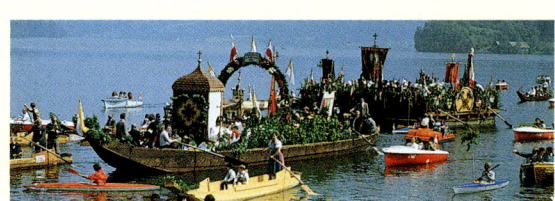

Eine Fronleichnamsprozession zu Wasser, bei der die Boote mit Liebstöckel und anderen Pflanzen und Kräutern verziert sind.

ten Wurzeln für Erfolg in der Liebe, und Bräute in Slowenien sagten damit eine glückliche oder unglückliche Ehe voraus. Als Mittel gegen unerwiderte Liebe wurde die Wurzel im Sternzeichen des Widders eingegraben und dann wieder ausgegraben und als Amulett getragen.

Malve *Malva sylvestris/Malva neglecta*

Die Blüten und Blätter der Malve sollten im Juni und Juli gesammelt und eher frisch als getrocknet verwendet werden. Malventee empfiehlt sich bei erkältungsbedingtem Husten, Heiserkeit und leichtem Durchfall. Als beruhigende Spülung und als Gurgellösung hilft ein Aufguss der Kräuter entzündungshemmend für Gaumen, Mund und Rachen.

Die ganze Pflanze, insbesondere die Wurzel, ist reich an Mucilago und wird bei inneren Entzündungen, Atemwegsbeschwerden, Infektionen des oberen Atemtrakts, Bronchitis und Mandelentzündung verwendet. Für einen Tee oder eine Gurgellösung lässt man 2 Teelöffel der Pflanze in einer Tasse lauwarmem Wasser etwa 5–10 Stunden unter gelegentlichem Umrühren ziehen und seiht dies dann ab. Eine Mischung aus gleichen Teilen Malve und Schlüsselblumenwurzel ergibt einen ausgezeichnet entzündungshemmenden Tee für Husten von Kindern.

Wenn man die Kräuter und die Wurzel mit Fenchel- und Anissamen kocht und mit Wein einnimmt, beruhigt dies Magendarm- und Blasenschmerzen und sorgt für einen weicheren Stuhl. Als Hausmittel bereitet man die Blätter mit Gerste als Suppe zu und stärkt damit schwache Gedärme und heilt innere Geschwüre. Die frisch eingeweichten Blätter, Wurzeln und Samen helfen als Kompresse bei geschwollenen Drüsen und anderen Schwellungen.

Asthma, Husten, Keuchhusten und Rachenentzündungen behandelte man mit dem heißen Dampf eines Aufgusses auf Malve, Holunder, Kamillenblüten, Sennablättern und einigen Ammoniaksalzen als Konservierungsmittel. Dampfbäder mit Malvenblüten sind auch bei Ohrenerkrankungen hilfreich.

Die Ägypter, Römer, Chinesen und Griechen aßen die Blätter der Malve; diese waren jedoch bei den Pythagoreanern verboten, für die diese Pflanze heilig war. Die Angelsachsen kultivierten die Pflanze als Gemüse, und die Kinder aßen die als „Käse" bezeichneten Früchte sehr gerne. Durch die Früchte kam die Malve auch zu ihrem umgangssprachlichen Namen Käsepappel. Malvenblüten wurden um die angelsächsischen Gräber angepflanzt, die Fasern webte man zu einem Stoff. Die Ungarn lösten mit der Malve Abtreibungen aus und vergruben Malvenblätter unter den Stalltoren, um Hexen vom Stehlen der Milch abzuhalten. Im mittelalterlichen Silesien sagte man mit der Malve voraus, ob eine Frau Kinder haben würde. Der Urin der Frau wurde über die Pflanze gegossen, und wenn die Pflanze innerhalb von drei Tagen verwelkte, war die Frau unfruchtbar.

Andorn *Marrubium vulgare*

Die ganze Pflanze findet medizinische Verwendung und sollte vor der Blütezeit im Juni gesammelt werden. Andorn ist schweiß- und harntreibend. Als heißer Tee oder Sirup hilft Andorn bei Halsschmerzen, Husten, chronischem Lungenkatarrh, Bronchitis und Bauchkatarrh. Als kalter Aufguss ist Andorn ein gutes Tonikum bei allgemeiner Schwäche.

Ein kleines Glas Adorn in Wein gekocht, gilt als ein alternatives Medikament bei chronischem Katarrh, Bronchitis und Husten, das man dreimal täglich nimmt. Getrocknet und in Wein und Honig gewärmt hilft Andorn bei schwachem Darmgewebe.

Eine Andornspülung entfernt Schuppen bei Kindern. Als Hausmittel hilft die Pflanze bei Asthma, Gelbsucht, nervösen Herzrhythmusstörungen, Leberentzündungen, Tuberkulose und Hautkrankheiten. Eine Salbe aus den Blättern hilft bei Juckreiz und Wunden. In Wasser gekocht können die Kräuter als Kompresse bei gedämpftem Hörsinn aufgelegt werden. Mit Andorn reguliert man zudem die Menstruation und lindert die schmerzhaften Nachwirkungen der Geburt.

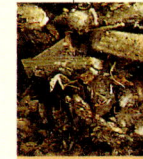

Getrocknete Kräute

Distel *Silybum marianum*

Ein Aufguss der Früchte der Distel gilt als Hausmittel bei leichten Verdauungsproblemen und Brustschmerzen, Ödemen, Gelbsucht, Leukorrhö und dient der Blutreinigung. Mit den Früchten behandelt man Ischias, Blutspucken sowie Husten und Bluterbrechen bei Leber- und Milzerkrankungen. Sie stimulieren die Galle und beruhigen bei Gallenkoliken.

Die Pflanze enthält Silymarin, das die Leber vor Infektionen wie etwa einer viralen Hepatitis schützt; sie regeneriert Leberschäden und stimuliert die Produktion von Leberzellen. Die zerstampften Früchte beugen Leberschäden nach der Einnahme von Lösungsmitteln und anderen Giftstoffen vor. Eine langfristige Verabreichung als Tee hilft Zirrhosepatienten.

Das Verdauungssystem verarbeitet Silymarin nur schwer, so dass die Medizin am besten durch die Haut verabreicht wird. Die für einen Tee erforderliche hohe Dosis hat jedoch keine negativen Nebenwirkungen. Bei Geschwüren in den Gliedmaßen und Krampfadern werden die pulverisierten Früchte als Kompresse aufgelegt.

Früchte

Zitronenmelisse *Melissa officinalis*

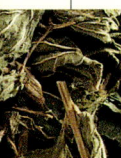

etrocknete Kräuter

Die auch als Zitronenkraut oder Herztrost bekannte Pflanze ist ein Hausmittel bei Problemen von Blähungen bis Anämie und wird vor der Blütezeit von Anfang Juni bis in den Spätsommer gepflückt. Der zitrusähnliche Duft geht beim Trocknen fast gänzlich verloren. Melisse hat eine beruhigende Wirkung auf das Nervensystem und wird bei Unruhe durch Schlafstörungen und anderen nervösen Krankheiten empfohlen. Durch die beruhigende Wirkung eignet sich die Melisse auch bei Zahn- und Ohrenschmerzen, Magen-Darm-Erkrankungen, Erbrechen (vor allem während der Schwangerschaft), extremer Müdigkeit und schlechten Träumen. Selbst bei Hypochondrie ist die Melisse wirksam, denn schon arabische Ärzte des 9. Jh. verwendeten diese bei eingebildeter Krankheit und auch bei Depressionen.

Melisse enthält Vitamin C und E sowie Betakarotin, die antikarzinogene Eigenschaften aufweisen. Vitamin E hilft zudem bei Herzleiden.

Die Ölessenzen wirken antibakteriell und eignen sich daher für Verbände auf Wunden. Der Kohlenwasserstoff des Öls enthält wenig freien Sauerstoff, wodurch aerobe Bakterien erstickt werden; das Harz trocknet bei Kontakt mit der Haut und versiegelt die Wunde. Eine Creme aus dem Pflanzenextrakt wurde zur Behandlung von Läsionen und ähnlichen durch den Herpex-Simplex-Virus hervorgerufene Krankheiten hergestellt.

Eingerieben hat der Melissengeist tonische Wirkung und stärkt das Immunsystem bei Erkältungen und anderen Infektionen. Wenn man sich mit Melissentee wäscht oder einen Aufguss macht, tut dies der Haut gut. Zerstampft oder als Lotion kühlen und lindern die frischen Pflanzen Schmerzen bei Rheuma, Gicht und Migräne.

DUFT UND GESCHMACK

Melisse ist bei den Bienenzüchtern des Mittelmeers seit mehr als 2.000 Jahren sehr beliebt. Der Duft der Ölessenz ähnelt dem des von Bienen produzierten Pheromons (Dufthormon). Die Stöcke werden mit der Pflanze eingerieben, um die Bienen in der Nähe zu halten, insbesondere während der Schwärmzeit. Bienenzüchter pflanzen Melisse, um Bienen anzulocken und schmieren

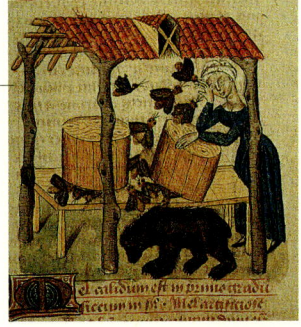

Bienenzüchter beim Honigsammeln; franz. Kräuterbuch: Dioscorides Tractatus de Herbis *(15. Jh.).*

ihre Hände mit dem Melissensaft ein, ehe sie die Königin aus dem Schwarm holen.

Das Aroma der Melisse wird vielseitig eingesetzt. Eine Handvoll frischer Melissenblätter in einem Musselinsäckchen im Bad verleiht dem Badewasser einen frischen Zitrusduft. Die Blätter verwendet man auch in Potpourris, Kräutersäckchen und das Öl in Parfums und Likören. Einige Blätter in Fruchtsaft oder Wein sorgen für eine frische, fruchtige Note.

Basilikum *Ocimum basilicum*

Basilikum hat leicht sedative, antiseptische, schleimlösende, blähungsmildernde und abführende Wirkung. Für eine medizinische Verwendung wird nur die frische Pflanze, die vor der Blütezeit gepflückt werden muss, verwendet. Die getrockneten Pflanzen schmecken leicht nach Pfeffer.

Als Tee lindert Basilikum Bauchkrämpfe, chronische Gastritis, Magenverstimmung und Verstopfung. Basilikumtee reinigt das Blut und stimuliert die Milchproduktion bei stillenden Müttern. Als Gurgellösung wird der Tee bei Rachenentzündungen verabreicht.

Eine Tinktur des Kampferöls wird mit einem Pinsel aufgetragen oder als Kompresse bei Verletzungen oder schlecht heilenden Wunden aufgelegt. Sie kann auch zur Linderung von Kopfschmerzen auf die Schläfen ge-

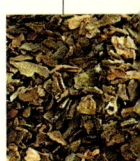
Getrocknete Kräuter

rieben werden. Die frisch zerstampften Blätter kann man bei Kopfschmerzen und Erkältungen als Dampfbad für das Gesicht verwenden. Die frischen Kräuter oder Samen kocht man mit etwas Honig in Weißwein, um die Verdauung zu fördern und das Fieber zu senken. Frische Basilikumblätter sorgen in Tomatengerichten, grünem Salat, Weichkäse, Gemüsesuppen und Pestosauce für einen süßen, intensiven Geschmack, der sich beim Kochen verstärkt. Zum Fördern der Verdauung eignet sich Basilikum für üppige Gerichte, wie Fleischeintöpfe. Auch in Currys wird es oft verwendet. Basilikum sorgt in Potpourris und Duftsäckchen für einen warmen Duft, und die Ölessenz wird für Ketschup, Senf, Essig und Kosmetika eingesetzt.

TOTENKRÄUTER

Basilikum ist in Indien und dem Iran heimisch. In Indien ist die Pflanze dem Vishnu gewidmet und verkörpert seine illustre Frau Lakshmi. Das Zerstören der Pflanze erfüllt den Gott mit Zorn, und er schlägt die Gebete jener aus, die die Pflanze vernichten. Gottesdiener von Vishnu verwenden Rosenkränze aus Basilikumsamen und tragen Perlen aus den Wurzeln um die Arme und den Hals. Basilikum wird oft nahe von Hindu-Tempeln und Wohnhäusern angebaut, wo es als Desinfektionsmittel

eingesetzt wird. Den Toten wird ein Basilikumblatt auf die Brust gelegt, das am Himmelstor vorgezeigt wird, um Einlass zu erhalten.

Im Iran und in Malaysia wird Basilikum auf Gräbern angepflanzt, und in Ägypten verteilen Frauen Basilikumblüten auf den Gräbern. Im alten Griechenland war Basilikum ein Zeichen von Trauer, stand aber auch für Hass, Armut und Unglück. Es wuchs nur, wenn es unter Fluch ausgesät wurde.

Ein Relief von Lakshmi aus dem 12. Jh. aus Angkor in Kambodscha.

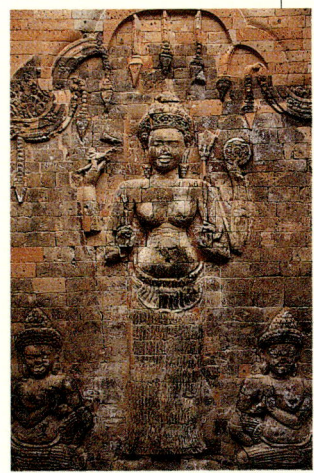

Spitzwegerich *Plantago lanceolata*

Der Spitzwegerich ist auch als Straßenbraut oder Wegtritt bekannt. Eine einzige Pflanze bringt rund 14.000 Samen pro Jahr hervor, was den manchmal lästigen Wildwuchs auf Wiesen und in Betonritzen erklärt. Alexander der Große und der altgriechische Medikus und Historiker Dioskorides schrieben dem Spitzwegerich große Heilkraft zu. Die Pflanze war eines der neun heiligen Kräuter der Angelsachsen, die sie als Allheilmittel bei Fieber, Nierenleiden, Schlangenbissen, Hämorrhoiden, Geschwüren, Wunden und vielen anderen Krankheiten einsetzten. In ganz Europa wurde dieses eher unscheinbare Kraut als Heilmittel bei Krankheiten von Darmentzündungen bis zu Epidemien, die mit Hungersnöten und Krieg einhergingen, sehr geschätzt. Für die Landbevölkerung waren die zerstampften Blätter und der Saft ein gutes Mittel bei Verbrennungen, Wunden, Schwellungen und Insektenstichen.

Die frischen Blätter sammelt man kurz vor der Blütezeit und lässt sie gut trocknen. Sie sind reich an Mucilago und Tannin und haben blutstillende, entzündungshemmende Wirkung, helfen bei Blutvergiftungen und beschleunigen die Heilung von Wunden und Verbrennungen. Als Tee oder mit Zucker zu einem Sirup gekocht stimulieren die Blätter den Appetit und lindern Gastritis, Durchfall, Asthma, Keuchhusten, Hämorrhoiden, Fieber, Erschöpfung und Epilepsie.

Spitzwegerich enthält Mucilago, Salizylsäure, ein tonisches Bitter, Kalium und andere chemische Stoffe mit antibiotischer, entzündungshemmender, schleimlösender, kapillarresistenter, beruhigender, leicht abführender, harntreibender Wirkung. Als Tee oder Sirup wird die Pflanze heute bei Entzündungen des Rachens und der oberen Atemwege aufgrund von Katarrh, Bronchitis und anderen chronischen Lungenleiden verordnet. Insbesondere bei Husten und Grippe bei Kindern ist sie ebenfalls sehr geeignet.

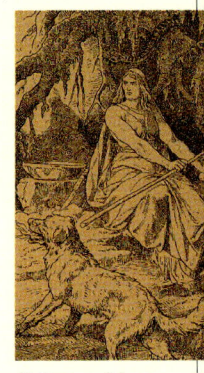

Spitzwegerich verkörperte einst einen Geist, der den Weg zur vorchristlichen Göttin des Todes, Hel, ebnete; hier eine Gravierung aus dem 19. Jh.

Als Hausmittel kam Spitzwegerich bei Nasenbluten, Blut im Harn, Erbrechen, Blasenschwäche, Leberleiden und Wurmerkrankungen sowie bei der Blutreinigung und in schleimlösenden Tees zur Anwendung.

Die eingeweichten Samen oder der frische Saft können mit Kamillentee verdünnt und als Kompresse bei Geschwüren, Kopfschmerzen und bei Augen- und Ohrenentzündungen aufgelegt werden. Der in Milch aufgekochte Pflanzenextrakt wird kosmetisch bei rauer Haut verwendet.

Eiche *Quercus robur* und *Quercus petraea*

Obwohl die Blätter, Eicheln und Knolle medizinische Verwendung finden, wird heute nur mehr die glänzende Rinde der jungen Zweige gesammelt. Diese Rinde ist frei von Algen und Flechten und kann im Frühjahr leicht abgenommen und rasch getrocknet werden. Ein Aufguss der Rinde empfiehlt sich als Gurgellösung bei Rachen-, Mund- und Zahnfleischinfektionen sowie als Saft bei Entzündungen der Magenschleimhäute, akutem Durchfall, Darmentzündungen, Bettnässen, Blutungen der Harnwege und des Magen-Darm-Bereichs und bei starker Menstruation.

Eine Handvoll Rinde wird in 1 Liter Milch gekocht und eignet sich hervorragend nach der Einnahme giftiger Beeren oder Pilze oder von Strychnin. Starker Eichentee greift jedoch den Magen an, und bei nervösem Magen oder Entzündungen der Niere oder Leber sollte man diese Pflanze meiden.

Die gesamte Pflanze ist reich an Katechintannin, das antiseptische, blutstillende und entzündungshemmende Wirkung hat. Eiche wirkt auch bei zymogenen Bakterien und wird als Chininersatz zur Linderung von Malariafieber verabreicht. Die pulverisierten, gerösteten Eicheln können als Kaffeeersatz fungieren und sind ein Hausmittel bei Verdauungsproblemen, Anämie, Nervosität und Tuberkulose. Die pulverisierte Rinde kann man auch bei Nasenbluten schnupfen.

Als Spülung helfen wiederholte Aufgüsse der Blätter und Rinde bei Schweißfüssen, Hautreizungen und kleineren Blutungen. Warme Bäder mit einem Rindenabsud lindern Hämorrhoiden, Geschwüre, chronische Ekzeme und Unterleibsprobleme.

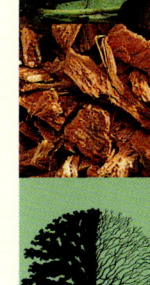

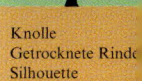

Knolle
Getrocknete Rinde
Silhouette

HEILIGE EICHEN

Die Eiche ist der größte Baum Europas und symbolisiert Fruchtbarkeit und ewiges Leben. Früher meinte man, dass riesige, alte Eichen Schutz vor Blitz böten. Die Israeliten und alle europäischen Völker zelebrierten ihre religiösen Riten unter großen Eichen und in Eichenhainen. Christliche Missionare fochten einen erbitterten Kampf gegen diese heiligen Bäume, die oft mit den heidnischen Gottheiten des Donners, des Himmels und Regens in Verbindung gebracht wurden.

Dennoch behielten die Eichen auch nach der Konvertierung Europas zum Christentum ihre Bedeutung. St. Columba und andere irische Heilige nahmen den Baum als ihr Eigentum an. Mittelalterliche Eichen dienten als Begrenzungen, und englische Könige setzten eine Eiche bei ihrer Krönung.

In mittelalterlichen Kirchen finden sich Schnitzarbeiten von Eichenblättern und -blüten. Toten wurden Eicheln in die Hände gelegt, ehe sie begraben wurden, und die Särge waren aus Eichenholz. Jedes Jahr fanden feierliche Prozessionen zu heiligen Eichen statt. Die Feen wohnten angeblich in den Wurzeln der Eichen, und die Jungfrau von Orleans soll ihr Schwert vom Geist einer Elfe in einer Eiche erhalten haben.

Rosmarin *Rosmarinus officinalis*

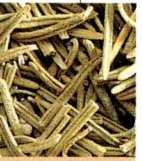

getrocknete Kräuter

Rosmarin stimuliert und stärkt Kreislauf und Nervensystem und wird häufig bei Blähungen, Sättigungsgefühl, leichten Magenkrämpfen und niedrigem Blutdruck verabreicht. Die chemischen Inhaltsstoffe sind blähungsmindernd und schweißtreibend. Die Ölessenz wirkt bei Kalziumüberschuss und trägt zur Entspannung der Muskeln bei, hat aber auch antioxidierende, antiseptische und antimikrobielle Eigenschaften.

Rosmarinöl wird in Salben und als Einreibemittel zur Behandlung von Gicht, Muskelrheuma, Kopf-, Nerven- und Muskelschmerzen, Verstauchungen und müden Gliedmaßen verwendet. Als Badezusatz dient Rosmarin der Hautpflege, und das Rosmarinöl kann als Haarbalsam und Schuppenmittel und angeblich auch gegen Haarausfall verwendet werden.

In Wein oder Alkohol genommen hilft Rosmarin bei Ödemen, Leberentzündungen, nervositätsbedingten Leiden und als Herzmittel. Arabische Ärzte gaben Rosmarin nach Schlaganfällen, um die Patienten wieder zum Sprechen zu bringen, und in China wird es bei Kopfschmerzen, Schlaflosigkeit und geistiger Müdigkeit verordnet. Ungarisches Wasser, das hauptsächlich aus Rosmarin besteht, verwendete man häufig bei Apoplexie, Lähmungen und anderen nervösen Erkrankungen. Rosmarintee ist ein altbewährtes Herbst- und Wintertonikum für rekonvaleszente Menschen. Als Hausmittel wird es bei Anämie, Erkältungen, kindlichen Wutanfällen, Schwindel und Epilepsie eingesetzt.

Die Pflanze wurde von den ersten christlichen Mönchen über die Alpen nach Nordeuropa gebracht und war in Klostergärten wegen ihrer Heilwirkung sehr beliebt. Man gab sie in Schränke, um Motten fernzuhalten oder verbrannte sie in Krankenzimmern als aromatisches Desinfektionsmittel. Während der Weihnachtszeit verwendete man sie als Dekor. Rosmarin hilft bei schlechter Verdauung, und mit Thymian ist es eine ideale Ergänzung zu Schmorbraten. Auch Kuchen, Marmeladen, Obstsalat, Weichkäse und Gemüsesuppen verleiht die Pflanze einen besonderen Geschmack. Das getrocknete Kraut sollte nur in kleinen Mengen verwendet werden. Die Ölessenz wird für Parfums und Vermouth eingesetzt, und mit Rosmarin genährte Bienen liefern einen herrlich aromatischen Honig.

Im römischen Reich zierte Rosmarin die Säulenbilder der schützenden Hausgeister (oder Lares, hier auf einem Schrein aus dem Arium der Villa di Vetii in Pompeji).

SYMBOL DER ERINNERUNG

Im alten Athen und Rom legte man Toten Rosmarinzweige als Symbol für die unsterbliche Seele in die Hände und verbrannte diese bei Begräbnissen und anderen religiösen Riten als Weihrauch. Während des Schäferfests zur Erinnerung an die Gründung Roms wird im April Rosmarin verbrannt, um heilige Haine, Herden und Brunnen zu reinigen. Das Kraut hat nicht nur einen symbolischen Bezug zu Erinnerung, denn die griechischen Schüler flochten Rosmarinzweige in ihr Haar, um ihr Gedächtnis bei Prüfungen zu schärfen.

Da Rosmarin im Ruf steht, das Gedächtnis zu stärken, wurde die Pflanze auch zum Symbol für die Treue zwischen Geliebten. Daher wurde Rosmarin in Griechenland und in Rom in Heiratszeremonien und bei Begräbnissen verwendet, und Ehrengäste auf Festen erhielten eine Krone aus Rosmarin. Auch im postklassizistischen Europa behielt man die Verwendung von Rosmarin bei Hochzeiten und Begräbnissen bei. Als Symbol ewiger Liebe trägt der Bräutigam Rosmarinzweige auf seinem Revers, und die Braut eine Kranz oder ein Bukett daraus. Die Brautjungfern, Gäste und der Hochzeitstisch waren auch häufig mit Rosmarin verziert.

Sir Thomas More schrieb: „Ich lasse Rosmarin über all meine Gartenmauern wuchern, nicht nur, weil meine Bienen ihn lieben, sondern weil dies das Kraut der Erinnerung und des Gedächtnisses und damit der Freundschaft ist; daher ist ein Zweiglein davon das perfekte Symbol für Begräbnisse." Rosemarinbuketts werden auch heute noch oft bei Trauerprozessionen getragen, in die Hände von Toten gelegt, auf den Sarg gestreut und auf Gräbern gepflanzt. In England wird Rosmarin am 11. November jedes Jahres verwendet, um den Verstorbenen der beiden Weltkriege zu gedenken.

Auch zur Verzierung von Taufbrunnen wird Rosmarin verwendet, die Taufpaten trugen es bei den Sakramenten. In der frühchristlichen Legende stand Rosmarin für die Jungfrau Maria, da es diese während ihrer Flucht nach Ägypten beschützte.

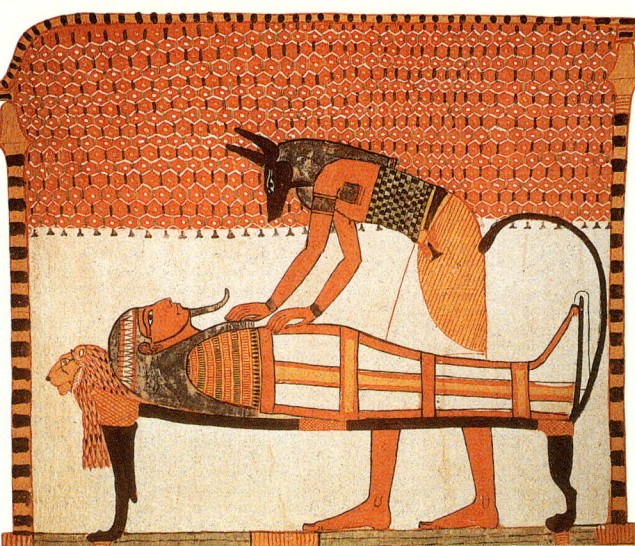

Die Verwendung von Rosmarin für Bestattungsriten geht mindestens bis auf die alten Ägypter zurück, die damit die Toten einbalsamierten. Anubis, der ägyptische Gott der Toten und Schutzgott der Einbalsamierer, wird hier beim Einbalsamieren einer Mumie auf einer Wand des Grabs von Sennedjem im Tal der Könige gezeigt. Es stammt von der 19. Dynastie des neuen Königreichs ca. 1320–1200 v. Chr.

Hundsrose *Rosa canina*

Querschnitt einer Hagebutte

Die reifen, roten Früchte oder Hagebutten der Hundsrose (auch Wildrose genannt) sammelt man im Spätherbst nach dem ersten Frost. Sie müssen schnell getrocknet und in gut verschlossenen Behältern aufbewahrt werden. Hagebutten haben einen hohen Vitamin-C-Gehalt und enthalten zudem die Vitamine A, B und E sowie Eisen und Phosphor. Vitamin C bildet Bindegewebe, wie Kollagen und unterstützt die Wundheilung, hilft bei Allergien, produziert Adrenalin, und stärkt zudem das Immunsystem. Daher eignet sich Hagebuttentee während der Grippezeit gut zur Vorbeugung, und er empfiehlt sich bei Fieber, Erkältungen, allgemeiner Schwäche und schlechter Wundheilung.

Als Medizin wird die Hagebutte zumeist mit anderen pflanzlichen Mitteln, wie Lindenblüten kombiniert. Zur Zubereitung der Früchte entfernt man die „Samen" und Haare aus dem Blütenboden (obwohl die Samen selbst medizinisch wertvoll sind und dem Tee den Geschmack von Vanille verleihen). Hagenbutten wirken tonisch und blähungsmindernd. Der Tee ist harntreibend, schlägt sich aber nicht auf die Nieren. Als Aufguss oder Sirup wird die Hagebutte als Frühjahrsmittel verwendet, und mit Zucker und Milch dient sie der Behandlung von Durchfall, Skorbut, Magenkrämpfen und Nieren- und Blasensteinen. Die aufgeweichten Samen nimmt man bei Ödemen, Gicht, Rheuma und Ischias. Die ganzen Hagebutten helfen roh gegessen bei Würmern.

Hagebuttenmarmelade ist appetitanregend, und als Püree eignen sich die Früchte für Desserts und Saucen. Die zart duftenden Blütenblätter werden in Kuchen und Süßigkeiten verwendet; destilliert fließen sie in die Küche und die Parfums des Mittleren Ostens ein.

FEUER UND SCHLUMMER

Im vorchristlichen Europa wurde das Holz der Hundsrose für Scheiterhaufen verwendet, um die Toten zu verbrennen. Wegen seiner roten Früchte wurde die Pflanze Loki dem nordischen Feuergott geweiht und später mit dem christlichen Teufel assoziiert.

Der nordische Gott Odin stach Brunhilde mit einem magischen Rosendorn oder legte Rosenknöllchen unter ihren Kopf und versetzte sie so in Tiefschlaf, ehe er sie mit einer Feuerwand umgab. Die Rosenknöllchen entstehen auf der Hundsrose durch die Wespen. Dieses „Nest von Mutter Helle" oder „Schlafäpfel" legte man unter das Kissen, um prophetische Träume und bei Kindern Schutz vor Hexen zu erwirken.

Der Schlaf der Brunhilde, aus Die Walküre, *gemalt von Arthur Rackham, 1910.*

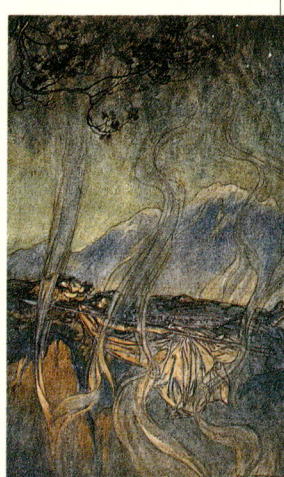

Salbei *Salvia officinalis*

Die medizinischen Eigenschaften des Salbei erkannte, einer griechischen Legende zufolge, der Held Cadmus, dem die Blätter jedes Jahr in einer religiösen Zeremonie dargeboten wurden. Im Europa des Mittelalters verwendete man Salbei beim Brauen von Bier, als Zaubermittel, in der Liebe und zur Lebensverlängerung. Mit Salbei und einigen Zauberworten konnten junge Frauen ihre zukünftigen Ehemänner vorhersehen.

Salbei war ein wichtiges Heilkraut, wird heute aber primär als Gurgellösung bei Zahnfleisch-, Mandel- und Kehlkopfentzündungen, schlechtem Atem, Halsweh und ähnlichen Leiden verwendet. Die Blätter reibt

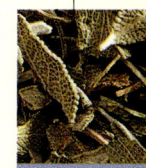

Getrocknete Blätter

man als Munddeo und zur Stärkung des Zahnfleisches auf die Zähne, man raucht es bei Kurzatmigkeit. Auch als Spülung bei Kopfläusen eignet sich die Pflanze, ebenso wie zum Nachdunkeln von grau werdendem Haar. Die Ölessenz wird in der Parfumherstellung, für Seifen und Gewürze verwendet.

Früher galt Salbei als Speise der Götter, heute wird er in Füllungen und Saucen zu Lamm, fettem Fleisch, Geflügel und Fisch sowie in Suppen, Käse und Gemüsegerichten gereicht. Schwangere Frauen sollten Salbei meiden, und eine übermäßige innerliche Anwendung kann Nebenwirkungen zeigen.

Salbeitee ist ein traditionelles Frühjahrstonikum, er stärkt und reinigt Leber und Nieren. Als Hausmittel wurde Salbei bei Husten, Erkältungen, Grippe, Rheuma und zum Hemmen der Milchproduktion beim Abstillen verabreicht. Die medizinische Wirkung hängt stark von der Dosierung ab: ein schwacher Absud des Tees ist schweißtreibend, während ein starker Absud die Transpiration hemmt.

Als Kompresse oder Salbe behandelt man mit Salbei Gicht, Schlaganfälle, eiternde Wunden, Lähmungen, Zittern und langwierige Geschwüre der Gliedmaßen. Als Badezusatz stimuliert ein starker Absud der Blätter, reinigt die Haut und pflegt müde Muskeln. In Dampfbädern für das Gesicht ist Salbei gut für die Haut, und es ist ein altbewährtes Mittel bei schweren Kopferkältungen.

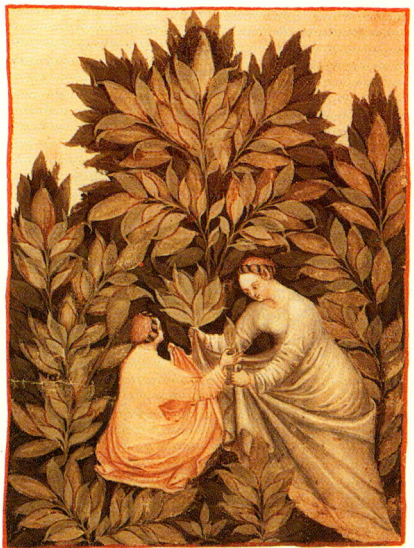

Salbei sollte bei Schönwetter gesammelt werden, wie in diesem franz. Bild aus dem 15. Jh.

Holunder _Sambucus nigra_

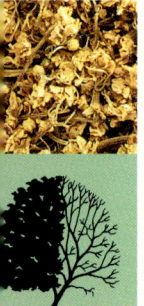

jetrocknete Blüten
Baumsilhouette

Holunder läuft unter vielen Namen: er wird auch als Deutscher Flieder, Flieder, Holder oder Aalhornbeeren bezeichnet. Der Pflanzenname bezieht sich auf den hohlen Stiel, die englische Bezeichnung _elder_ soll vom angelsächsischen Wort _aeld_, entzünden, abstammen, da hohle Stiele besonders gut zum Entzünden von Feuer geeignet sind.

Obwohl die gesamte Pflanze medizinisch verwendet werden kann, werden heute vorrangig die Blüten genutzt. Diese sollte man vorsichtig bei trockenem Wetter zu Beginn der Blütezeit zwischen Mai und Juni pflücken und rasch trocknen.

Holunder wirkt analgetisch, antibakteriell, entzündungshemmend, blutdrucksenkend und krampflösend. Die reifen Früchte sind reich an Mineralien und Vitamin A, B, C und J (das Lungenentzündungen lindert). Holundertee ist harntreibend, leicht stimulierend und ein Brechmittel. Heiß und reichlich genommen ist der Tee schweißtreibend und hilft damit bei fieberhaften Erkältungen. Die leicht harntreibende Wirkung zeigt sich eher bei weniger starken Tees, die lauwarm in kleinen Schlücken getrunken werden. In dieser Form stärkt Holunder auch das Immunsystem bei Erkältungen und Grippe. Holunder ist in vielen Teemischungen für Erkältungen enthalten und wird oft mit Kamille oder Lindenblüten kombiniert. Bei dauerhafter, regelmäßiger Einnahme lindert Holundertee rheumatische Beschwerden und verlängert die Intervalle zwischen den Anfällen.

Als Hausmittel wird der Tee bei Asthma von Kindern, Ödemen, Bronchitis, Zystitis und Schleimhautentzündungen der Harnwege verwendet. Er wirkt zudem leicht abführend und bewirkt das Eintreten der Menstruation.

Holunderaufgüsse können innerlich und äußerlich zur Behandlung von Gicht und Stauungen in Leber, Niere und Milz angewendet werden. Als Kompresse lindern die Blüten Schmerzen bei Furunkeln und Geschwüren, und die aufgeweichten Blüten werden in Milch und Safran gekocht und als Brei zur Linderung von Rheumabeschwerden und Gelenksentzündungen aufgelegt.

Als Saft oder Püree helfen die Beeren bei Neuralgien, Ischias, Verstopfung und Durchfall, bei Husten und Erkältungen, und sie stimulieren die Verdauung und den Kreislauf. Die unreifen Beeren sind jedoch leicht giftig, und ungekocht kann ihr Saft Übelkeit, Erbrechen und Duchfall bewirken. Der Saft kann äußerlich als

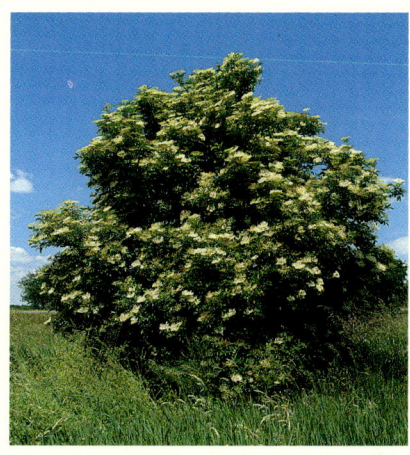

Holunderbaumholz ist bei Handwerkern sehr beliebt. Der lateinische Name stammt vom griechischen Wort Sambuke, Harfe, ab. *Damit der Geist des Baums dem Kind nichts Böses antun könne, wurde dieses Holz bei Krippen gemieden.*

Creme angewendet werden, um Verbrennungen, Verstauchungen und Wunden zu lindern. Als Spülung in Form eines kalten Aufgusses helfen die Blätter bei Hautreizungen.

Die frischen, nach Honig duftenden Blüten ergeben ein erfrischendes Sommergetränk mit einem angenehmen, typischen Geschmack. Die Beeren oder Blüten fügt man Marmelade, Milchgerichten, Chutneys, Wein und normalen, nicht medizinischen Tees bei. Die Blüten kommen in Dampfbädern für das Gesicht oder mit Joghurt oder Gurkensaft gemischt zur Reinigung der Haut zur Anwendung. Holunderblütenwasser ist eine milde, straffende Hautlotion und wird mandelölbasierten Hautcremes beigegeben. Außerdem kommen die Blüten in Aftershaves zum Einsatz.

BAUM DER ERDE

In baltisch–slawischen Ländern wohnte Puschkayt, ein Gott der Erde, in dem Baum und am Abend legt man ihm Nahrung an den Fuß des Holunders. In Nordeuropa wohnte in der Pflanze eine Holundermutter namens Holde, eine Göttin des Todes und der Fruchtbarkeit. Frauen trugen Holunderzweige und tanzten im Februar während des Lichtmessfestes zu ihren Ehren und schlugen alle Männer in der Umgebung mit Holunderzweigen. Wenn man einen Holunderbaum vernichtete, zog man sich den Ärger der Göttin zu, und um ihrer Rache zu entgehen, fragte man sie, ehe man Äste entfernte.

Die Pflanze pflückte man um Mitternacht am Tag des Heiligen Johannes und sie bewahrte vor Gewittern, Dieben und bösen Geistern. Die Zubereitung von Holunderblütengebäck an diesem Tag gefiel der Holundermutter und verhinderte Streit zwischen Eheleuten. Wenn man am Weihnachtsabend die innere Rinde auf die Augen auflegte oder das kochende Mark in ein Wasserglas gab, gab das alle Hexen in der Nähe preis.

In Deutschland waren früher Särge sowie Kreuze und Kränze auf den Gräbern aus Holunderholz. In Nordengland und in Tirol pflanzte man Holunder-

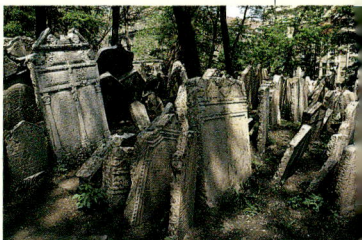

Der alte jüdische Friedhof in Prag hat viele Holunderbäume, ein Relikt der Verbindung dieses Baums mit dem Tod.

büsche zu einem Kreuz getrimmt auf die frischen Gräber. Angeblich war das Kreuz Christus aus Holunderholz, und auch der Baum, an dem Judas sich erhängte, soll aus Holunderholz gewesen sein.

Löwenzahn *Taraxacum officinale*

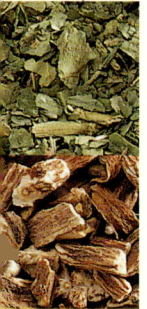

Getrocknete Blätter
Getrocknete Wurzel

Die Blätter, Blüten und Wurzeln sammelt man vor der Blüte (April–Mai), obwohl die Herbstwurzeln einen höheren Inulin-Gehalt haben, der bei durch Leberfehlfunktion verursachter Diabetes und Anämie hilft. Löwenzahn enthält Taraxacin und Cholin, die den Leberzellmetabolismus stimulieren, sowie einen Zucker, Lävulose, der von Diabetikern leicht assimiliert werden kann. Die Pflanze enthält reichlich Vitamin A, C und E sowie den B-Komplex, Kalzium, Eisen und Kalium. Bei Neigung zu Leber- und Gallenproblemen, Rheuma, Anämie und Diabetes hilft eine 4- bis 6-wöchige saisonale Behandlung.

Pflanzenaufgüsse stimulieren den Gallensaftfluss und die Verdauung. Daher helfen sie auch bei Blähungen, atonischer Dyspepsie und einer beeinträchtigten Gallenblasensekretion. Löwenzahntinkturen und herrlich bittere Tees sind ein Hausmittel bei Ekzemen, Hautproblemen, Ödemen, Gicht und Krampfadern.

Die Pflanze wird bei geschwollenen Drüsen und Hautkrankheiten aufgelegt, und der milchige Saft des Stengels wird auf Warzen eingerieben. Der starke Saft der Wurzel kann als Frühjahrs- oder Herbstmedizin mit Nesseln und Brunnenkresse kombiniert werden.

Die Wurzeln bereitet man wie Spargel zu und nimmt diese im Frühjahr zur Verbesserung der Leber-, Gallen- und Pankreasfunktion. Die aufgeweichten Wurzeln ergeben eine Hautlotion, und die Blätter eignen sich für Gesichtspackungen und als purpurnes Färbemittel für Stoff.

EIN EINZIGARTIGES MESSGERÄT

Da sich die Blüten um 5 Uhr morgens öffnen und um 5 Uhr abends schließen, wird der Löwenzahn manchmal auch als Schäferuhr bezeichnet; dies ist einer der 150 Namen, den die Schweizer für die Pflanze fanden. Die „Pusteblumen" sind ein Barometer: Wenn die Samen bei Windstille davon fliegen, deutet das auf bevorstehenden Regen hin.

Die federartigen Kugeln gelten als Orakel. Wenn die Früchte davongeblasen werden, verraten die verbleibenden Samen, wie alt man wird oder wie viele Kinder man bekommen wird. Wenn man auf einer Pusteblume dreimal bläst, und es bleibt eine Feder zurück, denkt der oder die Liebste an einen. Dann sendet man ihm oder ihr eine Nachricht, indem man der Blume etwas flüstert und diese wegpustet. Löwenzahnstiele werden für Kinderspiele, Musikinstrumente und Halsbänder verwendet.

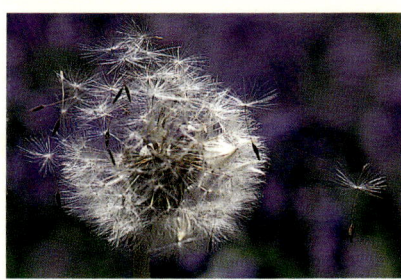

Löwenzahnsamen im Wind.

Linde *Tilia cordata* und *Tilia platyphyllos*

Die Blüten und pergamentähnlichen Hochblätter des Lindenbaums sollten gepflückt werden, sobald sie zu blühen beginnen. Man trocknet sie bei geringer Temperatur und bewahrt sie in gut verschlossenen Behältern auf. Der Frühlingssaft kann ebenfalls verwendet werden; er reinigt das Blut, löst Nierensteine auf und dient als Gesichts- und Haarlotion.

Lindentee ist schweißtreibend, lindert Husten, Heiserkeit und erkältungsbedingte Symptome und stimuliert das Immunsystem, so dass fieberhafte Erkältungen, vor allem bei Kindern, rasch überwunden werden. Regelmäßige, starke Aufgüsse aus Lindentee sind eine gute Prophylaxe bei beginnenden Erkältungen und können allein oder mit Schafgarbe und Salbei kombiniert verabreicht werden. Mit Kamille und Holunderblüten gemischt hilft die Linde bei Grippe, und bei regelmäßiger Einnahme mit Huflattich bei Bronchitis.

Die Pflanze wirkt krampflösend und beruhigend. Man verwendet sie in Tees und im Bad bei rheumatischen Beschwerden, nervöser Verspannung, Angst und Schlaflosigkeit. Auch hyperaktiven Kindern tut die Linde sehr gut. In der europäischen Volksmedizin wurden Umschläge aus Rindenabsud bei Verbrennungen, Wunden, Magenkrämpfen und Harnwegsleiden aufgelegt.

Die pulverisierte Lindenholzkohle wirkt antiseptisch und stimuliert Appetit und Verdauung. In der europäischen Kräutermedizin verwendete man Kohle lange Zeit zur Behandlung von Koliken, Durchfall, Blähungen, Sodbrennen, Katarrh, Nachtschweiß und Fieber. Auf Wunden gestreut absorbiert die Kohle Giftstoffe und fördert die Heilung.

Als Spülung oder Dampfbad für das Gesicht regen Lindenblütenaufgüsse die Hautdurchblutung an. Die Blüten ergeben einen herrlichen Honig und werden auch zu Aftershaves destilliert oder zu einem beruhigenden Tee gekocht, den man am Abend nach dem Essen trinkt. Bei übermäßiger Anwendung leidet jedoch das Herz.

Baumsilhouette

LIEBE UND TOD

Der Lindenbaum ist ein Symbol göttlicher Macht. Die alten Griechen und Slawen sahen ihn als Wohnort ihrer Göttin der Liebe, und in Deutschland wohnten Zwerge, Elfen und Drachen darin. Der Baum wurde häufig auf Plätzen, Märkten, Friedhöfen und bei Pilgerkapellen der Jungfrau Maria gepflanzt. Urteile wurden unter heiligen, alten Linden gesprochen. Vor dem ersten Weltkrieg ging ein Pärchen an der Somme unter zwei zusammengewachsenen Linden durch, um eine glückliche Ehe sicherzustellen.

Die Linde ist aber auch mit Unglück behaftet. In alten nordischen und germanischen Sagen badet Sigurd oder Siegfried im Blut eines Drachen, den er erlegt hatte, um unbesiegbar zu werden, doch ein Lindenblatt fällt auf seine Schulter und macht ihn verwundbar für den Speer Hagens. Dennoch wurde Sigurd unter einer Linde begraben, da dieser als Baum der Wiederauferstehung galt.

Brennnessel *Urtica dioica* und *Urtica urens*

Getrocknete Kräuter

Brennnesseln enthalten viel Vitamin A und C, Karotin, Acetylcholin, Histamin, Magnesium, Phosphor, Kalium, Kalzium und andere Mineralien. Der hohe Vitamin-, Mineral- und Pflanzenhormongehalt fördert den Stoffwechsel. Sie wirkt tonisch und stark harntreibend und wird zur Behandlung von Harnwegserkrankungen aufgrund einer vergrößerten Prostata und einer verringerten Herz- und Nierentätigkeit verwendet. Die Blätter und Spitzen plückt man gegen Frühlingsende und im Frühsommer. Die Wurzeln sammelt man am besten im Juni und Juli. Man benötigt zum Pflücken Schere und Handschuhe, doch in Wasser gekocht verliert die Pflanze ihre brennende Wirkung.

Brennnesseln stimulieren Magendarm-, Pankreas- und Gallentätigkeit. Brennnesseltee ist ein Hausmittel bei Arthritis, Gicht, Kurzatmigkeit, Bronchitis, Ekzemen und Hämorrhoiden.

Die pulverisierte Wurzel wird mit Zucker zu einem süßen, violetten Sirup gekocht und hilft bei Keuchhusten und Rachenentzündungen. Aufgüsse senken den Blutzuckerspiegel und den Blutdruck und erhöhen die Anzahl roter Blutkörperchen. Die Pflanze enthält Kupfer, Eisen und Salicylsäure, und ist somit gut für das Blut; daher wird die Pflanze bei sekundärer Anämie, Diabetes, Gebärmutterblutungen und zum Abschwächen der Menstruation und anderer Blutungen eingesetzt.

Die zerdrückten Blätter verarbeitet man zu Breiumschlägen für Verbrennungen, Wunden, Furunkel und Neuralgien. Als Gurgellösung beruhigen die Blätter Zahnschmerzen, als Fußbäder helfen sie bei Rheuma, und bei Asthma kann man sie verbrennen und inhalieren. Zur Behandlung von Rheuma, Lähmungen, Masern und Scharlach wurden die Patienten früher mit frischen Brennnesseln geschlagen.

Der Saft wird fest in die Kopfhaut gerieben, um Schuppen zu entfernen. In Gesichtsmasken sorgen Brennnesseln für eine reine Haut.

SCHMERZ UND SCHUTZ

Die Inder halten die Brennnessel für ein Symbol von Vasuki, einer riesigen Schlange, die ihr Gift auf die Pflanze spritzt und dafür sorgt, dass diese einen brennenden Schmerz verursacht.

Schnitzarbeit v. Vasuki aus Amritsar, Indien.

Dennoch ist die Pflanze in Indien als Medizin sehr beliebt; Aufgüsse werden bei Nierenleiden, Fieber und zum Blutstillen und bei starker Menstruation verabreicht.

In Peru wurden untreue Frauen damit ausgepeitscht, und im alten Irland liefen einmal pro Jahr Buben mit Brennnesseln herum und schlugen die Leute damit, ohne dafür bestraft zu werden. In Ungarn wurden die Kühe zu Pfingsten mit Brennnesseln geschlagen, um sie vor bösen Hexen zu beschützen.

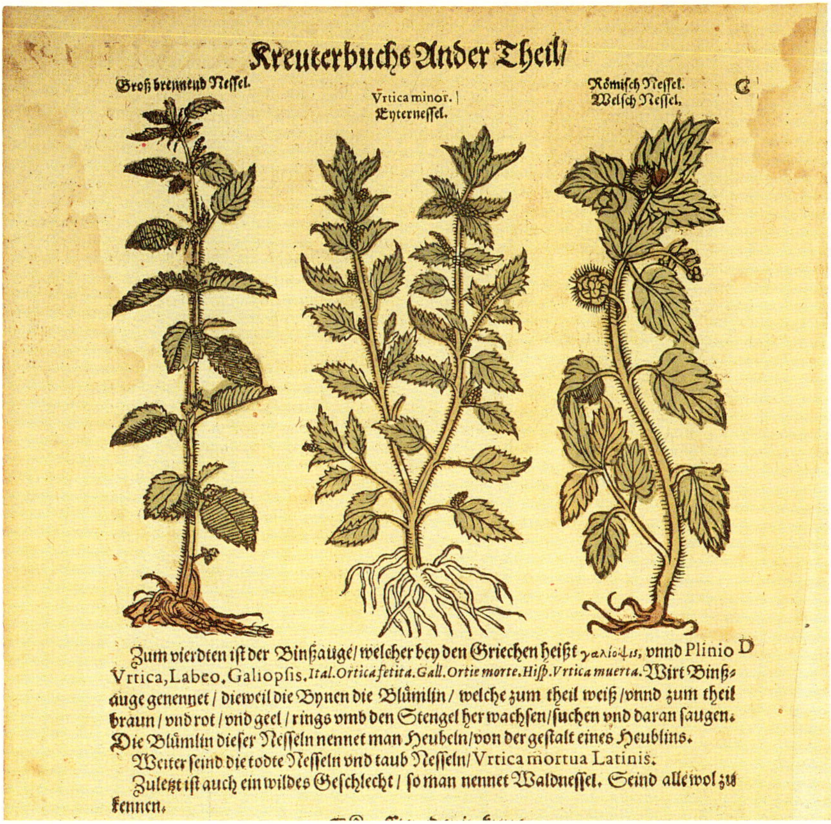

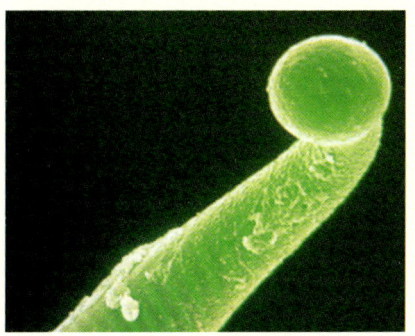

Kreuterbuchs Ander Theil/

Groß brennend Neffel.

Vrtica minor. |
Eyterneffel.

Römisch Neffel.
Welsch Neffel.

Zum vierdten ist der Binßauge/welcher bey den Griechen heißt γαλίοψις, vnnd Plinio
Vrtica,Labeo,Galiopsis.*Ital.Orticafetita.Gall.Ortie morte.Hisp.Vrtica muerta.*Wirt Binß=
auge genennet / dieweil die Bynen die Blümlin / welche zum theil weiß /vnnd zum theil
braun / vnd rot /vnd geel / rings vmb den Stengel her wachsen/suchen vnd daran saugen.
Die Blümlin dieser Nesseln nennet man Heubeln/von der gestalt eines Heublins.
Weiter seind die todte Nesseln vnd taub Nesseln/ Vrtica mortua Latinis.
Zuletzt ist auch ein wildes Geschlecht / so man nennet Waldnessel. Seind alle wol zu
kennen.

Drei Brennnesseln aus dem Kräuterbuch *von Lonitzer aus dem 5. Jh. Im vorindustriellen Europa wurde aus den Brennnesseln ein Bier gegen Rheuma gebraut. Die Pflanze wurde im Garten kultiviert, als grünes Färbemittel und als Faser für Fischernetze und Tücher verwendet.*

Die Haare auf den Blättern der stechenden Brennnessel haben empfindliche Spitzen, die leicht abbrechen. Mit der Spitze wird Histamin injiziert, das allergische Reaktionen bewirkt, sowie der normalerweise in Nerven befindliche Neurotransmitter Acetylcholin, der die Schmerzempfindlichkeit erhöht.

Königskerze *Verbascum densiflorum*

etrocknete Kräuter

Die auch als Wollblume bekannte Königskerze war bei Wilderern sehr beliebt, die nachts die giftigen Samen der Königskerze in das Wasser streuten, um die Fische zu betäuben. Die Blätter, Wurzeln und Blüten enthalten Saponin, flavonoide Glykoside, Mucilago und andere positiv wirkende Komponenten. Sie haben eine antibiotische, entzündungshemmende krampf- und schleimlösende, beruhigende und leicht harntreibende Wirkung. Die Königskerze hilft insbesondere bei Erkältungen, Husten und Problemen der oberen Atemwege. Als Mittel gegen Katarrh bereitet man eine Teemischung mit Spitzwegerich, Oregano und Salbeiblättern; mit Eibisch und Kamilleblüten oder den pulverisierten Wurzeln von Huflattich, Süßholzwurzeln, echtem Eibisch, Stiefmütterchen und Anissamen. Die Blumen werden vorzugsweise am Morgen bei trockenem, sonnigem Wetter von Juli bis September gesammelt. Man pflückt sie direkt vom Kelch, trocknet sie rasch an einem luftigen Ort und bewahrt sie in luftdichten Behältern auf. Die Wurzeln sollte man am Beginn des Frühjahrs vor der Blütezeit sammeln.

Als Hausmittel hilft ein Aufguss der Blüten oder Wurzeln bei Keuchhusten, Mandelentzündung, Bronchitis, leichtem Durchfall, inneren Verletzungen, Bauch- und Blasenentzündungen und Nierenleiden. Man bereitet die Wurzeln und Blüten in heißem Wasser zu und inhaliert den Dampf bei verstopfter Nase, Halsschmerzen und Asthma.

Als Badezusatz hilft ein Aufguss der Blüten bei Bettnässen, Hämorrhoiden und Hautenzündungen. Die aufgeweichten frischen Blüten legt man in warmes Olivenöl; die daraus entstehende Flüssigkeit trägt man bei Schwellungen, Erfrierungen, Infektionen des Innenohrs und Krampfadern auf. Die Blüten und Blätter werden in Milch gekocht und als Kompressen bei Verbrennungen, Furunkeln und Augen- und Hautenzündungen aufgelegt. In Wasser gekocht ergeben die Blüten eine herrliche Hautlotion und ein Haartonikum. Die getrockneten Blätter kann man auch rauchen, um eine angegriffene Luftröhre zu beruhigen.

Die Königskerze wurde früher an heiligen Tagen häufig als Weihrauch und als Zierde von Kirchen verwendet. Die trockenen, wolligen Blätter und Stiele wurden als Zunder und Lampendocht genützt.

Bei Begräbnissen und anderen Anlässen überzog man die langen Stiele mit Talg, so dass eine lange brennende Kerze mit einer schillernden Flamme entstand. In Frankreich wurden große Äste der Pflanze am Tag des Heiligen Johannes über das Feuer gehalten und die Asche als Schutz vor Gewitter mit nach Hause genommen. In Deutschland hängten junge Frauen die blühenden Stiele über das Bett, um ihre Lebenserwartung festzustellen.

Baldrian *Valeriana officinalis*

Die Baldrianwurzeln – auch Katzenkraut genannt – sammelt man im September und Oktober; getrocknet riechen sie nach Kampfer. Sie sind harntreibend, krampflösend und beruhigend für das zentrale Nervensystem. Baldrian lindert Angstzustände und Schlaflosigkeit aufgrund von Nervosität. Im ersten Weltkrieg behandelte man damit Kriegsneurosen, es hilft auch bei Kopfschmerzen, Schwindel, Herzklopfen, Migräne, Depressionen und Neuralgien. Trotz umfassender Forschung konnte bei keinem Bestandteil der Pflanze eine Erklärung für die beruhigende Wirkung gefunden werden. Die Effizienz des rohen Medikaments deutet darauf hin, dass die beruhigende Wirkung auf die gemeinsame (koordinierte) Aktivität mehrerer Komponenten zurückzuführen ist.

Zur Behandlung von Schlaflosigkeit kann Baldrian durch Hopfen verstärkt werden. Baldriantee bereitet man am besten als kalten Aufguss zu (10–12 Stunden), da der aktive Bestandteil Valepotriat beim Kochen teilweise zerstört wird. Eine beruhigende und schlaffördernde Wirkung erzielt man, wenn man Baldrian als Badezusatz verwendet.

Eine exzessive und längere Einnahme von Baldrian kann abhängig machen und Nebenwirkungen zeitigen. Daher sollte man nach 2 Wochen vorübergehend auf Zitronenmelisse umsteigen. Baldrian entspannt die Muskeln des Magendarm trakts und hilft bei nervösen, krampfähnlichen Magenleiden, Blähungen, chronischem Durchfall und Verstopfung.

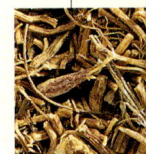

Getrocknete Kräute

In der europäischen Kräuterheilkunde wird Baldrian bei Vergiftungen sowie bei Asthma, schwerem Atem, Seitenstechen, Gelbsucht, Leberstauung, Milz- und Ohrenleiden und Menopausebeschwerden verabreicht. In Verbindung mit Lindenblüten waren Baldrianaufgüsse ein beliebtes krampflösendes Mittel bei Epilepsie.

LOCK- UND RAUSCHMITTEL

Baldrian macht Katzen angenehm berauscht; sie graben die Wurzeln und Blätter aus, rollen sich darin und essen diese sehr gerne. In den Alpen legte man die Wurzeln in Räume, um die Katzen an eine neue Umgebung zu gewöhnen. Der Duft des Baldrians lockte Ratten in die Falle, und der Rattenfänger von Hameln soll Wurzeln bei sich getragen haben, um die Stadt von dieser Plage zu befreien. Baldrian gibt man in Bienenstöcke, um die Bienen in der Nähe des Nests zu halten, und auf Würmer, um Forellen anzulocken.

Baldrian war der germanischen Göttin Herta geheiligt, die auf einem Hirschen ritt und einen Baldrianstiel und Hopfenranken als Zügel hielt. Später dem heiligen Benedikt gewidmet, wurde Baldrian in Europa als Weihrauch, Gewürz und Parfum verwendet. Die übel riechende Wurzel galt als Schutz vor pestilenzartigen Erkrankungen. Man hing Baldrian auf, um Dämonen und Blitz fernzuhalten, und man goss Milch durch Baldriankränze, um ein Verderben durch Hexenhand zu verhindern.

Östliche Kräuterheilkunde

Ayurveda ist die bedeutendste medizinische
Tradition in Indien, Pakistan, Nepal und Sri
Lanka; sie hat auch die Medizin in Tibet,
Burma und Malaysien beeinflusst. Ebenfalls
sehr einflussreich ist die traditionelle chinesische Medizin, die sich nach Korea und Japan
und in den Süden in die Gegend um Thailand
verbreitete, wo sie ergänzt wird durch
Ayurveda und Unani, die traditionelle arabische Medizin, die von Millionen Menschen in
südasiatischen Ländern und allen ostasiati-
schen Ländern mit großen moslemischen Be-
völkerungsanteilen angewendet wird. Die
Unani-Medizin (von „ionisch") ist in der
frühgriechischen Theorie von Hippokrates
über die Körpersäfte verwurzelt. Das Erbe
der griechisch-arabischen Tradition, wie sich
dies in der Heiß-Kalt-Theorie der Körpersäfte zeigt, ist in der Volksmedizin von
Lateinamerika bis zu den Philippinen weit
verbreitet. Im ganzen Orient gibt es zudem
noch viele kleinere medizinische Systeme.
Kampo, die japanische Heilkunst, wird etwa
noch immer häufig angewendet. Die orienta-
lischen Systeme basieren alle auf einem ganz-
heitlichen Ansatz aus physischen, mentalen
und spirituellen Komponenten. Krankheiten
sollen verhindert und das Immunsystem
gestärkt werden, anstatt Krankheiten heilen
zu müssen. Die Lebensenergie – *Prana* in
Sanskrit, *Ch'i* in China und *Ki* in Japan –
liegt dabei allem Leben zugrunde.

*Die spirituelle Gesundheit ist in der asiatischen Medizin ebenso
wichtig wie die physische Gesundheit. Das Verbrennen dieser
reinigenden Wacholderblätter durch tibetanische Pilger sichert
ihre Gesundheit ebenso gut wie Ernährung oder Medizin.*

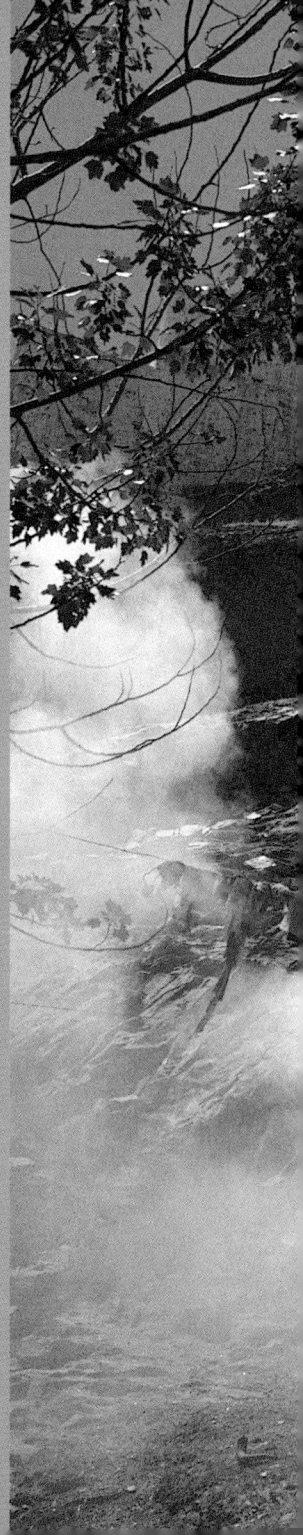

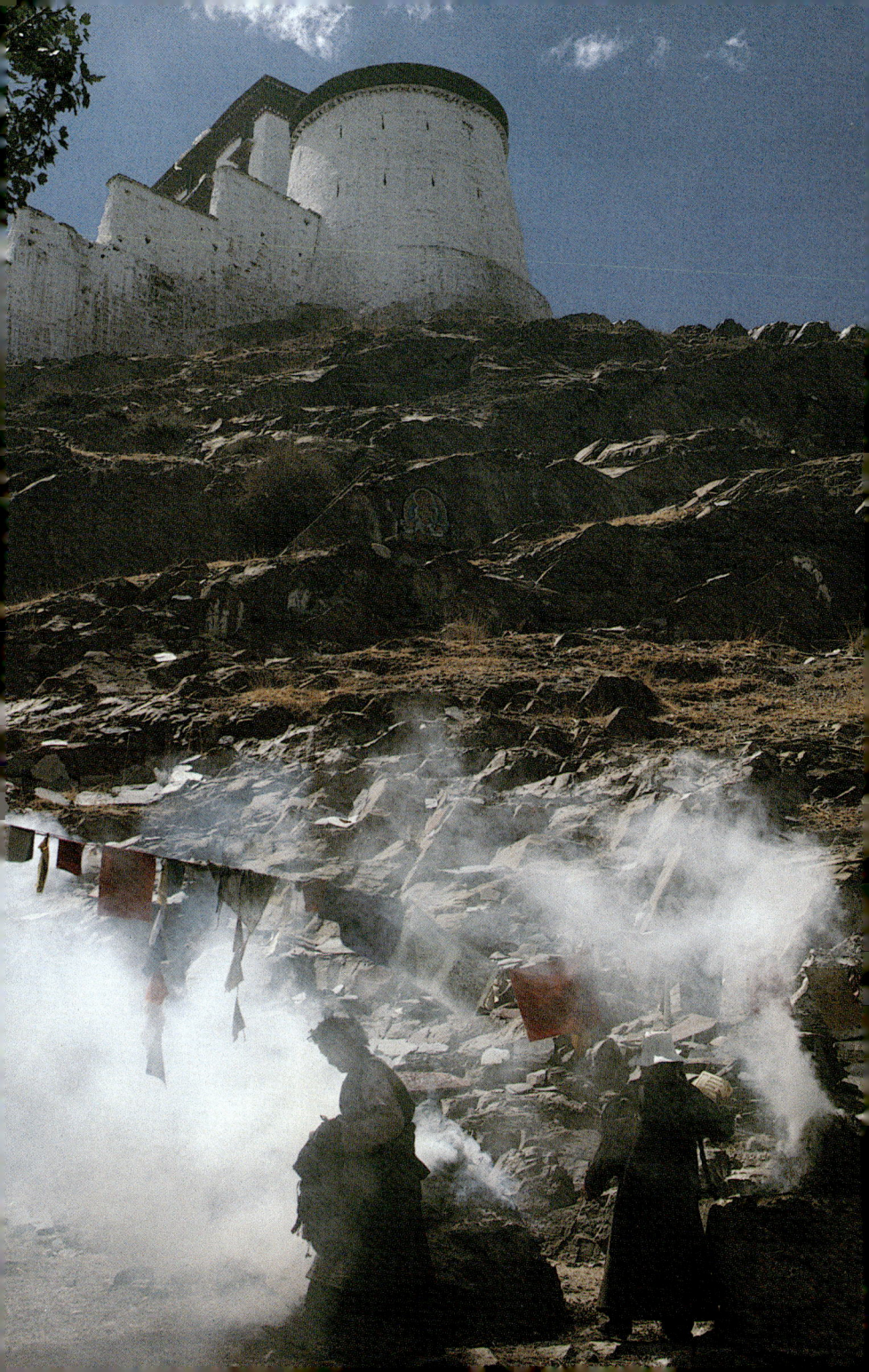

Die Grundlagen des Ayurveda

Ayurveda, die Wissenschaft des Lebens, ist mehr als nur ein medizinisches System. Es unterstützt die Gesundheit durch die richtige Ernährung, körperliche Betätigung, positives und selbstloses Denken, frische Luft, Wärme und Sonne. Ayurveda ist ebenso wie Yoga in das komplexe philosophische *Samkhya*-System integriert, das sich nicht nur mit den Problemen der Menschen befasst, sondern auch Erkrankungen von Elefanten, Haustieren und Bäumen zum Inhalt hat.

Laut Ayurveda umfasst der menschliche Körper drei grundlegende Elemente: *Doshas*, *Dhatus* und *Malas*. Die *Doshas* regulieren die physiologischen und biochemischen Aktivitäten des Körpers und der Zellen. Die *Dhatus* verkör-

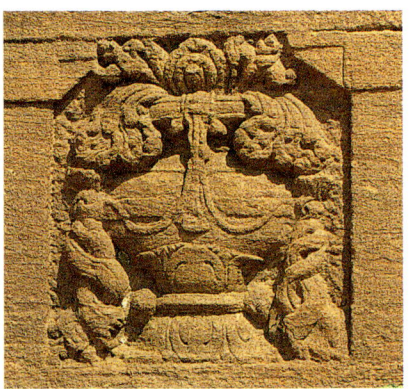

Der Amrit Kalash, *der Topf der Unsterblichkeit, als Wandschnitzerei in Vijayanagar in Indien symbolisiert im Ayurveda die Gesundheit.*

pern das Gewebe, und die *Malas* sind die vom Körper verwendeten und in modifizierter Form ausgeschiedenen Substanzen. Gesundheit basiert auf einem Gleichgewicht zwischen diesen Elementen.

Das Universum wird in die fünf großen Elemente Luft, Wasser, Erde, Feuer und Äther eingeteilt, die mit den fünf Sinnen des Körpers und den dazugehörigen Organen (Haut, Zunge, Nase, Augen und Ohren) verbunden sind. Die fünf Elemente entstehen aus der Energie einer göttlichen kosmischen Kraft (*Brahman*). Die Anordnung der fünf Elemente im Körper entspricht einem Mikrokosmos des Universums, und die Ayurveda-Medizin bewirkt Harmonie zwischen dem Menschen und dem Leben des Universums durch ein Gleichgewicht der universellen Kräfte im Patienten. Die fünf Elemente sind sinnbildhafte Kategorien, denn jedes Element enthält auch die anderen vier Elemente, und der Name bezieht sich auf die jeweils dominante Komponente. Die markante Komponente der Erde ist die Materie, beim Wasser ist dies die Kohäsions- und Anziehungskraft, beim Feuer die potenzielle und kinetische Energie, beim Wind die Kraft der Bewegung und beim Äther der leere Raum. Im menschlichen Körper werden die fünf Elemente gemäß ihres Geschmacks (*Rasa*), Eigenschaftspaaren (*Gunas*) wie heiß und kalt, und dem Geschmack nach der Verdauung (*Vipak*) unterschieden.

Ayurveda kennt sieben *Dhatus*: Plasma und Lymphe, Hämoglobin, Muskelgewebe, Fettgewebe, Knochengewebe, Mark und Nerven und Fortpflanzungsorgane. Die *Dhatus* gehen mit Hilfe eines bei der Verdauung entstehenden Nährplasmas in einer strengen Reihenfolge ineinander über. Dreizehn Zirkulationskanäle (*Srotas*) transportieren die *Doshas* in die Organe, das Gewebe und die Systeme, um diese zu nähren. Um die Zirkulation zu ermöglichen, müssen diese Kanäle immer frei sein. Eine schlechte Zirkulation verursacht die Ansammlung von Substanzen in den Kanälen, schlechte Stoffwechselreaktionen und schließlich Krankheit. Verdauung, Absorbierung, Assimilation und Stoffwechsel werden durch das biologische Feuer (*Agni*) reguliert. Ein Ungleichgewicht der *Doshas* blockiert dieses Feuer im Gewebe und den Zellen, es hemmt Stoffwechsel und Widerstandsfähigkeit, und im Körper sammeln sich Giftstoffe.

ANFÄNGE DES AYURVEDA

Die Ursprünge der Ayurveda-Medizin sind geheimnisumwittert. Ayurvedische medizinische Texte enthalten unterschiedliche mythologische Erklärungen und Überlieferungen durch göttliche und halbgöttliche Wesen. Ayurveda war ursprünglich nicht eine (brahmanische) Hindu-Wissenschaft von Priestern. Die vedische Medizin wurde von dämonischen Erkrankungen und magischen Ritualen dominiert, und Medizin und Heiler wurden aus der brahmanischen Gesellschaft ausgeschlossen.

Die alten indischen Ärzte fanden zunächst nur bei Bettlern und Entsagenden (*Sramanas*) außerhalb der Gesellschaft Gehör. Diese wandernden Mönche, vornehmlich Buddhisten, entwickelten aus dem reichen medizinischen Wissen, das in frühen buddhistischen Klöstern mit Krankeneinrichtungen kodifiziert worden war, eine empirische medizinische Wissenschaft. Dieses medizinische System wurde sukzessive in die soziale, religiöse und intellektuelle Tradition der Hindus integriert.

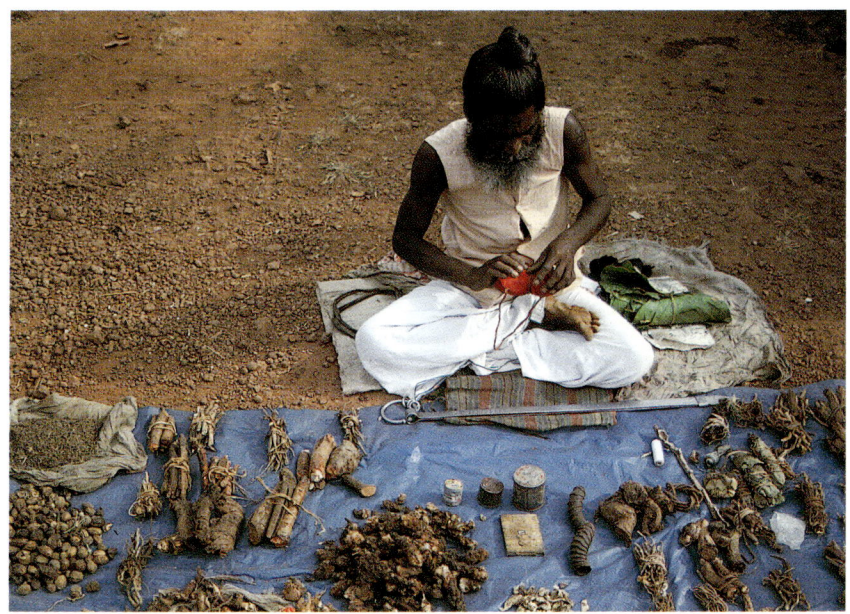

Ein moderner, wandernder, indischer Kräuter-Sadhu oder heiliger Mann beim Verkauf seiner Waren.

Diagnose im Ayurveda

Die *drei Doshas*, die alle organischen und mentalen Vorgänge regulieren, bestehen aus den fünf Elementen in kondensierter Form. Jedes *Dosha* – Luft (*Vata*), Gallensaft (*Pitta*) und Schleim (*Kapha*) – ist das Produkt zweier Elemente. *Pitta* besteht aus Feuer und Wasser, *Kapha* aus Erde und Wasser und *Vata* aus Luft und Äther. Obwohl die *Doshas* den ganzen Körper durchdringen, werden sie doch bestimmten Bereichen zugeordnet: *Kapha* der Lunge, *Pitta* dem Bauch und *Vata* dem Darm.

Vata ist der wichtigste Körpersaft; er reguliert alle biologischen und stoffwechselrelevanten Vorgänge. Er durchströmt den ganzen Körper und ist für Nerven, Atmung und Kreislauf entscheidend. Fehlendes *Vata* führt daher zu Erkrankungen der Atemwege, des Kreislaufs und des Verdauungstrakts. *Vata* kann durch physische Belastung, Schlaflosigkeit und falsche Ernährung beeinträchtigt werden. *Pitta* steuert die Hormone, Enzyme und alle Stoffwechselvorgänge. Eine Beeinträchtigung des *Pitta* kann 40 verschiedene, oft durch Ärger und Aggression, Müdigkeit oder schlechte Ernährung ausgelöste Krankheiten anzeigen. *Kapha* reguliert die beiden anderen Körpersäfte, schmiert die beweglichen Körperteile und ist für Feuchtigkeit im Gehirn, in den Augen und der Haut verantwortlich.

AUSSAGEKRÄFTIGE ORGANE

Die Diagnose im Ayurveda erfolgt durch eine gründliche Untersuchung von Zunge, Puls, Augen, Gesicht, Lippen und Nägel. Die Organe und ihre jeweiligen Erkrankungen werden wie in der untenstehenden Abbildung der Zunge (ein Spiegelbild für die Selbstdiagnose) oft bestimmten Körperteilen zugeordnet.

Die kleineren Abbildungen zeigen einige typische Erkrankungen. Eine weißliche Zunge deutet auf *Kapha*-, eine gelbliche Zunge auf *Pitta*- und eine bräunliche Zunge auf *Vata*-Probleme hin.

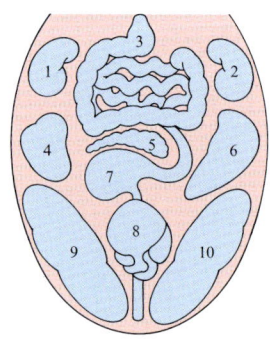

1 Linke Niere
2 Rechte Niere
3 Darm
4 Milz
5 Pankreas
6 Leber
7 Magen
8 Herz
9 Linke Lunge
10 Rechte Lunge

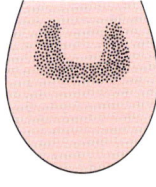
Empfindlicher Darm

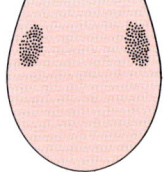
Nierenerkrankung

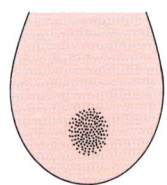
Empfindliches Herz

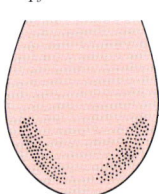
Bronchitis
(Schaum)

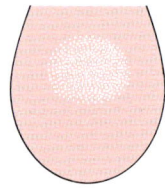
Toxine im Darm
(weiß)

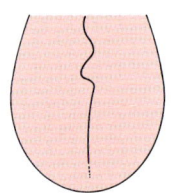
Rückenschmerzen
(krumme Mittellinie)

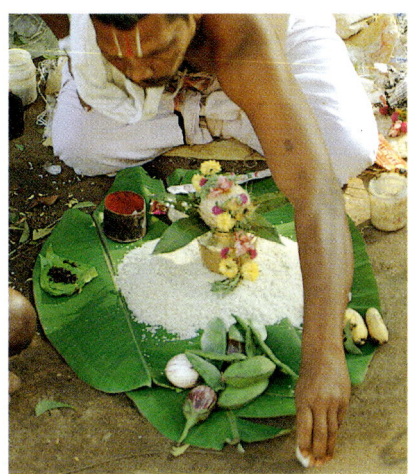

In dieser Zeremonie hat Reis, die „Mutter des Lebens", eine heilende Wirkung.

steifen Gelenken und Anorexie.

Die Ayurveda-Theorie der *Doshas* ist die Grundlage für Gesundheit, Diagnose und Behandlung von Krankheiten. *Dosha* bedeutet „Problem" und Körpersaft, so dass jede Störung des Gleichgewichts Krankheiten anzeigt. Dies kann auf ein Zuviel oder ein Zuwenig von einem oder mehreren Körpersäften zurückzuführen sein. Das Ausmaß und die Art des Ungleichgewichts hängt von der Konstitution des Betroffenen, der Jahreszeit, dem Klima und den astrologischen Kräften ab. Daher ist Ayurveda sehr individuell zu sehen. Generell wird *Vata* im Sommer, *Pitta* im Spätherbst und *Kapha* im Frühjahr verstärkt, so dass man sich zu diesen Zeiten vor Krankheiten durch diese *Doshas* besonders hüten sollte.

Kapha liefert zudem sexuelle Energien und fördert Verdauung und mentale Prozesse. Bei zu wenig *Kapha* aufgrund von Bewegungsmangel oder falscher Ernährung verhärten sich die Arterien und es kommt zu Verdauungsproblemen,

Die *Doshas* zeigen sich in der einzigartigen Kombination, die die konstitutionellen Körpertypen (*Prakruti*) prägt. Bei der Zeugung bewirkt ein Zuviel von einem oder zwei *Doshas* eine bestimmte

---

ALTERNATIVE HEILKUNST

Während der Moslem- und Kolonialherrschaft trat Ayurveda in den Hintergrund, erlebte aber im Nationalismus des 20. Jh. einen neuen Aufschwung. Die westliche Medizin wird in Indien auch heute noch häufig angewendet, insbesondere von der modernen städtischen Elite.

Es gibt noch zahlreiche andere Heiltraditionen, wie die Naturopathie (*Prakritis Cikitsa*), Unani Tibb (der moslemischen Bevölkerung) und

Siddha (aus Dravidian Gebieten wie Tamil Nadu). Die tibetische Medizin (*Emchi*) ist in nördlichen Grenzgebieten wie Sikkim, Ladakh und Darjeeling verbreitet. Zudem gibt es eine Vielzahl an traditionellen Heilpraktiken der vielen eingeborenen Gruppen (*Adivasis*) mit einem riesigen Repertoire an Heilpflanzen.

Die spirituellen Disziplinen des Yoga und Tantra dienen auch der Vorbeugung und Heilung von somatischen und psychosomatischen Erkrankungen.

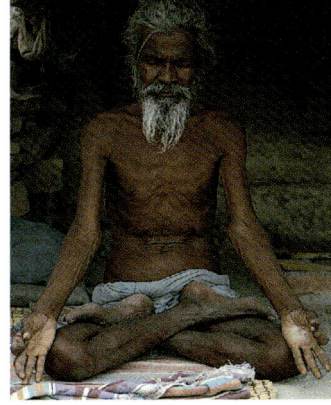

physische Konstitution und ein bestimmtes Temperament. Diese konstitutionellen Typen neigen zu bestimmten Problemen und brauchen eine bestimmte Ernährung und Medikation. Chinin etwa kann einem *Kapha-Prakruti*-Typ unbedenklich verabreicht werden, schadet aber einem *Pitta-Prakruti*-Typ. Eine Nicht-*Pitta*-Erkrankung bei einer *Pitta*-Konstitution ist nichts Ernstes und leicht heilbar.

Man unterscheidet sieben konstitutionelle Typen: reiner *Vata*, *Pitta* und *Kapha*, drei mit zwei gleich starken *Doshas* und einen mit allen drei *Doshas*. Bei jedem Menschen sind alle *Doshas*

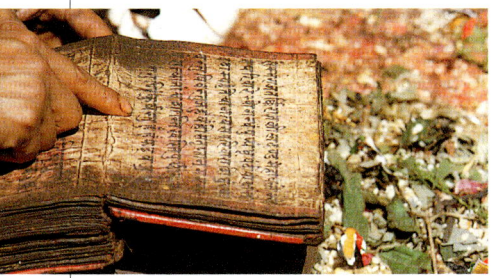

Ayurveda ist nicht auf Indien beschränkt, sondern die verbreitetste traditionelle Heilpraxis in den benachbarten Ländern. Die Ayurveda-Techniken sind jedoch durch lokale Traditionen verändert worden. Hier liest ein Ayurveda-Heiler in Kathmandu im Rahmen einer Heilungszeremonie einen Text.

mit geringfügigen Unterschieden vorhanden, doch jeder tendiert zu einem oder mehreren Elementen. Die Diagnose der Konstitution erfolgt über 20 Aspekte, die von Körperbau, Haut, Appetit, Stuhlgang und Träumen bis zum Puls reichen.

Vata-Typen haben trockene Haut und Haare, einen zierlichen (von der Körpergröße unabhängigen) Knochenbau und sind physisch unterentwickelt. Sie sind kreativ, rastlos und haben viel Energie, aber nur wenig Ausdauer. Trotz ihrer intelligenten und intellektuellen Begabung denken sie eher abstrakt als praktisch. Ihre Energie konzentriert sich im Oberkörper, sie sind im unteren Bereich daher oft schlecht durchblutet. Sie neigen zu Arthritis sowie Lungen- und Nervenleiden.

Pitta-Typen haben mittlere Größe, mittleren Körperbau und mittleres Gewicht. Sie sind muskulös, sportlich, dynamisch und aggressiv. Trotz ihres Ehrgeizes und ihrer Intelligenz sind sie oft ungeduldig und gereizt. Sie haben das Zeug zu einer Führungsposition und neigen zu Fanatismus. Oft erkranken sie an Geschwüren und Blut-, Darm- oder Milzleiden.

Kapha-Typen sind breit gebaut, aber dennoch agil und sportlich. Sie sind guter Dinge, emotional stabil, bevorzugen einen sitzenden Lebensstil und schwere Gerichte und essen langsam. Daher neigen sie zu Herz-, Gelenks-, Lymph-, Bauch- und Lungenerkrankungen.

Tatsächlich gibt es einen statischen Zusammenhang zwischen bestimmten Erkrankungen und dem Typ. Dünne Menschen neigen oft zu Geschwüren, Tuberkulose und Magen-Darm-Problemen. Gallen- und Blasenleiden sowie Osteoarthritis treten häufiger bei dickeren, stämmigen Menschen auf. Große, dünne Personen wiederum neigen zu Herzklappenfehlern aufgrund von rheumatischem Fieber und anderen Infektionskrankheiten, während andere Herzerkrankungen mit einem sportlichen Körperbau in Zusammenhang

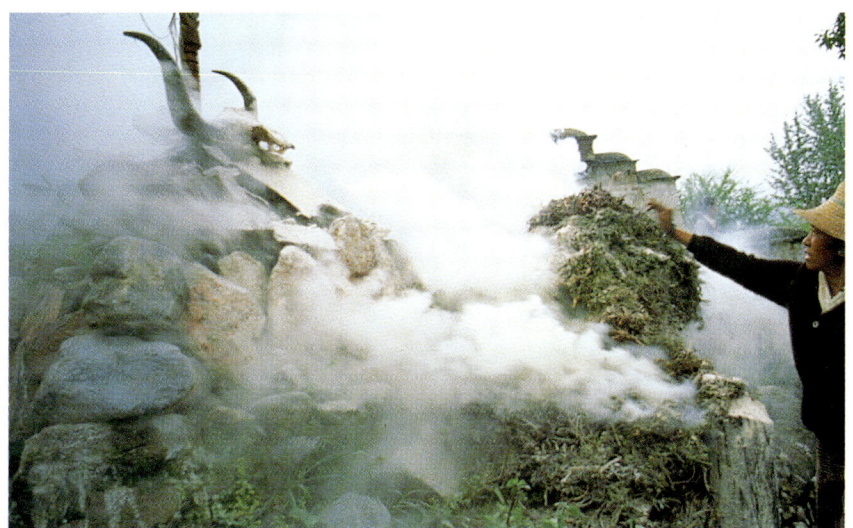

Ein Tibetaner verbrennt Wacholderblätter zum rituellen und tatsächlichen Ausräuchern eines Schreins.

gebracht werden. Diabetes mellitus betrifft zumeist festere Personen, während Diabetes insipidus eher bei großen, dünnen, mittelstarken Menschen auftritt.

Die Behandlung besteht im Ayurveda aus dem Entfernen der Giftstoffe durch therapeutisches Erbrechen, Abführmittel, Einläufe, Aderlass und nasale Verabreichung von Ölen, Sedativa, Pulver (etwa *Gotu Kola*), Butter oder Salzen. Die verbleibenden Giftstoffe werden durch eine entsprechende Ernährung, Sport, frische Luft und Sonne neutralisiert. Auch emotionale Toxine müssen beseitigt werden, indem man sich die negativen Gefühle bewusst macht und dann loslässt. Ayurveda bedient sich einer Kombination aus Kräutern, die entweder alleine eine bestimmte Wirkung erzielen oder gemeinsam die Neutralisierung der Toxine bewirken.

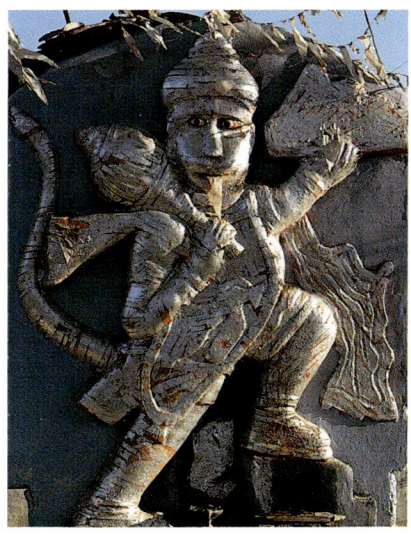

Eine Rajasthani-Schnitzerei von Hanuman, dem Affengott, der der Menschheit den heiligen Berg bringt, auf dem alle Ayurveda-Kräuter wachsen.

AYURVEDA-ERNÄHRUNG

In Ayurveda unterscheidet man nicht zwischen Nahrung und Heilpflanzen. Alles wird in zwei Energien (kalt und heiß) und sechs Geschmacksrichtungen (süß, sauer, salzig, scharf, bitter und zusammenziehend) eingeteilt, was auf die molekulare Zusammensetzung, die Eigenschaften und die therapeutische Wirkung einer Substanz hindeutet.

Im Allgemeinen verwendet man im Ayurveda Substanzen mit den dem *Dosha* (siehe S. 76–78) entgegengesetzten Eigenschaften. *Vata*-Typen sollten kalte, scharfe, bittere Substanzen meiden und sich eher an heiße, schwere, süße und saure Substanzen halten. Scharfe Kräuter und süße Nahrungsmittel, wie etwa Ingwer, vertreiben Mangelerscheinungen bei *Vata*-Personen. *Pitta*-Typen sollten heiße, saure und salzige Substanzen meiden und statt dessen kalte, bittere, strenge und weiche Dinge einnehmen. Bittere, trockene, tonische und harntreibende Kräuter lösen *pitta*-spezifische Probleme, wie Erkältungen, Infektionen und Hautenzündungen. Überschüssiges *Pitta* wird durch harntreibende Mittel und Abführmittel beseitigt. Für *Kapha*-Typen empfehlen sich keine kalten, bitteren, süßen und sauren Substanzen, statt dessen aber heiße, scharfe, saure und salzige.

Zur Therapie kann Fasten, Massage mit warmen Kräuterölen und stimulierende Kräuter, wie Myrrhe gehören. Die Körperenergie (*Ojas*) stärkt man durch tonische Kräuter, wie Ashwaganha und Shatavari. Amla-Früchte werden als verjüngendes Tonikum, als Nahrungsmittel und Kosmetika eingesetzt. Durch ein dynamisches Gleichgewicht an Geschmäckern stimuliert Amla das Gehirn, um die *Doshas* im Körper wieder auszubalancieren. Amla enthält Vitamin C und wirkt antiviral und antibakteriell.

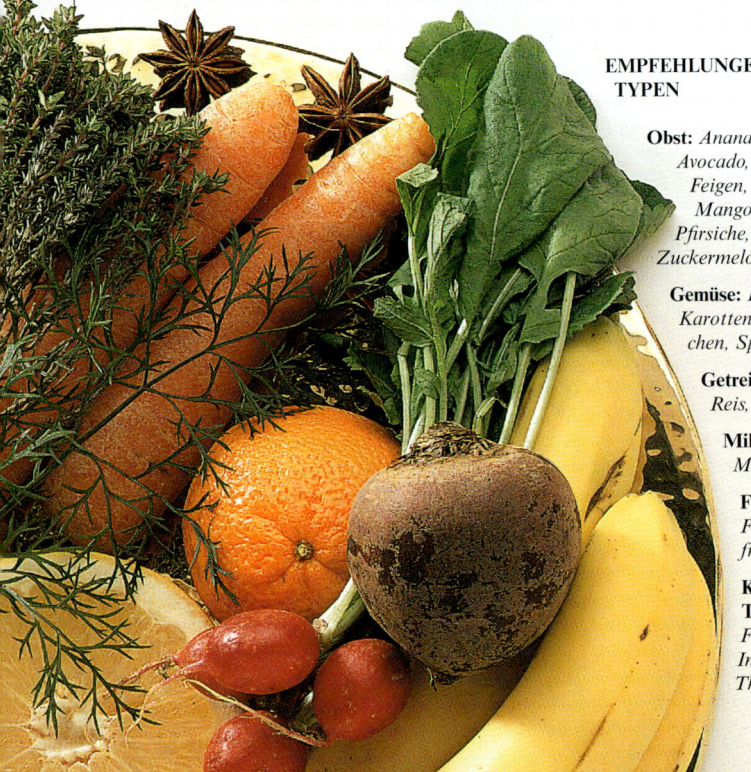

EMPFEHLUNGEN FÜR *VATA*-TYPEN

Obst: *Ananas, Aprikosen, Avocado, Bananen, frische Feigen, Grapefruit, Kirschen, Mango, Orangen, Papaya, Pfirsiche, süßes Obst, Trauben, Zuckermelonen, Zwetschken.*

Gemüse: *Bohnen, Gurken, Karotten, Knoblauch, Radieschen, Spargel, Zucchini.*

Getreide: *Gekochter Hafer, Reis, Weizen.*

Milchprodukte: *Käse, Milch, Rahm.*

Fleisch: *Huhn (weißes Fleisch), Meeresfrüchte, Rind.*

Kräuter, Gewürze, Tees: *Anis, Basilikum, Fenchel, Ginseng, Ingwer, Kardamon, Thymian.*

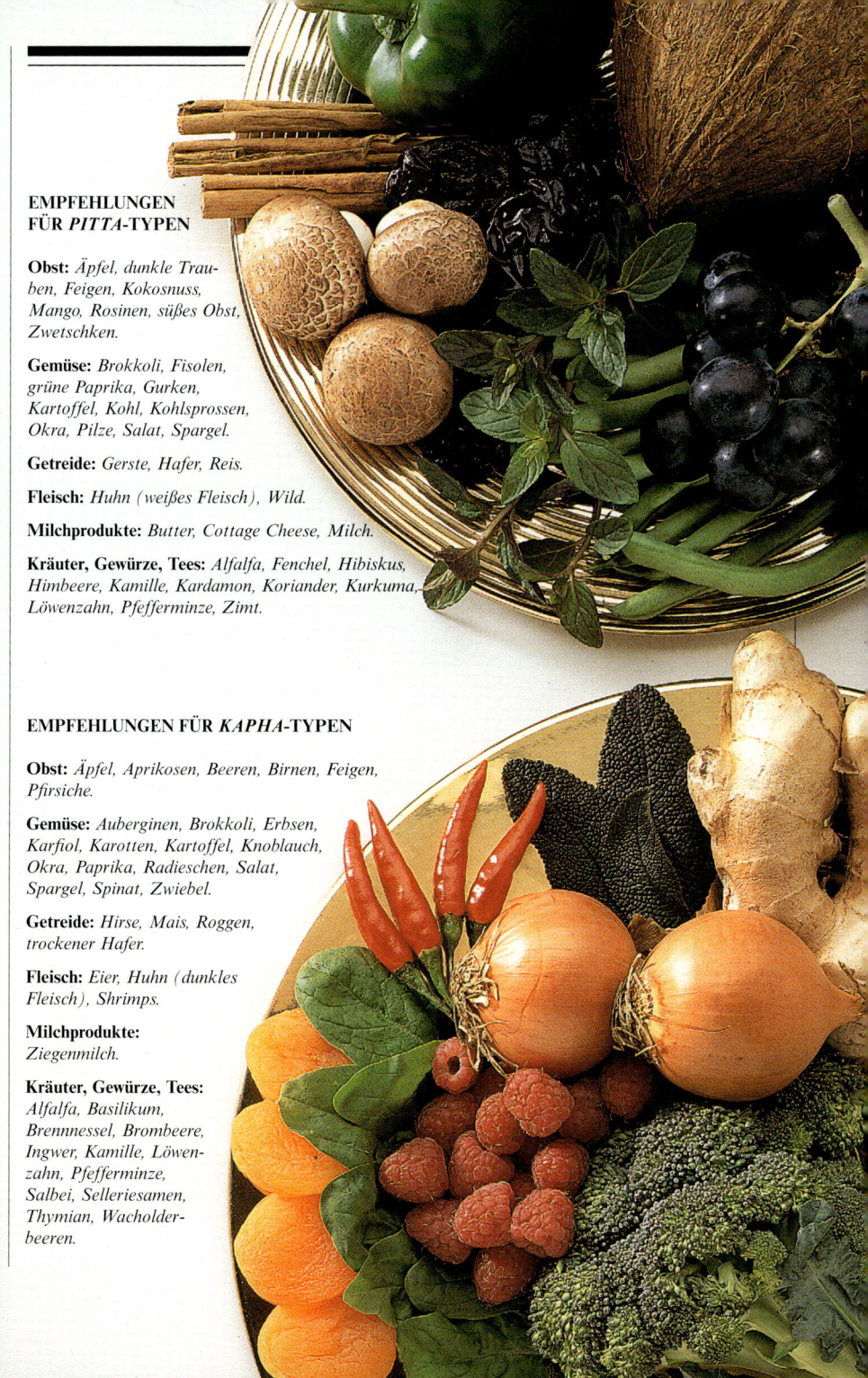

**EMPFEHLUNGEN
FÜR *PITTA*-TYPEN**

Obst: *Äpfel, dunkle Trauben, Feigen, Kokosnuss, Mango, Rosinen, süßes Obst, Zwetschken.*

Gemüse: *Brokkoli, Fisolen, grüne Paprika, Gurken, Kartoffel, Kohl, Kohlsprossen, Okra, Pilze, Salat, Spargel.*

Getreide: *Gerste, Hafer, Reis.*

Fleisch: *Huhn (weißes Fleisch), Wild.*

Milchprodukte: *Butter, Cottage Cheese, Milch.*

Kräuter, Gewürze, Tees: *Alfalfa, Fenchel, Hibiskus, Himbeere, Kamille, Kardamon, Koriander, Kurkuma, Löwenzahn, Pfefferminze, Zimt.*

EMPFEHLUNGEN FÜR *KAPHA*-TYPEN

Obst: *Äpfel, Aprikosen, Beeren, Birnen, Feigen, Pfirsiche.*

Gemüse: *Auberginen, Brokkoli, Erbsen, Karfiol, Karotten, Kartoffel, Knoblauch, Okra, Paprika, Radieschen, Salat, Spargel, Spinat, Zwiebel.*

Getreide: *Hirse, Mais, Roggen, trockener Hafer.*

Fleisch: *Eier, Huhn (dunkles Fleisch), Shrimps.*

Milchprodukte: *Ziegenmilch.*

Kräuter, Gewürze, Tees: *Alfalfa, Basilikum, Brennnessel, Brombeere, Ingwer, Kamille, Löwenzahn, Pfefferminze, Salbei, Selleriesamen, Thymian, Wacholderbeeren.*

Harmonie – die chinesische Heilkunst

Die chinesische Medizin ist eine äußerst komplexe und ausgereifte Heilkunst, die auf der Vorbeugung vor Krankheiten durch die Stärkung des Immunsystems basiert. Heilpflanzen sind nur ein Teil des Heilungsprozesses, ebenso wie Ernährung, Massage, Bewegung, Atemübungen und ein dienender Lebensstil. Die chinesischen Ärzte untersuchen die Emotionen, sozialen Beziehungen, Arbeitsgewohnheiten und Umgebung des Patienten.

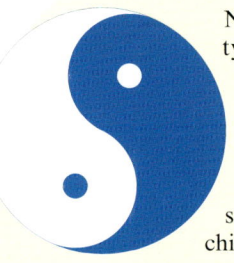

Das chinesische Symbol für Yin und Yang verdeutlicht die Interaktion und die Balance der beiden Prinzipien, um Bewegung und Energie hervorzubringen.

Gesundheit ist das Resultat der Harmonie mit den endlosen, zyklischen Vorgängen der Transformation und Veränderung im gesamten Universum. Ausgehend von einer ultimativen, undefinierbaren Kraft (*Tao*) resultieren aus dem Zusammenspiel des aktiven, befruchtenden Prinzips des Yin und des reaktiven, materialisierenden Prinzips des Yang, Bewegung und Energie. Das Individuum ist ein Spiegel des Universums, und externe Dinge stellen die Funktion von lebenden Organismen dar. Krankheiten resultieren aus inneren (biologischen und psychischen) und äußeren (sozialen, saisonalen und kosmischen) Funktionen. Krankheit ist eine Blockade von Yin und Yang.

Eine Polychromfigur von Lao Tzu aus dem 16. Jh., dem ursprünglichen Tao-Meister, der als Vater der chinesischen Medizin gilt.

Nahrung, Kräuter, Körpertyp, Organe, Krankheitsstadium und Therapiemethoden wurden gemäß einem binären System aus Yin und Yang nach Ereignissen, Eigenschaften und Substanzen gruppiert. Doch die chinesischen Ärzte entwickelten daraus ein umfassendes System an Verbindungen basierend auf einer Reihe an Grundprinzipien. Zur Beurteilung der therapeutischen Wirkung und der Reaktion des Körpers auf pflanzliche Substanzen verwendet man die vier Energien – kalt, heiß, warm und kühl. Scharfe und süße Speisen produzieren ein warmes oder heißes Gefühl im Körper, während saure, bittere, salzige Speisen ein kaltes oder kühles Gefühl bewirken. Kräuter mit warmen Eigenschaften (Yang) vertreiben die innere Kälte und wärmen den Bauch und die Milz. Heiße und warme Speisen helfen bei Erkältungen und Appetitlosigkeit, Blässe und Gliederschwäche. Kalte und kühle Kräuter wirken bei entzündlichen Krankheiten wegen einer Stoffwechselüberfunktion antibiotisch und beruhigend. Personen mit kalter physischer Konstitution benötigen warme oder heiße Speisen und umgekehrt. Die vier Energien und anderen Grundprinzipien werden in einem komplexen System der fünf Elemente (*We-Shing*) integriert.

REZEPTUREN

Die chinesische Kräuterkunde ist die weltweit ausgereifteste Form der Ethnopharmakologie. Obwohl es tausende chinesische Rezepturen gibt, umfasst das Grundrepertoire nur 120 Rezepte mit je 6-12 Substanzen. Eine Heilpflanze wird nach ihrer Essenz, Wirkung, Richtung und kontrahierenden oder erweiternden Funktion klassifiziert. Ginseng etwa gilt als warm, tonisch, befeuchtend und kontrahierend.

Tabletten, Pulver und medizinische Suppen können Substanzen mit ähnlicher Wirkungsweise oder zwei Bestandteile mit entgegengesetzter Wirkung enthalten, um die Wirkung zu verstär-

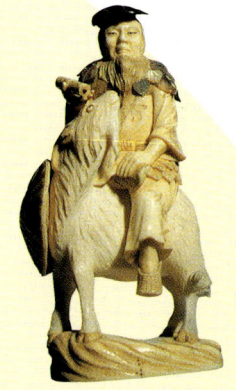

Eine Elfenbeinschnitzerei von Shen Nung aus dem 19. Jh., einem medizinischen Kaisergott.

ken bzw. abzuschwächen oder die Toxizität zu mindern. Die Kombinationen zielen darauf ab, die Substanzen an einen bestimmten Ort zu leiten und organischen Ungleichgewichten entgegen-

zuwirken. Mit einer süß-warmen Kombination, etwa aus Ginseng und Astragalus, behandelt man zu geringes *Ch'i* (siehe S. 85) in Herz, Blut, Bauch und Milz, während bitter-süße Mischungen (Enzian und Süßholz die Hitze aus dem Darm entfernen) und bitter-warme Mischungen (Magnolie und unreife Orange) den Fluss des stagnierenden *Ch'i* regulieren.

In der chinesischen Ernährungslehre wirken Pflanzen auf bestimmte Organe; Sellerie etwa ist gut für Bauch und Leber. Man isst unterschiedliche Geschmacksrichtungen, Energien und Wirkungsweisen, da eine einseitige Ernährung ein Organ stärken, aber andere schwächen würde.

ENERGIEFLUSS

Die Chinesen entdeckten weit vor den westlichen Ärzten die Zirkulation des Bluts und eine Impfung gegen Pocken, doch befassten sie sich nicht primär mit Anatomie. Vielmehr konzentriert sich die chinesische Medizin auf die dynamischen Beziehungen der Körperregionen und der darin fließenden Energie anstatt auf die einzelnen Organe. Die Behandlung befasst sich mit den (Yin) Körperteilen, an denen der Austausch der *Ch'i*-Energie (siehe S. 85) zwischen dem Inneren (Yang) und der Außenwelt stattfindet.

Die chinesische Physiologie ordnet den Fluss des *Ch'i*

zwölf Kanälen oder Meridianen zu, das das limbische System (Sitz der Emotionen), Kopf und Eingeweide verbinden. Es gibt zudem acht irreguläre Kanäle, die als Reservoir von *Ch'i* fungieren. Bei einem Gleichgewicht der Körperorgane fließt das *Ch'i* ungehindert. Doch bei extrem kontrahierten oder expandierten Organen wird der Fluss des *Ch'i* behindert. Kräuter können diesen Fluss wiederherstellen, das basale *Ch'i* stärken und Pathogene beseitigen. Dann kann die Selbstheilung des Körpers einsetzen und die Gesundung beginnt.

Eine moderne Akupunkturkarte zeigt den Fluss des Ch'i.

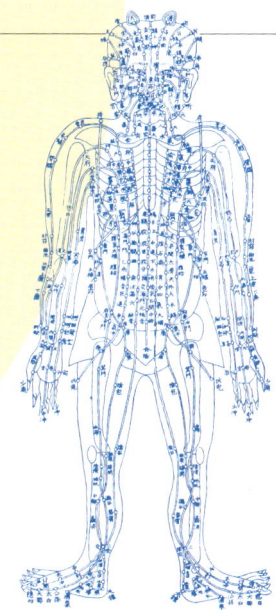

Elemente, Geschmack, Richtungen

Der Geschmack ist in der gesamten chinesischen Kräuterheilkunde sehr wichtig. Jede der fünf Geschmacksrichtungen – süß, sauer, scharf, bitter und salzig – verursacht eine bestimmte pharmakologische Wirkung und legt damit die medizinische Verwendung fest. Ein sechster Geschmack, geschmacklos, wird manchmal in der Kategorie Süß angeführt – er wirkt harntreibend.

Diese Geschmäcker werden meistens in Kombinationen verwendet. Eine scharf-süße Mischung wie bei frischem Ingwer behebt etwa Probleme mit dem nahrhaften und beschützenden *Ch'i.* Süße Kräuter und Nahrungsmittel stärken Magen und Milz und wirken wärmend und beruhigend. (Ein Zuviel davon führt allerdings zu Durchfall, chronischer Verstopfung oder starkem Harndrang.) Als Ergänzung zu süßen Speisen sind scharfe Substanzen gut für den Dickdarm. Diese fördern die Energie, Blutzirkulation und den Stoffwechsel, sind schweißtreibend und wirken wärmend und trocknend. Scharfe Lebensmittel, wie Paprika, Zwiebel, Senf und Zimt, werden auch zur Vorbeugung und Behandlung von kalten Atemwegserkrankungen (Yin), wie Asthma und Emphysemen, verwendet. Eine übermäßige Einnahme kann Durchfall und Atemprobleme verursachen. Einige Kräuter weisen von sich aus mehrere Geschmacksrichtungen auf; Bocksdorn etwa ist süß und scharf.

Saure, zusammenziehende Substanzen regulieren die Wirkung anderer Substanzen. Sie fördern die Verdauung und helfen beim Abbau der Toxine aus dem Blut, obwohl sie in übermäßiger Dosierung die Leberfunktion beeinträchtigen. Bittere Substanzen wirken auf das Herz und den Dünndarm und verbessern die Verdauung und die Durchblutung.

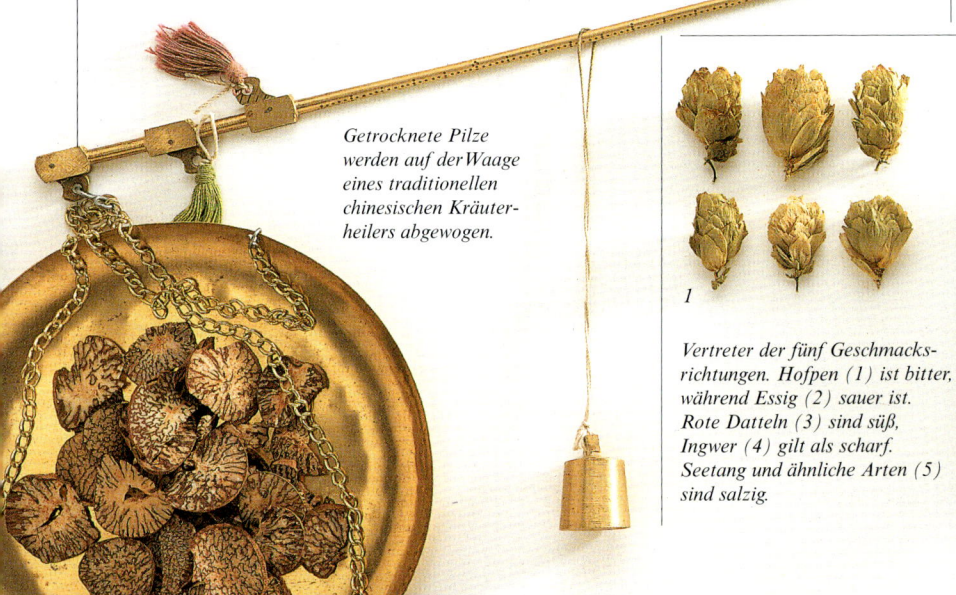

Getrocknete Pilze werden auf der Waage eines traditionellen chinesischen Kräuterheilers abgewogen.

1

Vertreter der fünf Geschmacksrichtungen. Hopfen (1) ist bitter, während Essig (2) sauer ist. Rote Datteln (3) sind süß, Ingwer (4) gilt als scharf. Seetang und ähnliche Arten (5) sind salzig.

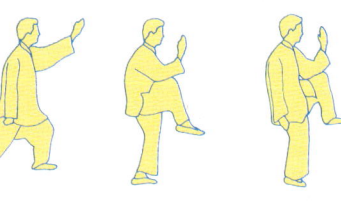

Ein Zuviel an bitteren Substanzen verursacht Herzklopfen und irritiert die Darmfunktionen. Bittere Speisen wie Rettich verringern die Körperwärme und trocknen die Körperflüssigkeit aus. Kleinere Mengen an salzigen Substanzen wie Gerste sind gut für Niere und Blase, doch in größeren Mengen erhöhen sie den Blutdruck, da sie die Nierenfunktion hemmen. Salzige Mittel verdrängen Wasser und helfen bei Verstopfung. Personen mit Kreislauf- oder Herzproblemen sollten nichts Salziges essen, da die Salze über das Blut transportiert werden.

Medikamente, Speisen und Krankheiten werden nicht nur nach ihrem Geschmack und ihrer Energie (siehe S. 82), sondern auch nach der Richtung ihrer Bewegung klassifiziert: hinauf, hinunter, fließend (nach außen) und sinkend (nach innen). Husten und Erbrechen steigen auf, Schweiß geht

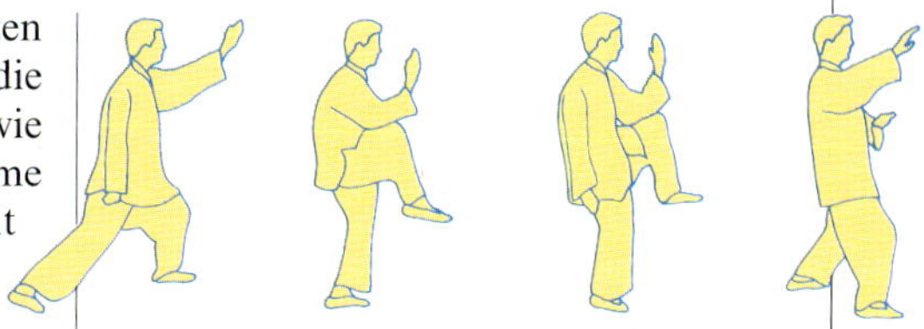

DAS WESEN DES *CH'I*

Ch'i ist eine Form der emotionalen Energie. Da gleichzeitig die unbewussten und physiologischen Funktionen eines Menschen angesprochen werden, ist die Wirkungsweise nicht auf Geist oder Körper beschränkt und kann daher nicht durch den Dualismus aus Geist und Körper erklärt werden. Die Energie fließt durch den Körper, ist dabei aber nicht losgelöst von dem *Ch'i* in unserer sozialen und physischen Umgebung zu sehen. Obwohl man nichts über das dem *Ch'i* zugrunde liegende Prinzip weiß, soll dessen Wirkungsweise der elektromagnetischen Energie ähneln. In der chinesischen Heilkunst wird das *Ch'i* durch Kräuterkunde, Akupunktur und die *Tai-Ch'i-Chuan*-Übungen (siehe oben) beeinflusst.

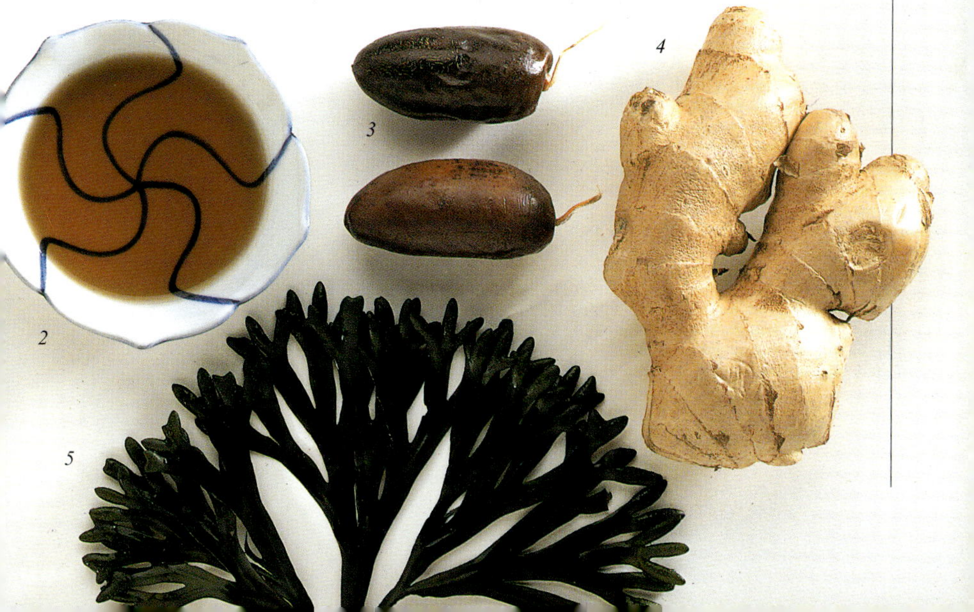

nach außen, Verstopfung nach innen, Durchfall nach unten. Die Medikamente haben eine entgegengesetzte Richtung. Warme, heiße, scharfe und süße Substanzen gehen nach oben oder außen. Kalte, kühle, saure und bittere Substanzen gehen nach unten oder innen. Manche Medikamente haben auch zwei oder mehrere Richtungen. Kudzu etwa sinkt zuerst und steigt dann, und Ingwer bewegt sich in mehrere Richtungen und kann daher bei niederem oder hohen Blutdruck verabreicht werden. Auch die Jahreszeit ist für die Behandlung wichtig. Kalte, bittere, salzige Substanzen, die nach innen wirken, sind im Winter ratsam, während süße und scharfe Substanzen, die nach außen gehen, im Sommer verabreicht werden sollten. Süße, bittere Substanzen, die nach oben gehen, nimmt man im Frühjahr.

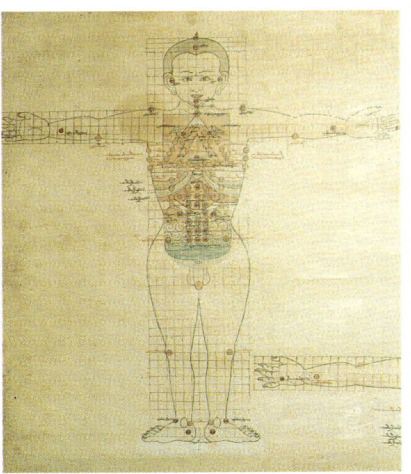

Der Einfluss des chinesischen Denkens zeigt sich durch die Ähnlichkeit zwischen Ch'i-Diagrammen und diesem medizinischen Tanka aus dem 18. Jh., einem in Tibet verwendeten Lehrbehelf.

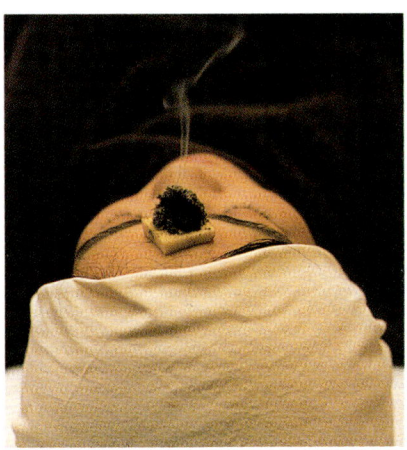

Bei Moxibustion wird ein Kraut auf einer Akupunkturnadel verbrannt und auf einem Bausch auf die Haut aufgelegt, damit die heilende Kraft bis zu den Ch'i-Meridianen ausstrahlt.

Heilpflanzen klassifiziert man zudem nach dem Lebensmeridian oder dem Kanal, auf den sie wirken (siehe S. 82-83). Eine Substanz kann mehrere Kanäle gleichzeitig beeinflussen. Rettich etwa wirkt auf Milz, Magen und Lunge, indem stagnierendes Essen beseitigt wird und das Lungen-Ch'i aufgestautes Phlegma eliminiert. Manche Kräuter befördern andere Kräuterbestandteile zu einem bestimmten Kanal und den dazugehörigen Organen.

Obwohl Kräuter ganze Meridiane ansprechen können, gibt es auch Behandlungsformen für Körperteile, denen in der chinesischen Medizin keine wichtigen Organe zugeschrieben werden. Vordere Kopfschmerzen etwa können durch Magenkräuter behandelt werden, da sich der Magenmeridian durch Kopf und Stirn zieht.

FÜNF PHASEN DER TRANSFORMATION

Die fünf Elemente oder Phasen bilden ein komplexes System, mit dem chinesische Ärzte komplexe Beziehungen zwischen therapeutischer Behandlung, Körperorganen, Symptomen, Sekretionen, Emotionen, Farben, Geschmäckern, Gerüchen, Lebensmitteln, chronologischen Prozessen und der physischen Umgebung beschreiben. Jedes der fünf Elemente – Holz, Feuer, Erde, Metall, Wasser – besitzt spezifische Eigenschaften, die gemeinsam mit Puls, Träumen und der Geschichte des Patienten in die Diagnose einfließen.

Die fünf Elemente verbinden Farbe und Geschmack einer Substanz mit den Organen. Die Kombination Weiß-Scharf-Metall etwa bezieht sich auf den Dickdarm, Gelb-Süß-Erde auf den Magen. Jedes Paar an elementaren Organen wird durch bestimmte Nahrungsmittel genährt, während andere dieser Organgruppe schaden. Die jahreszeitgemäße Auswahl an Speisen und Kräutern garantiert den ungehinderten Fluss des *Ch'i* und passt das Leben des Einzelnen an den Makrokosmos an. Der Kreis im Uhrzeigersinn zeigt den *Shen*- oder vitalen Zyklus. Jede Phase eines Elements nährt die Organe dieses Elements und leitet das *Ch'i* zur nächsten Phase weiter. So liefert die Erde *Ch'i* an den Magen und die Milz, dann

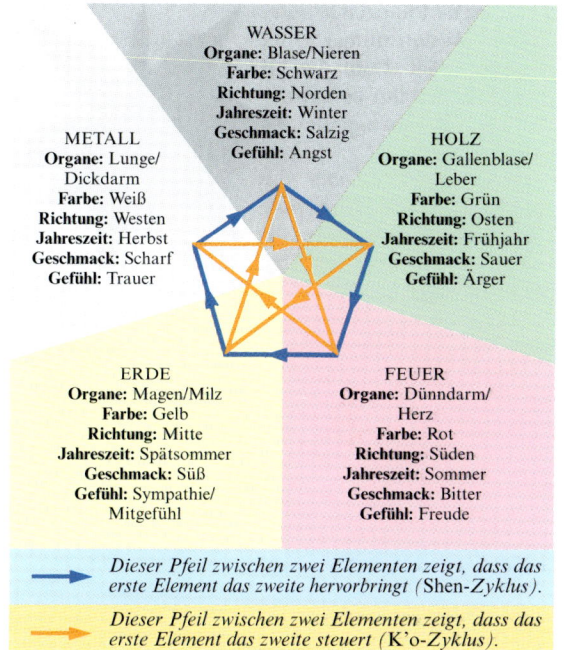

WASSER
Organe: Blase/Nieren
Farbe: Schwarz
Richtung: Norden
Jahreszeit: Winter
Geschmack: Salzig
Gefühl: Angst

METALL
Organe: Lunge/ Dickdarm
Farbe: Weiß
Richtung: Westen
Jahreszeit: Herbst
Geschmack: Scharf
Gefühl: Trauer

HOLZ
Organe: Gallenblase/ Leber
Farbe: Grün
Richtung: Osten
Jahreszeit: Frühjahr
Geschmack: Sauer
Gefühl: Ärger

ERDE
Organe: Magen/Milz
Farbe: Gelb
Richtung: Mitte
Jahreszeit: Spätsommer
Geschmack: Süß
Gefühl: Sympathie/ Mitgefühl

FEUER
Organe: Dünndarm/ Herz
Farbe: Rot
Richtung: Süden
Jahreszeit: Sommer
Geschmack: Bitter
Gefühl: Freude

Dieser Pfeil zwischen zwei Elementen zeigt, dass das erste Element das zweite hervorbringt (Shen-Zyklus).

Dieser Pfeil zwischen zwei Elementen zeigt, dass das erste Element das zweite steuert (K'o-Zyklus).

gelangt das *Ch'i* in die Lunge und den Dickdarm (Metall).

Der *K'o*- oder Kontrollzyklus zeigt die antagonistischen und schädlichen Beziehungen zwischen den Elementen und den jeweiligen Organen. Wasser steuert das Feuer, so dass fehlende Nierenenergie (Wasser) zu Bluthochdruck und Herzklopfen (Feuer) führen kann. Die Nieren werden von Magen und Milz (Erde) gesteuert, so dass ein Ungleichgewicht in der Milz aufgrund zu vieler süßer oder saurer Substanzen den Fluss des Nieren-*Ch'i* (Wasser) hemmt. Zu viel Yang in der Erde mag durch ein Ungleichgewicht des

Holzes im *Shen*-Zyklus oder einen Mangel im Metall durch den *K'o*-Zyklus bedingt sein. Man verabreicht Kräuter zur Reduzierung der Erdenergie oder Steigerung der Metallenergie.

Mit der Medikation eines Elements werden die auch im *Shen*-Zyklus vorherigen Organe behandelt. Zum Stärken der Milz (Erde) sollte auch die Energie des Dünndarms (Feuer) geheilt werden. Ein Ungleichgewicht in der mit einem Element assoziierten Jahreszeit hat Folgen in der nächsten Jahreszeit. Milzprobleme im Spätsommer zeigen so ein Lungenleiden im Herbst an.

Beliebte chinesische Kräuter

Chinesische Pflanzen erfreuen sich im Westen immer größerer Beliebtheit. Fünf der hier gezeigten haben heilende und vorbeugende Wirkung.

Der Mu-Err-Pilz oder das Judasohr (*Auricularia polytricha*) ist ein Tonikum für Langlebigkeit und hilft bei Menstruationsbeschwerden. Das Judasohr enthält Adenosin und andere blutverdünnende Substanzen, die Schlaganfällen und Herzinfarkten vorbeugen. Der Mu-Err-Pilz stimuliert das Immunsystem und verzögert Krebserkrankungen bei Tieren. Der Shiitake-Pilz (*Lentinus edodes*) enthält cholesterinsenkende Substanzen, die die Wirkung gesättigter Fette mindern. Shiitake enthält zudem Lentinan, das die Bildung von Interferon, einer stark antiviralen und krebsfeindlichen Substanz im Immunsystem anregt.

Ginkgo (*Ginkgo biloba*) wird in der chinesischen Medizin zur Behandlung von Lungen- und Herzerkrankungen sowie zur Regulierung der Urinausscheidung eingesetzt. Durch eine Erweiterung der Blutgefäße wird die Durchblutung besonders in tiefer liegenden Arterien verstärkt und eine Blutgerinnung unterbunden. Ginkgo verbessert den zerebralen Kapil-

1 Sternanis
2 Ginkgo-Nüsse
3 Da Xue Teng
4 Jing Jie
5 Xanthium-Früchte
6 Tee
7 Huang Lian
8 Shiitake-Pilz
9 Dang-Gui
10 Amberbaum-Früchte
11 Saflor
12 Mu-Err-Pilz

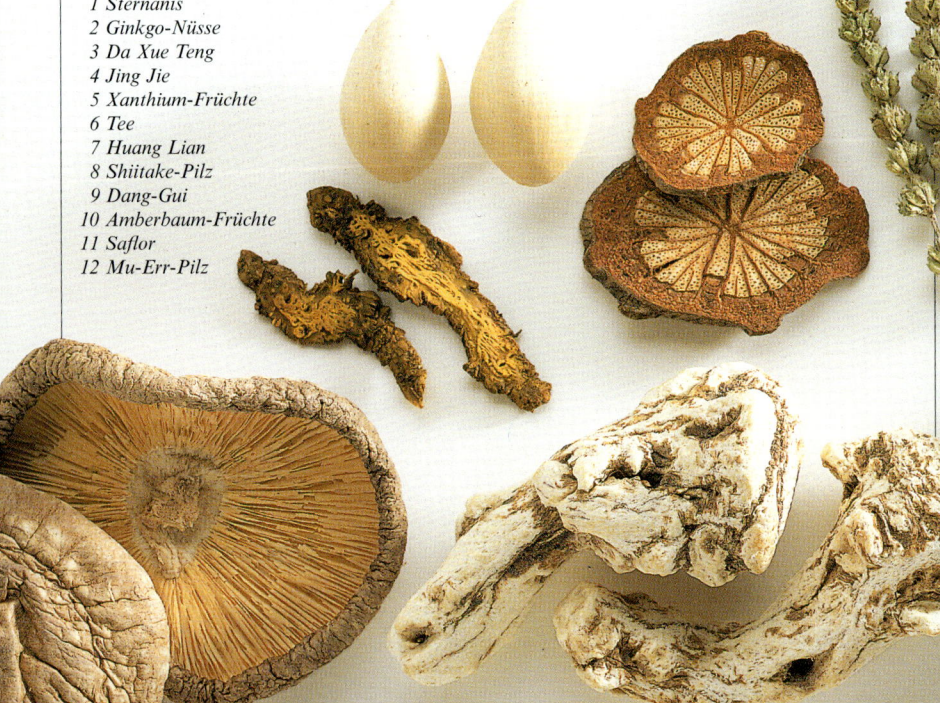

larfluss und wird bei Schlafstörungen, Depression und Hirnleistungsschwäche bei älteren Menschen eingesetzt.

Dang-Gui (*Angelica sinensis*) wird für Harmonie des *Ch'i*, für eine verbesserte Koronardurchblutung und einen niedrigeren arteriellen Blutdruck verwendet. Es wirkt entzündungshemmend, schmerzstillend und beruhigend auf das zerebrale Nervensystem und hilft zudem bei unregelmäßiger Menstruation, PMS, Menopause-Symptomen und Schwäche nach der Geburt.

Schwarzer Tee ist zur Stimulierung und zur Behandlung von Durchfall sehr beliebt. Anders als schwarzer Tee und Oolong-Tee wird grüner Tee mit trockener Luft oder Dampf erhitzt, wodurch die krebsbekämpfenden Katechine nicht oxidieren. So kann grüner Tee das Krebsrisiko senken. Japaner, die sehr viel grünen Tee trinken, haben eine sehr geringe Krebsrate, insbesondere bei Magenkrebs.

Die anderen Kräuter werden in unterschiedlichen Mengen eingesetzt. Sternanis ist stimulierend und harntreibend, Jing Jie ist schweißtreibend und lindert Schwellungen und Abszesse. Xanthium-Früchte und Amberbaumfrüchte helfen bei rheumatischen Beschwerden, Huang Lian ist ein leichtes Sedativum, das Hitze und Feuchtigkeit beseitigt. Saflor und Da Xue Teng verbessern die Durchblutung, Da Xue Teng scheidet zudem Giftstoffe im Blut aus.

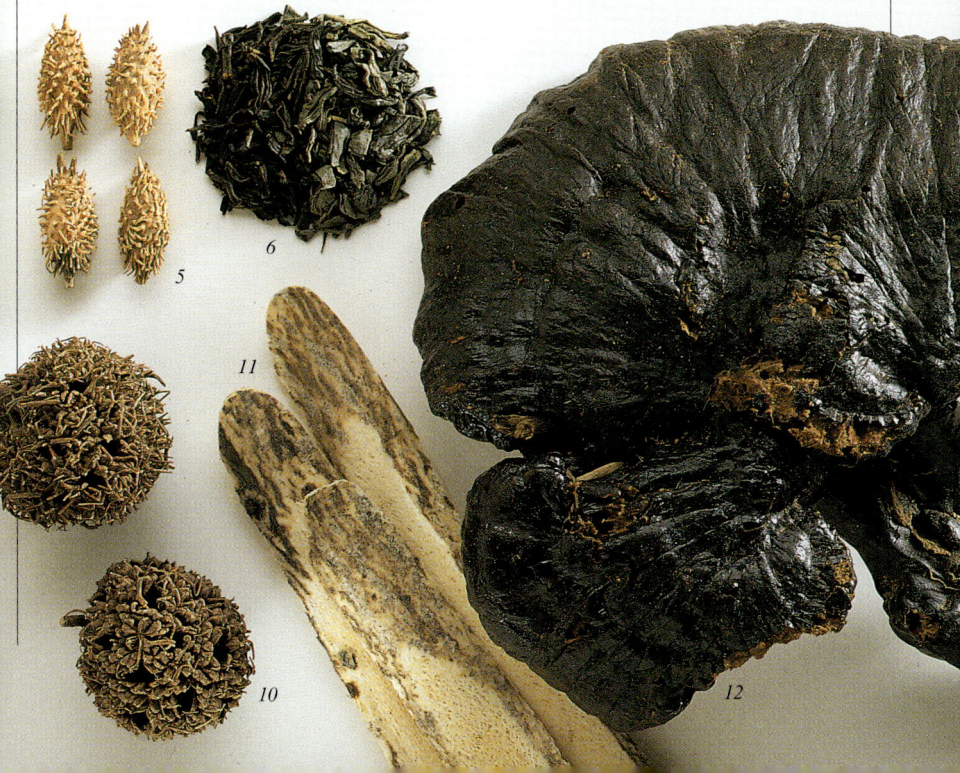

5
6
11
10
12

Thailand

Das traditionelle thailändische Heilsystem geht auf die buddhistischen Mönche zurück, die dort vor rund 800 Jahren Klosterspitäler einrichteten. Das Medizinwesen geht von der ayurvedischen *Tri-Dosha*-Lehre der Körpersäfte aus (siehe S. 76–79), wurde aber an die Kultur Thailands angepasst. Da es viele regionale Formen der traditionellen Thai-Medizin gibt und die Heilpraktiker diese als ihr Berufsgeheimnis hüten, ist die Kräuterheilkunde in Thailand besonders vielfältig.

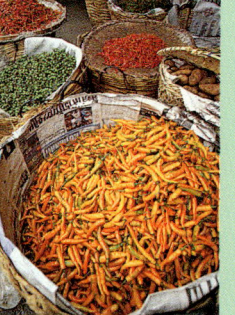

Chillies auf einem thailändischen China-Markt.

Auf dem Land hat jeder Haushalt eine eigene Sammlung an Kräutern. Das medizinische Wissen wird innerhalb der Familie oder über eine Lehre bei einem traditionellen Heilpraktiker weitergegeben. In den Städten wurde das Wissen um die Medizin einst durch die königlichen Höfe und Klöster vermittelt, heute ist es aber staatlich geregelt. Traditionelle Heiler werden in einer offiziellen Schule mit einem genehmigten Lehrplan und Prüfungen für eine Berufslizenz ausgebildet.

Die Thai-Medizin basiert auf Tausenden langen Rezepturen, die zu

Mädchen des Karen-Stamms tragen Chrysanthemen, aus denen Tee gemacht wird.

Hause, in Tempeln und in den königlichen Bibliotheken aufbewahrt werden. Jede Rezeptur nennt die Krankheit, deren Symptome, die Zutaten für ein Gegenmittel, ihr Gewicht, die Zubereitung und Verabreichung. Nur natürliche Zutaten dürfen verwendet werden, und die Rezepturen werden laufend aktualisiert und zur offiziellen Genehmigung vorgelegt. Obwohl die Kräuterheiler Hunderte solcher Rezepturen besitzen, werden im täglichen Gebrauch nur die wirksamsten eingesetzt.

Krankheiten gelten als Folge von Ungleichgewichten durch plötzliche Veränderungen des Klimas, psychosozialen Stress oder geistige oder physische Überanstrengung. Zu viele süße oder fette Speisen und eine unausgewogene Ernährung können Krankheiten verursachen. Auch Alter, Wohnsitz und Zeitpunkt der Erkrankung spielen eine Rolle, da all dies die Widerstandsfähigkeit des Körpers beeinflusst.

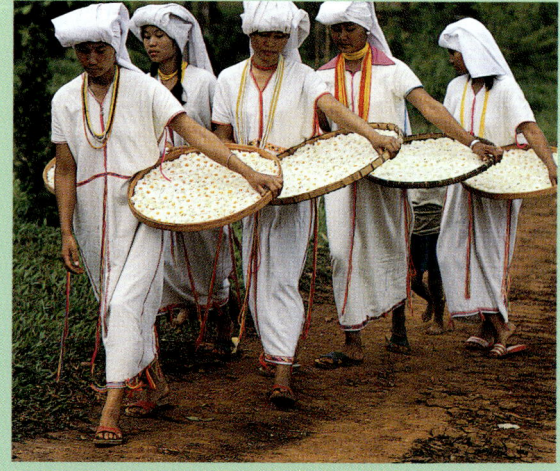

TÖDLICHER MOHN

Die arme ethnische Bevölkerng in Nordthailand pflanzt Opium zum Verkauf und wegen seiner analgetischen Wirkung an. Opium macht rasch süchtig, und in den Entzugshäusern wird ein schamanisches Ritual der Hmong praktiziert, um die Motivation der Patienten zu steigern. Dieses basiert auf dem Mythos der Entstehung des Opiums.

Zu Beginn der Hmong-Ära gab es einen König, dessen Tochter zwar schön war, aber schlechten Köpergeruch hatte. Da niemand sie heiraten wollte, schwor sie, sich durch einen Zauber zu rächen, gegen den es kein Mittel gab. Bei ihrer Bestattung wurden ihre Brüste Mohnpflanzen, die Opiummilch geben, und ihre Vagina wurde die Tabakpflanze. Die Opiumgöttin soll den männ

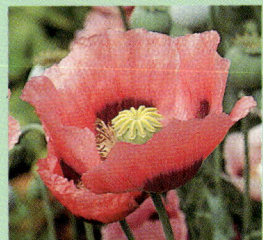

Opium entsteht aus der Mohnpflanze Papaver somniferum.

lichen Opiumraucher in seinen narkotischen Träumen besuchen und beherrscht diesen schließlich. In einer Variante der Akha hatte eine Frau viele Verehrer, doch nur sieben schenkte sie ihre Zuneigung. Um Streit zu vermeiden, schlief sie mit allen sieben, obwohl sie wusste, dass dies sie selbst umbringen würde.

Im schamanischen Ritual, das den Opiumentzug unterstützen soll, wird die Göttin überzeugt, den Körper des Süchtigen zu verlassen und

sich in einen kleinen eigens für sie erbauten Palast zurückzuziehen. Ein Korb wird mit Tonfiguren der Göttin, ihrer Gefolgschaft und der Haustieren dekoriert. Die Opiumpfeifen des Süchtigen und seine Utensilien werden in diesen Palast gebracht, und der Süchtige muss vor den Göttern geloben, nie wieder Opium zu nehmen. Dann bitten die Schamanen die Göttin, sich in ihren neuen Palast zu begeben.

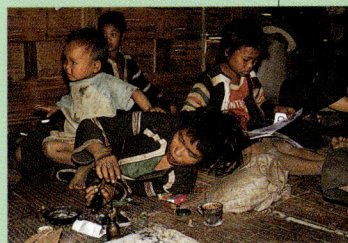

Opiumabhängige Kinder der Lahu in Nordthailand.

Das Gleichgewicht im Körper wird durch veränderte Mengen an wärmenden und kühlenden Substanzen wiederhergestellt. Bei Heilpflanzen und Kombinationen, körperlichen Reaktionen und einigen Krankheiten unterscheidet man zwischen heiß, neutral oder kalt. Obwohl das *Dosha*-Modell eine allgemeine Referenz darstellt, gibt es keine systematische Verbindung mit der Auswahl der geeigneten Heilpflanzen. Die medizinische Theorie steht vielmehr im Zusammenhang mit den neun Geschmacksrichtungen. Sauer bedeutet schleimlösende Wirkung, Pflanzen mit zusammenziehender Wirkung dienen der Wundheilung und helfen, innerlich angewendet bei Koliken, Durchfall und anderen Magenleiden. Man nimmt die Medizin mit der Nahrung oder verabreicht sie durch Massagen, als Tees, Aufgüsse, Breiumschläge, Spülungen, Saft, Dampfbad oder Inhalationsmittel. Ein gut funktionierendes Verdauungssystem ist besonders wichtig, und daher trinkt man in Thailand häufig tonische Kräutergetränke. Die *Materia Medica* mit rund 700 Pflanzen umfasst Aloe, Ananas, Bananen, Basilikum, Guaven, Ingwer, Knoblauch, Kürbis, Tamarinden, Zitronengras und Zuckerrüben.

Regionale Traditionen

Kräuterkunde ist ein offenes und dynamisches System, das sich abhängig von der historischen und umweltbedingten Lage laufend verändert hat. Ein entscheidender Faktor dabei ist der kontinuierliche Austausch von Heilpflanzen zwischen den unterschiedlichen Regionen. Heute werden Pflanzen, die auf das europäische Altertum zurückgehen, in den Anden und den pazifischen Inseln verwendet. Umgekehrt finden viele orientalische oder exotische Pflanzen, wie Aloe, Gingko und Ginseng, heute auch in Europa weite Verwendung. Die Zusammenhänge und die Unterschiede zwischen den einzelnen Traditionen erkennt man daran, wie die Pflanzen angewendet werden.

Obwohl Aufgüsse und Breiumschläge universell sind, gibt es doch markante Unterschiede zwischen der afrikanischen Anwendung getrockneter, pulverisierter Pflanzen und der Vorliebe der Polynesier für frische Pflanzensäfte. Anderseits verwenden sowohl die Afrikaner als auch die eingeborenen Amerikaner warme Maisbreiumschläge zur Behandlung von Furunkeln und Pusteln. Die Methode der Tscherokesen, den Geist der Pflanze um eine entsprechende Medizin zu bitten, ist ein Zeichen für die enge Beziehung der Heilpraktiker am Amazonas zu den Geistern der Pflanzen. Die religiöse Hingabe der Kräuterheiler weltweit zu ihrer Arbeit zeigt diese Ähnlichkeit wohl am besten.

Eine Seite aus dem zentralamerikanischen Codex Badianus *aus dem 16. Jh. zeigt den Einfluss der neuen Heilpflanzen in der europäischen Praxis. Diese Kräuter gelten als Heilmittel bei „Vomica", wie der römische Schriftsteller Pliny Furunkel nannte.*

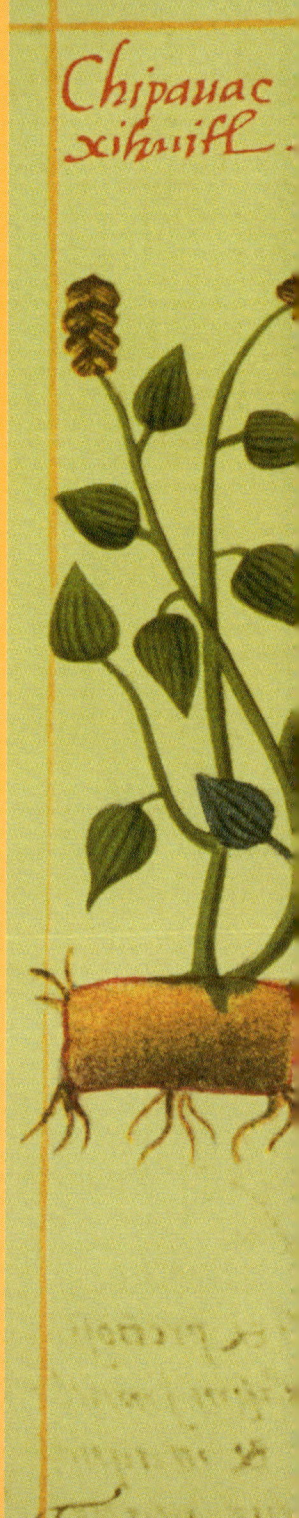

Chipauac
xihuitl.

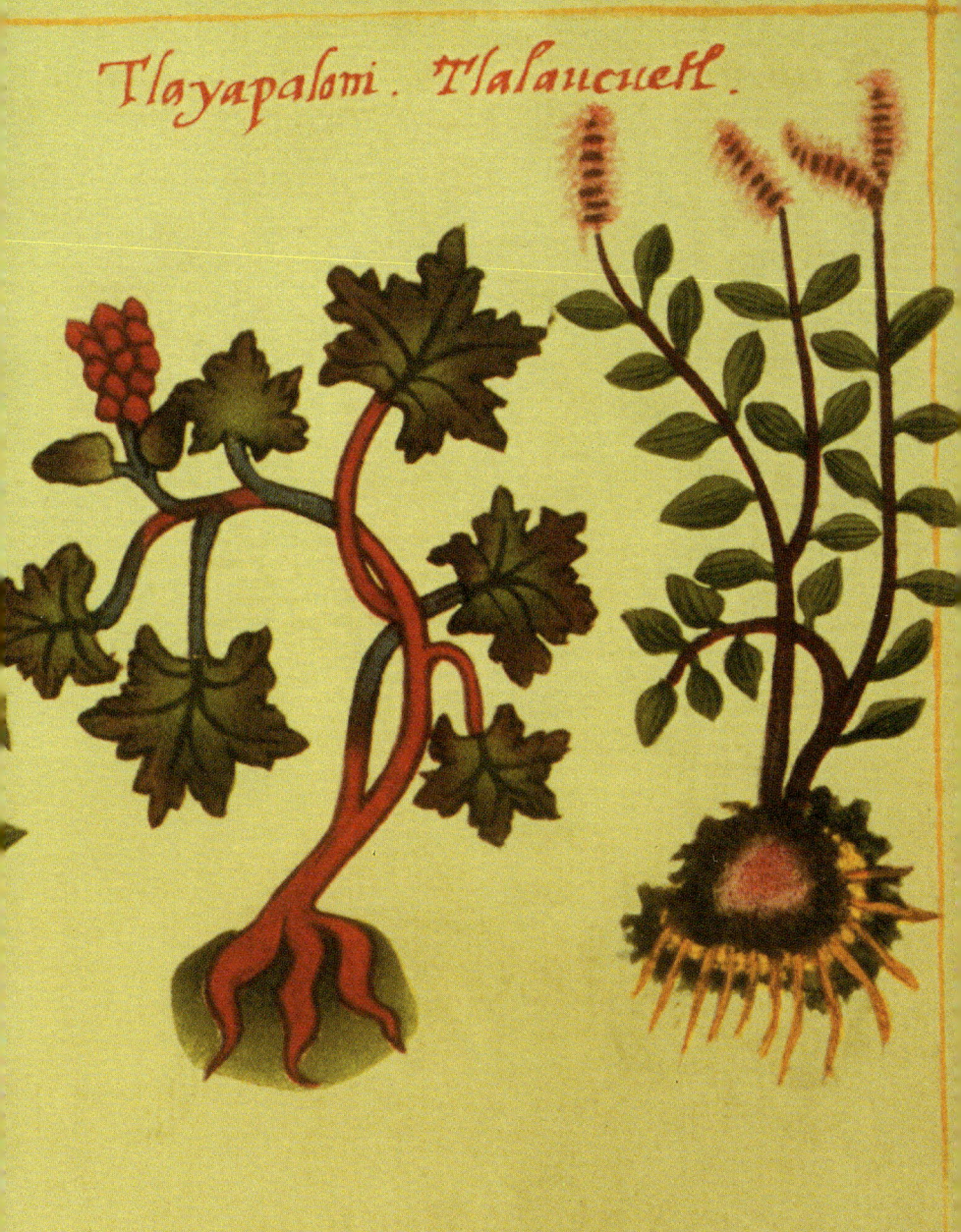

Vomica

Afrika

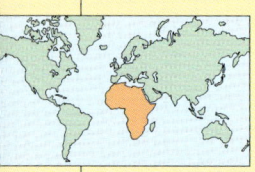

Durch die Vielfalt an Kulturen, ethnischen Gruppen und botanischen Regionen in Afrika kann man nur schwer allgemeine Aussagen über die Heilmethoden treffen. Mit Ausnahme der äthiopischen, ägyptischen und arabischen medizinischen Traditionen, die auf schriftlichen Aufzeichnungen beruhen, gibt es in Afrika rund 1.000 kulturelle und linguistische Gruppen, die alle eigene Heilmethoden haben. Fast 90 Prozent der Bevölkerung leben in ländlichen Gebieten und bedienen sich mehr oder weniger stark traditioneller Heilpraktiken. Da die Regierungen und internationale Organisationen erkannt haben, dass die Landbevölkerung in nächster Zukunft nicht gänzlich mit kostspieligen, modernen Medikamenten versorgt werden kann, versuchen diese, die traditionelle

Die Heilpraxis der eingeborenen afrikanischen Ärzte ist äußerst vielseitig. Während manche nur mit Pflanzen heilen, verwenden andere eine Kombination aus Kräutermitteln und Weissagungen für Diagnose (rechts ein Heiler aus Sambia), Chirurgie, Hauteinritzen, Knocheneinrichten, Aderlass und anderen Praktiken. Bei kleineren Leiden bedient man sich alter Hausmittel oder verlässt sich auf Empfehlungen von Nachbarn oder des lokalen Kräuterspezialisten. Wenn dies nicht hilft, wendet man sich an einen Wahrsager, der größere diagnostische und therapeutische Fähigkeiten hat und komplexere Techniken der Reinigung und Opferung anwendet. Bei den zentralafrikanischen Bafulero etwa geht man zuerst zu einem Wahrsager, der den Patienten nach einem Diagnosegespräche und einer Wahrsagung an einen Kräuterspezialisten, einen Chirurgen oder ein Spital verweist.

Medizin zu evaluieren und in das primäre Gesundheitswesen zu integrieren.

Die afrikanische Pharmakopöe enthält eine Vielzahl an Heilmethoden für unterschiedliche Krankheiten, doch

HEILKUNST DER ZULU

Medizin zur Behandlung von mystischen Erkrankungen durch Zauberei und die Geister der Vorfahren wird von

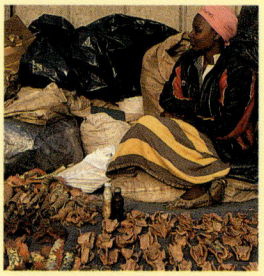

Verkauf von Zulu-Medizin in Natal, Südafrika.

den Zulus als schwarz, rot und weiß klassifiziert. Diese wird durch professionelle Heilpraktiker verabreicht und behebt das durch Zauberei oder Umweltverschmutzung bedingte Ungleichgewicht zwischen dem Patienten und der Umwelt. Diese Medizin basiert auf Wurzeln und Rinde, kann aber auch Teile wilder Tiere beinhalten. Man nimmt sie immer in der Reihenfolge schwarz, rot und weiß, obwohl schwarz oder rot auch weggelassen werden kann.

Die schwarze Medizin ist ein starkes Mittel, das alles Böse vertreibt. Weiße Medizin ist ein Sedativum oder Tonikum, das die

Wirkung der schwarzen Medizin ausgleicht. Rot steht für die Dämmerung und repräsentiert den Vorgang, durch den der Patient von der Dunkelheit der schwarzen Medizin in das Leben und Tageslicht der weißen Medizin gelangt. Rot steht für die Wiedergeburt und wird in der Übergangsphase zwischen Krankheit und Gesundheit verabreicht.

Hitze bezeichnet Krankheit, während Gesundheit mit Kühle assoziiert wird. Weiß ist kühl, und schwarz und rot sind heiß, so dass schwarze und rote Medikamente immer erhitzt werden und weiße Medizin roh genommen wird.

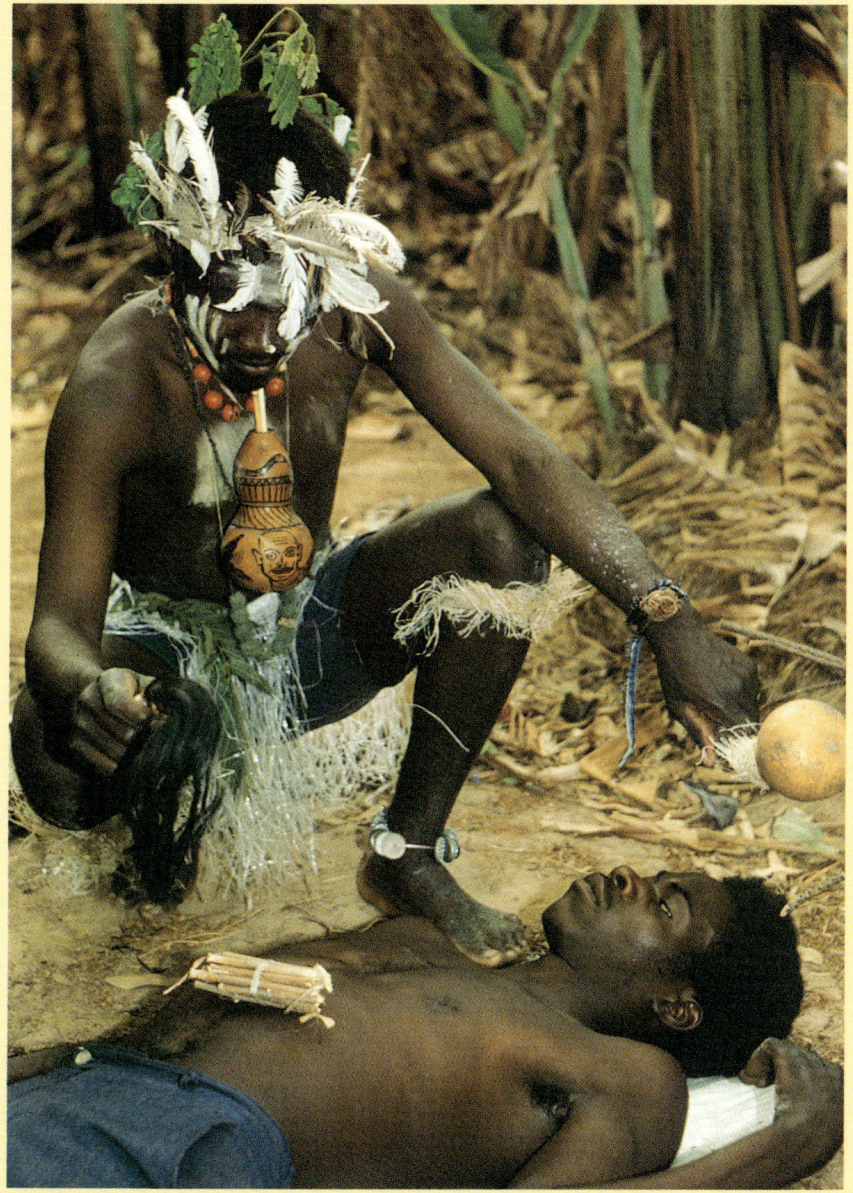

aus pharmakologischer Sicht ist die afrikanische Flora nur unzulänglich erforscht, und nur wenige Pflanzen, darunter das antikarzinogene Immergrün, sind in die moderne Medizin eingeflossen. Physostigmin von der Kalabar-Bohne, einem westafrikanischen Torturgift, wird international zur Behandlung von Glaukom, anticholinergischer Toxizität (die die Nervenfasern angreift) und Alzheimer eingesetzt. *Rauwolfia vomitoria* wird von eingeborenen westafrikanischen Ärzten für eine Schlaftherapie und als Anfangsbehandlung bei mentalen Problemen angewendet, um diese Patienten für eine psychosoziale Therapie zugänglicher zu machen. Diese Art der *Rauwolfia* enthält die Wirkstoffe Reserpin und Ajmalin, die in der modernen Medizin bei

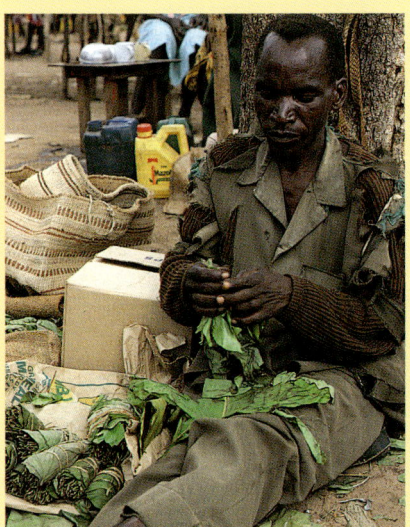

Die Meru haben verschiedene Heilpraktiker, darunter die Mwaanga *(oben), die nur mit Hilfe von Heilpflanzen heilen.*

Bluthochdruck und Angstzuständen eingesetzt werden.

Die afrikanische Heilkunst will die Vitalität des Menschen und die Harmonie im Universum wiederherstellen. Krankheiten werden in einem größeren Zusammenhang gesehen, bei dem die symmetrische, moralische Ordnung gestört wird. Durch diese Ordnung ist das Selbst mit sozialen Gruppen, Umgebungen, Vorfahren und Geistern und somit einer kosmologischen Ordnung verbunden. Daher werden rationale und magische Vorstellungen der Krankheitsursachen nicht losgelöst voneinander betrachtet. In manchen Gruppen, wie den südostafrikanischen Thonga, gibt es nur eine minimale Ausbildung durch die Vorfahren. Die Menschen lernen, sich auf die Zubereitung der Medizin für eine bestimmte Krankheit zu spezialisieren. Häufiger macht man zwischen 3–20 Jahren eine Lehre zum Kräuterspezialisten oder Priester. Der Schüler, ein Mann, lernt im Wald die Namen, Beschreibungen und Verwendungsmöglichkeiten der Heilpflanzen. Da er auch lernt, spirituelle Kräfte zu rufen, muss er während der Ausbildung zölibatär leben und zahlreiche andere Regeln befolgen. Wenn die Weissagung am letzten Tag seiner Ausbildung ergibt, dass er gegen diese verstoßen hat, muss er ein Opfer bringen, eine Strafe zahlen und weitere drei Jahre in Ausbildung gehen. Die Kräuterspezialisten der Meru in Nordtansania kennen dieses in Afrika häufige komplexe Medizinwesen mit magischen Kräften nicht. Gebete und rituelle und wahrsagerische Elemente gibt es in ihrer Heilkunst oder beim Sammeln von Pflanzen nicht, und die

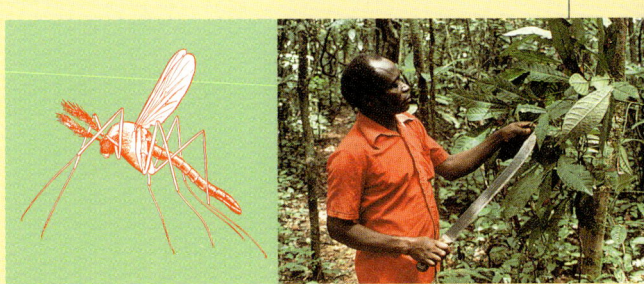

Die von der Anophelesmücke (rechts) übertragene Malaria ist eine der häufigsten Infektionskrankheiten in Afrika. Die meisten Regionen haben ihre eigene Medizin dafür. Die Meru verwenden Achyranthes aspera, *eines der fünf Heilmittel bei Sodbrennen. In Kamerun verwendet man* Lavigeria macrocarpia *(ganz rechts).*

Vorstellung von krankheitserregenden Würmern haben sie modifiziert, um die Theorie unsichtbarer Keime zu integrieren. Doch in ihren Träumen erhalten die Kräuterspezialisten der Meru von einer höheren Gottheit Wissen über Medizinpflanzen. Die Diagnose basiert auf einem Gespräch mit dem Patienten über die Symptome sowie Beobachtungen physischer Zeichen. Es gibt eine klare Unterscheidung zwischen Symptom und Ursache, und beides wird bei der Wahl der Medizin berücksichtigt.

Meru-Kräuterspezialisten kennen für jede Krankheit unterschiedlich starke Heilmittel. Die Wahl hängt von Alter und Geschlecht des Patienten und seinen Eigenheiten ab. Die Krankheiten werden Umwelteinflüssen (Hitze, Kälte, Regen, Schmutz), Essgewohnheiten, Hygiene (Essen mit schmutzigen Händen, etc.), Würmern, sozialen Problemen, Giftstoffen, Zauberei, Zustand des Bluts, den Geistern der Vorfahren (die Blindheit und mentale Probleme verursachen können) und Gott (der Epilepsie und Lepra schickt) zugeschrieben. Ein Meru-Kräuterpraktiker bietet allein 56 Mittel für fünf Erkrankungsarten des Verdauungstrakts an, und für eine Magenkrankheit gibt es sogar 31 verschiedene Heilmittel.

NARBEN UND SALBEN

Viele afrikanische Medikamente nimmt man nicht oral. Oft werden kochende Kräutermischungen inhaliert, etwa bei Erkältungen, Fieber, Beschwerden in der Brust und bei mentalen Problemen. Bei Magenschmerzen und schmerzhafter Menstruation gibt man Einläufe.

In Pulverform können Pflanzen geschnupft werden, um Niesen herbeizuführen und Kopfschmerzen zu heilen, oder sie werden trocken auf die Zunge gelegt. Getrocknete Wurzeln werden zu Asche verbrannt, mit Öl gemischt und auf Verstauchungen und andere schmerzhafte Körperteile eingerieben.

Bei nicht lokalisierbaren Schmerzen weicht man Blätter in Wasser ein und bedeckt den Körper des Patienten damit. Gekochte Blätter legt man zur Anwendung von Hitze auf. Wenn sie abkühlen, werden sie erneut erhitzt. Eine solche Behandlung erfolgt 3 Wochen lang je eine halbe Stunde am Morgen und am Abend.

Warme Kräutersalben trägt man auf Wunden, Geschwüre und bei Rheuma auf. Heißer Maisbrei hilft bei Furunkeln und heiße Paprikaschoten beim Knocheneinrichten. Für Salben werden die Wurzeln zerrieben und zu einem Baumsaft hinzugefügt, der dann in etwas Wasser gekocht wird. Die schmierige Salbe macht die Haut weicher.

Der Südpazifik

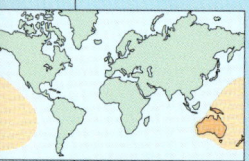

Die verschiedenen Inselketten Polynesiens sind relativ isoliert voneinander und haben ihre eigenen medizinischen Theorien und Praktiken hervorgebracht. Insgesamt kennen diese rund 400 verschiedene Heilpflanzen. Im 20. Jahrhundert fand man für viele Pflanzen neue Verwendung, während andere aus der Praxis verschwanden oder hinzukamen.

Polynesische Kräuterheiler sind entweder allgemeine Praktiker oder Spezialisten für eine oder mehrere Erkrankungsarten. Die polynesische Kräutermedizin konzentriert sich auf die Behandlung von Kinderkrankheiten und Geburtsprobleme, so dass die meisten Kräuterpraktiker Frauen sind, obwohl es in Hawaii sowohl weibliche als auch männliche Heiler gibt. Zudem gibt es männliche Knochenrichter, Masseure und Spezialisten für durch die Geister der Vorfahren hervorgerufene Krankheiten.

Die Kräuterspezialisten beginnen ihre 1- bis 7-jährige Ausbildung als Kind bei einem Familienmitglied. Zusätzliches Wissen erhalten sie von anderen Heilern, von Vorfahren im Traum oder durch Versuche. Man glaubt, Diagnose und Behandlung von Krankheiten sei eine spirituelle Begabung und dass der Heiler den Pflanzen ihre Wirksamkeit verleiht. Rezepte für Kräutermittel sind Familienbesitz. Wenn diese von anderen ohne Zustimmung der Familie verwendet werden, verliert die Pflanze ihre Wirksamkeit. Polynesische Kräuterspezialisten akzeptieren kein Geld für ihre Dienste, da dies die Wirksamkeit zunichte machen würde. Sie nehmen kleine Geschenke, doch ihr größter Lohn ist es, anderen zu helfen und dadurch Prestige zu erlangen.

Bei schweren oder lebensbedrohlichen Krankheiten wendet man sich an Spitäler, obwohl auf den Cook-Inseln auch bei Krebs und Tuberkulose traditionelle Heiler konsultiert werden. Traumatische Zustände, Brüche, Verdauungsprobleme und andere kleinere Probleme werden von Heilpraktikern oder anderen Volksheilern behandelt. Auf manchen Inseln hat fast jede Familie ein medizinisch bewandertes Mitglied. Diese verwenden immer frische Rinde, Blüten und Blätter und niemals ge-

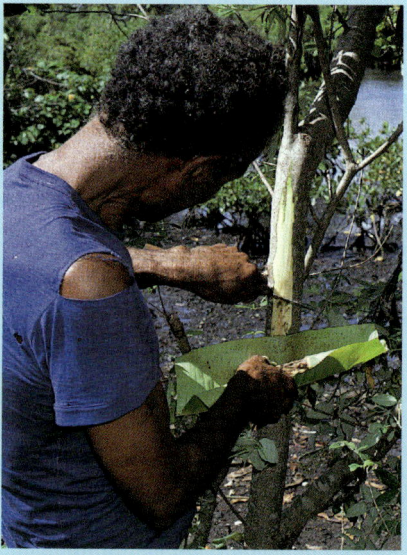

Heilpflanzen wachsen in Gärten oder in freier Wildbahn. Manche Pflanzen kann man ohne Rituale pflücken, für andere ist ein Ritual erforderlich, um ihre Wirksamkeit sicherzustellen. Die Rinde mancher Bäume auf Tonga wird von der nach Osten weisenden Seite, bei anderen Bäumen von der Westseite genommen.

AUSTRALIEN

Obwohl die traditionelle Heilkunst der Aborigines bereits größtenteils durch westliche Methoden ersetzt wurde, kommen die Heilpflanzen vor allem in Nordaustralien noch immer zum Einsatz, wenn synthetische Medikamente keine Wirkung zeigen. (Ein Kastanienstrauch, *Castanospermum australe*, dessen Rinde als Gift verwendet wurde, zeigt sich beim HIV-Virus sehr wirksam.) Die australischen Aborigines kennen eine je nach Jahreszeit und die Lage unterschiedliche Wirkkraft der Pflanzen, und unterschiedliche Gruppen verwenden verschiedene Pflanzen oder dieselben Pflanzen auf unterschiedliche Weise. Die Frauen praktizieren Kräutermedizin, während schwierige chirurgische Eingriffe und Heilung durch Geisterbeschwörung hochrangigen Männern oder Schamanen vorbehalten sind. Auf Groote Island kennen alle Erwachsenen Kräutermedizin, wobei Frauen andere Frauen und Kinder, und die Männer andere Männer behandeln.

Die Heilpflanzen werden jeden Tag frisch zubereitet

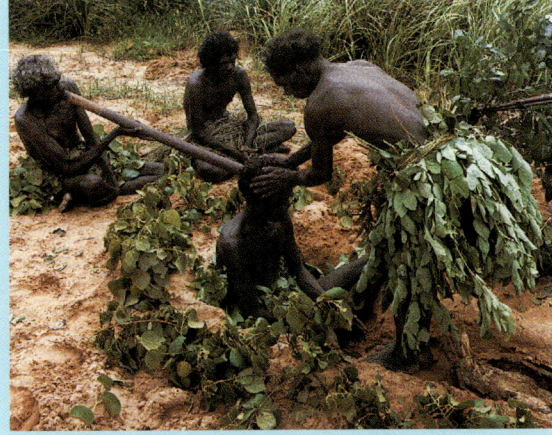

Zur Behandlung von Verbrennungen, Wunden und Bissen wird der Saft von Eukalyptusbäumen aufgetragen oder als Spülung verwendet. Die gekauten Blätter legt man direkt auf oder man weicht sie in Wasser ein und trägt die Flüssigkeit auf die Wunden auf. Die Pflanzen werden erhitzt und zum Blutstillen aufgelegt.

und oft mit Tier- und Insektenteilen versetzt. 44 Prozent der von den nordaustralischen Alawa verwendeten 35 Heilpflanzen behandeln Hautprobleme, der Rest Darm- und Atemwegsleiden und ähnliches. Bei Husten und Erkältungen werden Pflanzensäfte oder in Wasser eingeweichte Blätter eingenommen. Zweige und Blätter

Für die australischen Aborigines sind die vielen Arten der einheimischen Fuchsia oder des Emubusches die wichtigsten und heiligsten Pflanzen. 18 Arten werden medizinisch eingesetzt. Die zentralaustralischen Alyawarra verwenden allein sieben davon für Erkältungen und Grippe, Kopf- und Brustschmerzen, Fieber, Durchfall und Wunden.

lässt man in heißem Wasser ziehen und inhaliert den Dampf oder man trägt die Flüssigkeit auf die Brust auf. Inhalieren hilft auch bei Kopfschmerzen. Bei Durchfall isst man rohe Blätter oder Pfahlwurzeln oder man verwendet einen Aufguss zum Einreiben auf dem Bauch oder als Getränk.

In der Wüste von Zentral- und Nordaustralien kommt oft eine Räuchermethode zum Einsatz, bei der der Patient über einem Loch mit schwelenden Zweigen steht. Bei Schwindel und Nervosität legt man heiße Kohlen in einen Graben und deckt diese mit Schottendornblättern zu. Der Patient legt sich auf die Zweige und wird mit weiteren Blättern zugedeckt, um zu schwitzen.

trocknete Zutaten. Die Rinde wird zerstoßen und die anderen Teile werden gekaut oder in einer Schüssel zerstampft. Dieser Brei wird in ein Tuch gewickelt, in Wasser oder Kokosnusswasser eingeweicht und der Saft wird dann ausgepresst. Heilpflanzen kocht man nur selten, die meisten wendet man äußerlich an. Auf einigen ostpolynesischen Inseln, wie Tahiti und Hawaii, werden Abführmittel vorbeugend, bei Verdauungsproblemen oder zum Ausscheiden giftiger Substanzen genommen. In Hawaii bevorzugt man die Behandlung mit einzelnen Pflanzen, während auf anderen Inseln bis zu 40 Zutaten gemischt werden.

Ernährungsvorschriften spielen in der polynesischen Kräutermedizin eine große Rolle, und Sauberkeit und häufige Bäder sind sehr wichtig. Wenn eine Kräuterbehandlung nicht hilft, wird der Patient an eine Klinik oder einen Heiler verwiesen, der auf durch Geister der Ahnen bedingte Krankheiten spezialisiert ist, da heimische Krankheiten nicht durch westliche Medizin behandelt werden können. Die Familiengeister werden durch Agressionen und Verrat in der Familie und Verstöße gegen die Verhaltensregeln (*Tapu*) verärgert. Dann sorgen sie bei einem Familienmitglied für eine chronische, nicht auf normalem Weg heilbare Krankheit. Ein Heilmittel kann aus

Augentropfen, Bädern und Massagen mit Basilikum oder anderen intensiv riechenden Pflanzen bestehen, die die Geister vertreiben. In manchen Fällen versetzt sich der Heiler in Trance, wobei ihm ein Geist den Grund für die Krankheit erklärt. Zur emotionalen Behandlung spiritueller Krankheiten kommen alle Familienmitglieder zusammen, um sich gegenseitig ihre Fehler einzugestehen und zu vergeben.

Massage ist ein wichtiger Bestandteil polynesischer Heilmethoden bei Brüchen, Zerrungen, organischen Problemen und beim Knochenrichten. Auch die Lebensessenz, die von ihrem eigentlichen Ort, dem oberen Magen, in andere Körperteile wandert und Krankheiten verursacht, wird durch Massage wieder zurückbefördert. Kokosnussöl ist die Basis der pflanzlichen Mittel für Massagen.

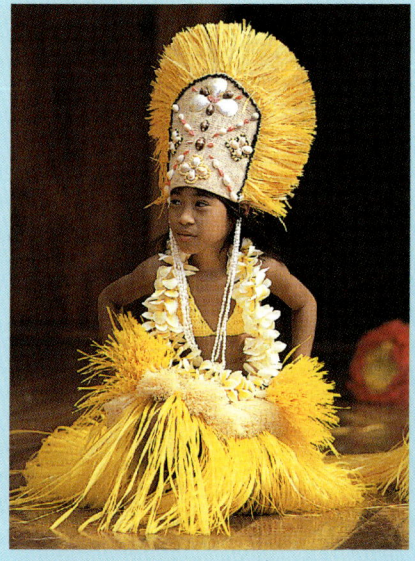

In Hawaii sammelt man Pflanzen zur Behandlung innerer Erkrankungen mit der rechten Hand und Pflanzen für äußerliche Verletzungen mit der linken Hand. Man sendet Kinder zum Sammeln der Pflanzen aus, da diese noch rein und unschuldig sind. Dieses Kind ist auch ein Hula-Tänzer. Der Hula-Tanz war ursprünglich ein Fruchtbarkeitstanz, bei dem die Tänzer Leis, *symbolische Blütengirlanden, trugen.*

Der weiß blühende Flaschenkürbis, Lagenaria siceraria, *wird häufig als Abführmittel, zur Behandlung von Schmerzen, Hautflecken und mentalen Problemen aufgrund von Schlaflosigkeit eingesetzt. Er wurde in Polynesien früher für Masken, Flaschen, Schüsseln, Spritzen, Fischerausrüstung und Musikinstrumente verwendet. Auch in peruanischen Stätten aus 13.000 v. Chr. fand man Relikte davon, obwohl die Pflanze eigentlich aus Afrika stammen soll. Der Flaschenkürbis scheint eine der ersten Kulturpflanzen gewesen zu sein.*

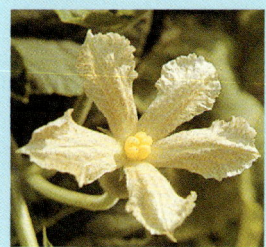

SPEZIELLE MEDIZIN

Das Trinken von Kava, einem Aufguss der Wurzeln des Strauchs *Piper methysticum* spielt im polynesischen sozialen und zeremoniellen Leben eine große Rolle. Kava

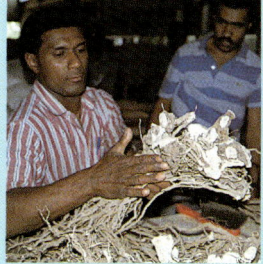

Kava-Wurzeln in Fidschi.

bewirkt einen friedlichen und ruhigen Zustand des Wohlbefindens gefolgt von einem tiefen, traumlosen Schlaf ohne Müdigkeit am Morgen. Als eher spinales denn zerebrales Beruhigungsmittel wirkt sich Kava nicht auf die mentale Aufmerksamkeit aus. Bei zu häufiger Einnahme kann Kava Ataxie, Leber- und Nierenprobleme, Blutabnormitäten, Augenprobleme und Gewichtsverlust bewirken.

Kava wird bei gesellschaftlichen Anlässen wie politischen Versammlungen, Begräbnissen und weltlichen Festtagen und Feierlichkeiten serviert. Als Symbol des Friedens und der Freundschaft stärkt es die freundschaftlichen Beziehungen. In Westpolynesien und Fidschi wird Kava in einer öffentlichen Zeremonie mit umfassenden Regeln zur Einnahme gereicht. Die Teilnehmer sitzen in hierarchischer Anordnung im Kreis um den Vorsitzenden. Das Getränk wird von jungen Frauen oder Männern zubereitet, die die unterirdischen Stiele und Wurzeln zu einem Brei kauen, der in Schüsseln aufgeteilt, umgerührt und dann durch ein Sieb gestrichen wird. Dadurch wird das Harz im Zellgewebe freigesetzt und das Getränk stärker.

Das Getränk wird gemäß der Rangordnung der Anwesenden gereicht. Durch die Kraft oder *Mana* des Kava wird der Kontakt zu den Heiligen hergestellt und die Gottheiten der Ahnen vorübergehend zum Leben erweckt, so dass sakrale und profane Welt verschwimmen.

Die eloquenten, ausführlichen Reden während der Zeremonie sind reich an Höflichkeitsformeln, die nur der Oberschicht bekannt sind.

Die chemischen Bestandteile von Kava wirken analgetisch, krampflösend und muskellösend und helfen bei Hautproblemen. Die Völker der pazifischen Inseln verwenden diese Medizin bei Fieber, Hautinfektionen, urogenitalen Entzündungen, Gonorrhö und anderen Krankheiten. Heute erhält man Kava auch in städtischen Kava-Bars; viele australische Ureinwohner betreiben Missbrauch damit, indem sie Kavaharz mit Alkohol einnehmen, um die Wirkung auf das Gehirn zu verstärken.

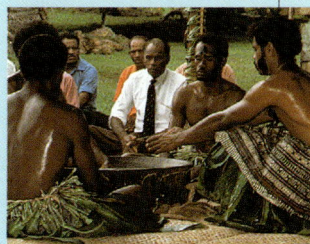

Kava-Zeremonien betonen sowohl die Hierarchie als auch Einheit im sozialen Leben.

Nordamerika

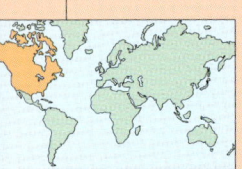

Die Europäer interessierten sich bereits 1535 für die nordamerikanischen Heilpflanzen, als die Besatzung des skorbutgeplagten Schiffs von Jacques Cartier durch amerikanische Eingeborene geheilt wurden, die ihnen einen Absud der Nadeln der kanadischen Hemlocktanne (*Tsuga canadensis*) verabreichten. 200 Jahre später las James Lind, ein britischer Marinearzt, von den Erlebnissen von Cartier und rief Experimente ins Leben, die schließlich die ernährungsbedingte Ursache von Skorbut nachwies.

Eine häufige Pflanze in Nordamerika ist das nach einem Mohegan-Indianer benannte Joe-Pye-Kraut (*Eupatorium purpureum*). Dieser lehrte die Siedler 1787 die Verwendung der Pflanze zur Behandlung von Typhusfieber. Die Tscherokesen benützten den Stiel als natürliche Pipette, um Medizin in die Harnröhre zu spritzen oder auf Knochenbrüche oder andere Körperteile aufzutragen.

Eine der ersten veröffentlichten Pharmakopöe oder standardisierten Medikamentenlisten wurde 1787 von Johann Schöpf, dem ersten Chirurgen der hessischen Armee im amerikanischen Unabhängigkeitskrieg, zusammengestellt. Sie enthielt eine Beschreibung von 335 Heilpflanzen zumeist heimischen Ursprungs. 60 dieser Heilpflanzen der amerikanischen Ureinwohner, die von den Siedlern übernommen worden waren, fanden später Eingang in die offizielle Pharmakopöe der USA.

Die frühen Siedler suchten ständig neue Medikamente und bald wurden Maiapfelwurzel, Fenchelholz, Essigbaum, Ginseng, und Pinkroot in großen Mengen nach Europa exportiert. Die Virginia Snakeroot (*Aristolochia serpentaria*) schätzten die Tscherokesen

---

GEHEIME KREISE

Ein bestimmtes Wissen um Heilpflanzen war oft Eigentum bestimmter Gilden oder Kreise, wie etwa der irokesischen False Face Society. Diese praktizierten schamanische Rituale in Gruppen und verwendeten dabei Heilpflanzen, die den für die Erkrankung vermeintlich verantwortlichen spirituellen Geist besänftigen sollten. Bei bestimmten Anlässen fanden auch große heilende, vitalitätsspendende Zeremonien statt, bei denen mehrere Stunden lang Gesänge, Gebete, Riten und Darbietungen gezeigt wurden.

Die Ojibwa Midewiwin oder Grand Medicine Society hatte vier Arten von Heilpraktikern. Einer davon war auf die Kräuterheilkunde spezialisiert. Das medizinische Wissen wurde in vier Stufen vermittelt. Die Kräuterheiler galten als unterste dieser vier Stufen und erhielten den Großteil der Pflanzenheilmittel zum Zeitpunkt ihrer Initiation.

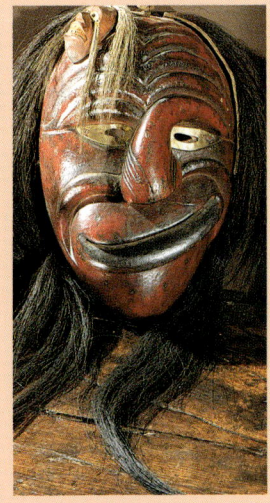

Mit dieser Maske wurden die Geister in Zeremonien der False Face Society besänftigt.

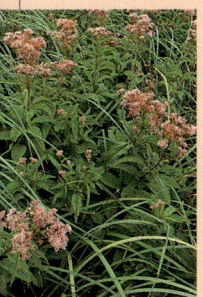

Joe-Pye-Kraut.

so sehr, dass sie ein Exportembargo und die Todesstrafe für alle Zuwiderhandelnden dafür verhängten.

Bei manchen Gruppen, wie die Penobscot, war das Wissen um Heilpflanzen Allgemeingut und nicht auf ein paar Auserwählte beschränkt. In vielen Gruppen, etwa den Salish, kannten sich Einzelpersonen, zumeist Frauen und ältere Menschen, besonders gut damit aus. Fast jede Frau der Plains wusste um bestimmte Pflanzen, deren medizinische Eigenschaften nur sie allein kannte. Bei den Algonkin aus Virginia war das Wissen über medizinische Pflanzen weit verbreitet, doch bei größeren Erkrankungen wurden priesterliche Ärzte konsultiert. Diese wurden sehr geschätzt, sie hüteten ihr Wissen wie ein Geheimnis und gaben nur einige Mittel preis – etwa für Schlangenbisse, wo unmittelbare Hilfe notwendig ist. Das Wissen über die Kräuterkunde wurde vom Priester-Heiler an seinen Nachfolger oder innerhalb der Familie oder an Schüler und Freunde weitergegeben. Bei bestimmten Gruppen ging das Wissen immer von einem Geschlecht auf das andere oder an den mütterlichen Neffen jeder zweiten Generation über.

Da dieses Wissen so wertvoll war, wurde die medizinische Verwendung einer Pflanze und die beim Pflücken

und Verabreichen zu singenden Lieder verkauft. Bei den Forest Potawatami war nicht nur die Heilung eines Leidens, sondern auch das Wissen um die verwendeten Pflanzen und deren Zubereitung im Kaufpreis eingeschlossen. Dieses Wissen durfte der Käufer keinesfalls preisgeben, ohne dieselbe Bezahlung zu erhalten. Ohne Entgelt durfte das Wissen um die Heilpflanzen nicht einmal innerhalb der Familie verraten werden, da die Informationen sonst nicht mit gebührendem Respekt behandelt würden.

Bei den Omaha heilte eine Person etwa Fieber, eine andere Blutungen, etc.

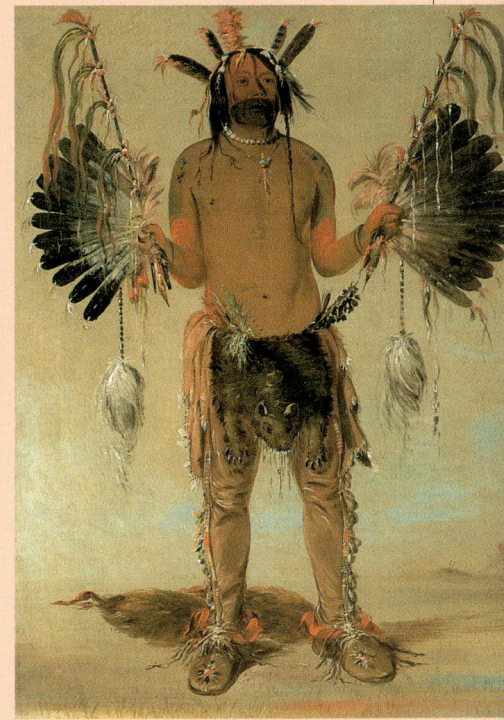

Old Bear, ein Medizinmann der Plains in einem Gemälde von George Catlin, 1832.

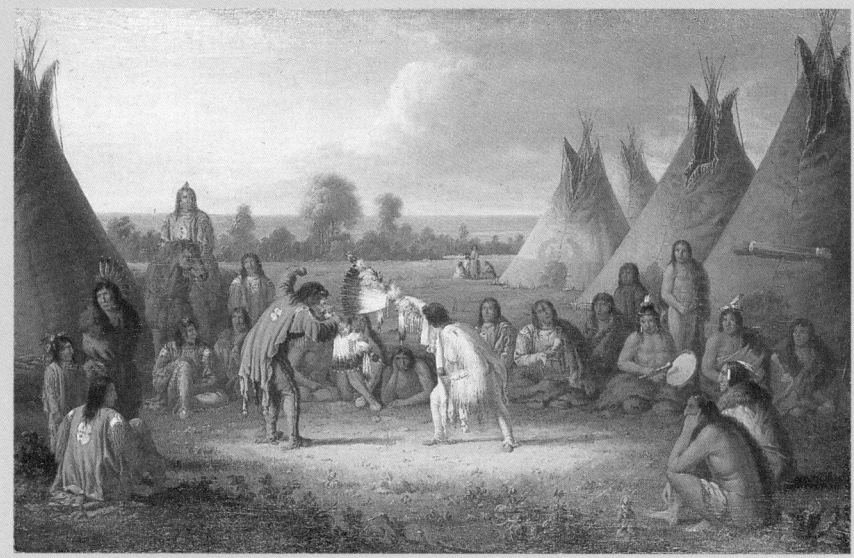

Ein medizinischer Pfeifentanz, gemalt von Paul Kane, Mitte 19. Jh. Pfeifen waren für Zeremonien der amerikanischen Ureinwohner wichtig, der Rauch sandte Gebete an den großen Geist.

Medizinmänner der Sioux behandelten normalerweise nur eine einzige Krankheit, da sie nicht in allen Fällen Erfolg erwarten konnten.

Medizinisches Wissen erwarb man durch Zufälle ebenso wie durch Versuche. Kalifornische Cahuilla-Schamanen und Kräuterexperten testeten verschiedene Behandlungsmethoden und stellten so die optimale Dosierung fest. Man experimentierte sehr vorsichtig und in kleinen Mengen mit Heilpflanzen, ehe man diese allgemein verfügbar machte: man ging davon aus, dass eine im Mund zusammenziehend wirkende Pflanze im Magen dieselbe Wirkung haben würde. Wenn ein Versuch heilende Wirkung zeigte, wurde die jeweilige Pflanze zu einer allgemeinen Medizin weiterentwickelt.

In ganz Nordamerika mussten die Pflanzen für optimale Wirkung zum richtigen Zeitpunkt gesammelt werden. Bei einigen Pflanzen war dies eine kurze Periode von nur 3–4 Tagen. Man pflückte die Blätter zeitig am Morgen, wenn die Pflanze blühte. Die Wurzeln sammelte man am Ende der Wachstumsperiode oder vor Beginn des Frühjahrswachstums. Manche Kräutermischungen erforderten auch das Pflücken in einer bestimmten Reihenfolge.

Die Montagnais meinten, dass die Rinde von einem Baumstumpf oder Pflanzenstengel nach unten abgezogen werden musste, um Wirkung zu zeigen. Die Tscherokesen und andere südöstliche Stämme nahmen die Rinde immer von der Ostseite einer Pflanze, und bei den Wurzeln musste man die nach

Osten gerichteten sammeln. Die Sonnenstrahlen, so meinte man, reinigten die Seite, auf die sie fielen und machten diese Teile bitter und stärker. Wenn die Mohegan-Indianer eine Medizin durch Aufwärtsschaben des Stengels erhielten, verwendeten sie diese als Brechmittel; hinuntergeschabt diente sie als Abführmittel. Die Delaware entnahmen Wasser von einem abwärts fließenden Strom als Brechmittel und gegen den Strom als Abführmittel.

Vor dem Pflücken einer Pflanze standen Gebete oder Gesänge an, und der Welt der Geister und der in den Kräutern sitzenden Kraft wurde ein kleines Opfer in Form von Tabak mit

Die Medizintasche eines irokesischen Kräuterheilers enthielt Fenchelholzwurzelrinde, Rotang-Palmen-Wurzelstöcke, Wintergrün, Hemlocknadeln, Spitzblättrige Weidenwurzeln und Brombeerwurzeln. Die hier abgebildete Tasche enthält nur Wieselhäute, mit denen die Crow-Frauen tanzten, um die Fruchtbarkeit des heiligen Tabaks zu erwirken.

der Bitte um Wirksamkeit gebracht. Die Medizinmänner der Tscherokesen blickten vor dem Pflücken in alle vier Richtungen und sprachen eine Zauberformel oder umrundeten die Pflanze einmal oder viermal und sprachen dabei ein Gebet. Nachdem sie die Pflanze an den Wurzeln aus dem Boden gezogen hatten, wurde ein heiliger, bunter

WEISHEIT DER TIERE

Das Wissen um Heilpflanzen erhielt man oft in Träumen von Tieren. Der Bär galt in Bezug auf Heilpflanzen als oberstes Tier, da er als einziges Tier Wurzeln ausgrub und die auch für medizinische Zwecke verwendeten Nüsse und Beeren aß.

In einer Legende entdeckte eine an Tuberkulose erkrankte Blackfoot-Frau einige Biberspuren und legte dem Tier Futter hin, das sich dafür erkenntlich zeigte, indem es ihr im Traum mit einer Eingebung für eine Heilung ihrer Krankheit erschien. Diese Medizin – ein Aufguss aus Kiefernharz – mit gleichzeitigem Gesang führte zu Erbrechen, und bald

wurde ihre Brust frei. Viele nordamerikanische Gruppen verwendeten Kiefern zur Behandlung von Lungenleiden, Tuberkulose, Rheuma, Wunden und Geschwüren.

Das in Träumen erfahrene Kräuterwissen wurde nicht blind übernommen, sondern erst auf seine Wirksamkeit überprüft und dann entsprechend eingesetzt.

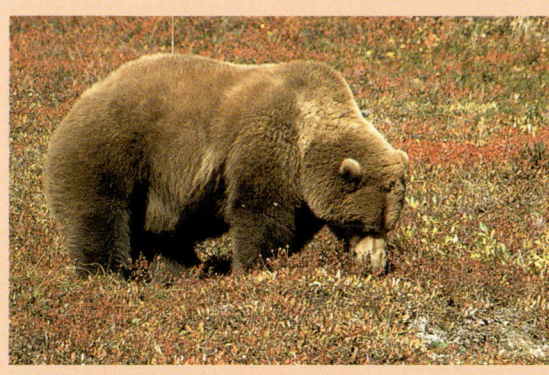

Der nordamerikanische Braunbär gräbt vor dem Winterschlaf besonders fleißig Wurzeln, Nüsse und Beeren aus.

Samen (*Lithospermum canescens*) als Entschädigung für die Erde in das Loch gelegt. Es gab bestimmte Riten für die Zubereitung der Medizin, die Lagerung und Verabreichung. Auch mit dem Aussäen der Pflanzen waren bestimmte Zeremonien verbunden. Ganz typisch war das Pflanzen des Samen, das Bauen einer Hecke aus grünen Zweigen rund um das Beet, ein Besuch im Schweißhaus gefolgt von einem kalten Bad und einem feierlichen Rauch und schlussendlich einem Fest. Für die Crow war die Tabakpflanze heilig; sie wurde bei allen feierlichen Anlässen gemeinsam mit Anrufungen der Gottheiten eingesetzt. In Zeremonien verwendet, sollte Tabak bei Krankheit und Unglück helfen und Gefahren abwenden, Glück bringen und Ängste lindern.

Nach der Verwendung wurden die Pflanzenreste niemals unbedacht weggeworfen, sondern im Haus aufbewahrt. Die Wurzeln und Kräuter

BEWAHREN DER TRADITION

Bei den Tscherokesen wurden die Kranken in Gemeindehäuser gebracht, wo sie bis zu ihrer Gesundung ärztlich betreut wurden. Die Ärzte der Tscherokesen kannten die Gegend, die Blütezeit, medizinischen Eigenschaften und 150–200 verschiedene Pflanzen sowie die Merkmale von 230 Krankheiten in einer Klassifizierung gemäß der Weltanschauung der Tscherokesen. Es gab rund 600 Heilsprüche, die während der Behandlung rezitiert oder gesungen wurden. Durch die Erfindung des 80 Zeichen umfassenden Silben-Alphabets Sequoya durch die Tscherokesen im Jahr 1819 konnte man diese auch schriftlich festhalten.

Die heiligen Sprüche der Tscherokesen bieten eine umfassende Beschreibung der medizinisch-religiösen und kräuterbasierten Heilkunde der Tscherokesen. Die wichtigsten sind jene zur Behandlung von Rheuma. Der Patient musste eine bestimmte Ernährung einhalten und wurde mit Aalöl und Farnen behandelt. Man glaubte, dass Rheuma die Rache der Geister geschlachteten Hirsche war oder

Eine zeitgenössische Zeichnung des Sequoya.

durch die Spannerlarve verursacht wurde. Um das durch die Geister von Hirschen verursachte Rheuma zu heilen, werden Wölfe und Hunde – starke Tiergeister und Feinde der Hirschen – in den Sprüchen gerufen.

Tiere rächten sich angeblich für die Grausamkeit der Menschen mit bestimmten Krankheiten (Tierkrankheiten befielen tatsächlich die Ureinwohner Amerikas häufig). Die Pflanzen hielten eine Beratung ab und unterbreiteten den Tscherokesen Heilmittel für all diese durch

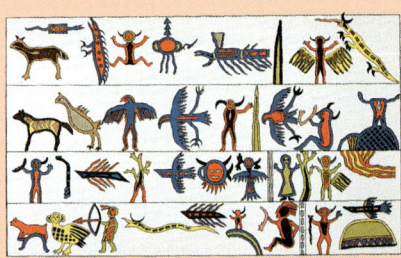

Die Bilderschrift der Ojibwa, mit der sie Mythen über die Krankheitsursachen aufzeichneten.

Tiere verursachte Krankheiten. Daher gibt es für jede, durch Tiere verursachte Krankheit ein Heilmittel in der Pflanzenwelt. Ginseng war eine heilige Pflanze mit analgetischer, antirheumatischer Wirkung; er half bei Magen-Darm-Problemen und war ein gutes Tonikum. Auch die Ojibwas schätzten Ginseng sehr. Sie meinten, dass dieser göttlichen Ursprungs sei.

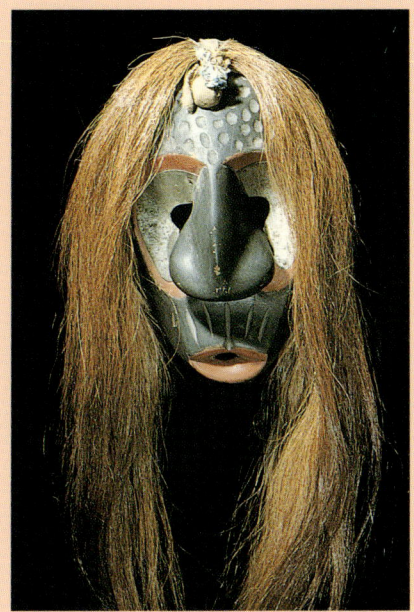

Diese Irokesenmaske diente der Behandlung von Pocken. Das Tabakbündel auf der Stirn sollte die Wirkung verstärken.

Die Pflanzenmedizin variierte unter den 300 Gruppen eingeborerer Amerikaner nördlich von Mexiko stark. Die präkolumbianischen Nordamerikaner waren ein gesundes Volk und kannten nur wenige Krankheiten, so dass der Bedarf nach einer großen Pflanzenvielfalt für medizinische Zwecke eher gering war. Häufige Erkrankungen wurden mit Heilpflanzen behandelt, doch auch Schwitzen, Massage, Ernährungsvorschriften, Hautritzungen (siehe S. 97), Schröpfen und Moxibustion (siehe S. 86), Aderlass, Knochenrichten, Chirurgie und Aussaugen der Schmerzen kamen zur Anwendung. Zu den in den östlichen Waldgebieten wichtigeren Heilpflanzen zählen adstringente und fiebersenkende Substanzen (Hartriegelrinde, Fenchelbaum, amerikanischer Amberbaum, gelbe Pappel), Abführmittel (*Euphorbia*-Art, Verschiedenfarbige Schwertlilien, Mai-apfelwurzel, Butternussrinde), Wurmmittel (Pinkroot), und Brechmittel (Steinsamen, Snakeroot). Schweißtreibende und Brechmittel dienten der Behandlung von Fieber, und bei inne-

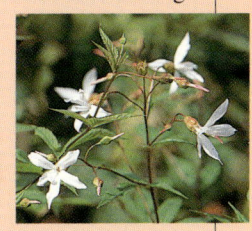

Die Scheinanemone wurde in Nordamerika oft als Brechmittel verwendet.

ren Leiden gab man oft Brechmittel gefolgt von Abführmitteln.

Die amerikanischen Ureinwohner waren vor allem in der Behandlung von Wunden (mit der Rinde grüner Ulmen, Pulver für Eiterung oder Eintrocknen und häufigen Spülungen), Prellungen, Knochenbrüche und Verrenkungen sehr versiert. Verbrennungen behan-

lagerte man in Taschen oder in Tüchern eingewickelt, um sie jederzeit einweichen zu können. In südlichen Klimazonen und Traditionen sammelte man die Pflanzen am Tag der Verwendung, mit Ausnahme der für die Geburt geeigneten Kräuter, die über den Winter gelagert wurden. Mitglieder der Midewiwin-Gesellschaft bewahrten ihre Kräuter in bestimmten Taschen, die immer erst nach einem Dampfbadritual geöffnet wurden. Wenn die Tasche beim Transport nass wurde oder man befürchtete, dass die Pflanzen beschädigt worden waren, nahm die jeweilige Person ein Dampfbad und gab ein Fest, während die Tasche begutachtet wurde.

delte man mit Lindenbaumrinde und jungen Kiefern, Insektenstiche mit Goldrute und Erfrierungen mit Birken- und Kiefernharz. Einläufe wurden mithilfe von Tierblasen und einem hohlen Tierknochen bei Verstopfung, Durchfall, Hämorrhoiden und Wunden verabreicht. Fenchelholzrinde legte man auf Geschwüre auf, und warme Breiumschläge aus Mais auf Furunkel. Breiumschläge aus gemahlener Rotulmenrinde halfen bei Verbrennungen, Entzündungen, Wunden und Geschwüren, und mit dem Öl der Hickorynuss und der Butternuss rieb man steife Gelenke ein.

Giftige Schlangenbisse waren eine ständige Gefahr, für die es 35 Heilmittel gab. Viele der Pflanzenheilmittel für Schlangenbiss verursachen eine Hautrötung, so etwa Wanzenkraut, Snake-root, Seneca-Snakeroot, Virginia-Snakeroot und Amerikanische Esche.

Für die Diagnose maßen die Kräuterspezialisten aus Zentral-Algonkian den Puls, nahmen die Körpertemperatur und betrachteten Augen und Hautfarbe. Sie brachten Tabak mit der Bitte um Erkenntnis über die Krankeit zu einem Felsenschrein, nahmen traumfördernde Mittel und legten sich schlafen. Im Traum enthüllten die Geister die Pflanzenrezeptur für die Heilung. Pflanzen galten als Haare von Großmutter Erde, und der Kräuterpraktiker sang ihr beim Sammeln der Pflanzen ein Lied und bat sie, der Pflanze ihre Kraft zu schenken. Obwohl manche Gruppen, wie die Tscherokesen, zumeist nur je eine Pflanze verwendeten, bevorzugte man in Zentral-Algonkian eine Mischung aus 9–20 Pflanzen. Die Pflanzen wurden

MEDIZIN DER PLAINS

Der violette Sonnenhut (*Echinacea angustifolia*) und ähnliche Arten waren die häufigsten Heilpflanzen bei den Eingeborenen der Plains. Die Völker der Great Plains verwendeten die Wurzel der Pflanze als Schmerzmittel sowie zur Behandlung von Erkältungen, Husten, Wunden und Schlangenbissen.

Jüngste wissenschaftliche Forschungen in Europa bestätigten die antikarzinogene, antibiotische, entzündungshemmende und wundheilende Wirkung der chemischen Bestandteile. Zudem enthält *Echinacea* Moleküle zur Stimulierung des Immunsystems. Die Pflanze oder

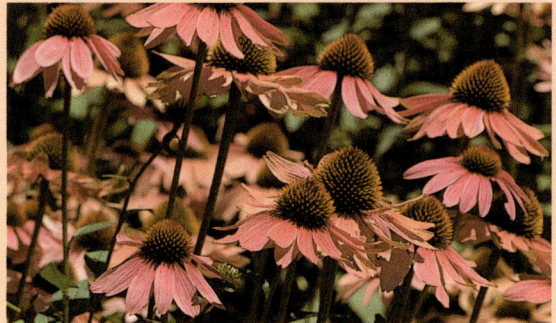

Der violette Sonnenhut wird von den Lakota-Völkern der Plains noch immer für vielfältige medizinische Verwendung geerntet.

ihre Derivate eignen sich bei allen chronischen oder akuten Infektionen, die mit einer kurzzeitigen Fehlfunktion des Immunsystems einhergehen.

Echinacea-basierte Präparate zählen zu den in Europa und den USA am häufigsten verwendeten Medikamenten zur Vermeidung von Erkältungen und Grippe.

nach ihrer Wirkung gereiht, je höher die Anzahl der Zutaten, desto stärker war das Mittel. Beim Verabreichen der Medizin sang der Kräuterspezialist Lieder, um dem Patienten Mut für seine Gesundung zuzusprechen. Es wurde mehrmals täglich reichlich Kräutertee verordnet, und wenn der Patient nicht binnen 4–8 Tagen gesund war, suchte der Heiler weitere Inspiration in seinen Träumen und probierte eine andere Medizin. Die amerikanischen Eingeborenen verwenden teilweise heute noch pflanzliche Medizin, besonders wenn die moderne Medizin versagt hat. Die Algonkian Cree verwenden heute mehr Pflanzen für Medizin als für Ernährung oder einen anderen traditionellen Zweck.

BADEN UND REINIGEN

Die amerikanischen Eingeborenen glaubten, dass Reinheit und Sauberkeit die Gebete unterstützten und eine regelmäßige Reinigung des Körpers vor Krankheit schützte. Waschen, Baden, Fasten, Behandlung der Lunge und den Poren mit medizinischen und aromatischen Kräutern durch den Dampf einer Schwitzhütte und einem anschließenden kalten Bad hatten gesunde, tonische Wirkung.

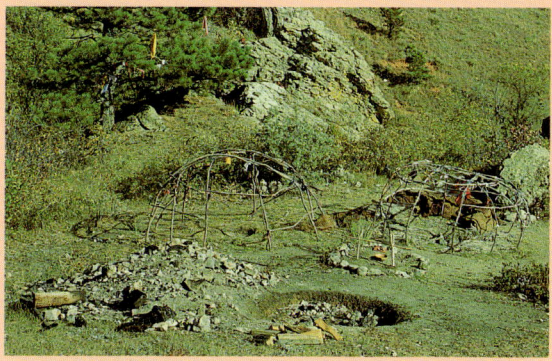

Mit Häuten überzogene Pfeiler ergeben Schwitzhütten. In der Mitte sind Feuerlöcher zum Erhitzen von mit Wasser bespritzten Steinen.

Brech- und Abführmittel gab man oft zur inneren Reinigung. Dafür verwendete man zumeist Stechpalme oder Yaupon (*Ilex vomitaria*). Dieser immergrüne Strauch oder kleine Baum wächst von Virginia bis zum Colorado River in der Nähe von Salzwasser. Ein Absud aus den Blättern dieser koffeinhaltigen Pflanze wurde im Südosten der USA als stimulierendes, geselliges Getränk getrunken. Lange gekocht kann ein starker Absud der Pflanze als Brechmittel verabreicht werden. Die Menschen im Südosten führten Erbrechen herbei, wenn sie krank waren oder vor gefährlichen Unternehmungen, vor dem Einrücken in den Krieg und nach der Rückkehr und vor dem Abhalten eines Rats.

Bei der jährlichen New-Fire- oder Green-Corn-Zeremonie nahm man reichlich

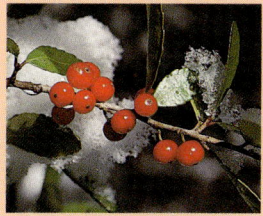

Stechpalme mit Winterfrüchten.

Stechpalme, die Erbrechen herbeiführte. Man trank und erbrach 1–2 Tage lang, bis die Selbstreinigung vollzogen war. Südliche Gruppen hatten unterschiedliche Rezepte für verschieden starke Zubereitung; sie gaben andere Zutaten hinzu, wie etwa Snakeroot, verschiedenfarbige Schwertlilie, Virginischen Rautenfarn und Papau, um die Brechwirkung zusätzlich zu verstärken. In großen Mengen fermentiert genommen bewirkt Stechpalme einen tranceähnlichen Zustand, in dem man mit der Welt der Geister kommunizieren konnte.

Zentralamerika

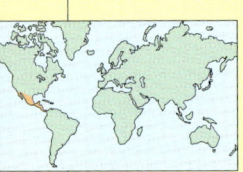

Dank seiner vielfältigen Klimazonen, Bodenbeschaffenheit und ethnischen Gruppen besitzt Mexiko eine große Vielfalt an Heilpflanzen. Es gibt 56 indianisch sprechende Gruppen und 12 Vegetationszonen, von alpinen Sträuchern bis zum tropischen Regenwald. Rund 15–20 Millionen Mexikaner bedienen sich traditioneller Medizin – dafür gibt es rund 180.000 Heilpraktiker, die keinen gesetzlichen Regelungen unterliegen.

Die Verwendung der Heilpflanzen im modernen Mexiko hat eine lange Tradition. Die medizinische Botanik im prähistorischen Mexiko war sehr ausgereift. Die Kräutermedizin wurde von erfahrenen Ärzten, Chirurgen und Krankenschwestern in von der Azteken-Regierung eingerichteten Spitälern praktiziert. In Tenochtitlàn, der Hauptstadt der Azteken, gab es auf den Märkten und in den Apotheken viele Kräuterhändler. Die aztekische Elite schickte Gesandte in weit entfernte Gebiete, um neue Heilpflanzen zu suchen und nach Hause zu bringen. Die Wurzeln wurden in Erdballen und in gewebten Hüllen verpackt. In den Gärten von Montezuma, dem Aztekenkönig, führte eine Gruppe von Ärzten systematische Experimente mit diesen Pflanzen durch. Das normale Volk kam wegen der hohen Kosten nur selten zur Behandlung zu diesen Hofärzten. Doch das Wissen um die medizinischen Eigenschaften war Allgemeingut, und jedermann konnte diese Mittel im eigenen Garten anbauen.

Nach dem Sturz des Aztekenreichs im 16. Jahrhundert durch die Spanier, praktizierten die Volkspraktiker weiterhin im Verborgenen, während die 40 verschiedenen Gruppen von aztekischen Ärzten und Priestern ausgerot-

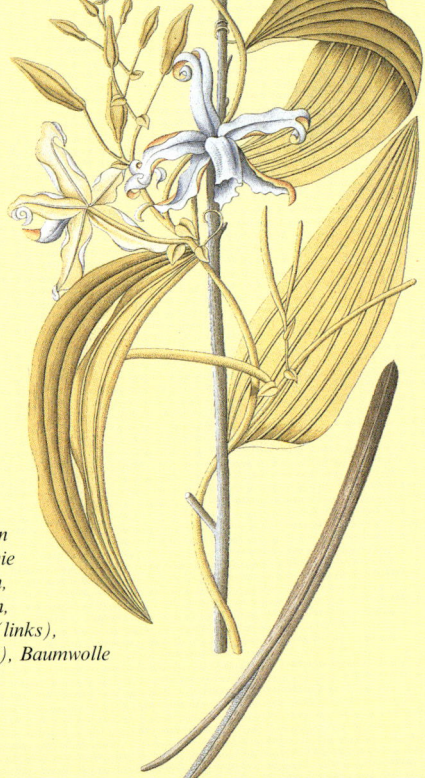

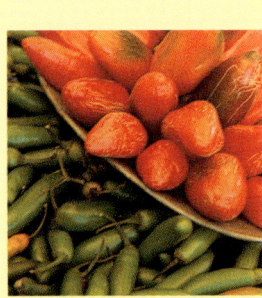

Mexikanische Bauern entdeckten und kultivierten hunderte Sorten von Pflanzen wie Mais, Tomaten, Kürbis, Bohnen, Chilieschoten (links), Vanille (rechts), Baumwolle und Tabak.

MATERIA MEDICA

Die Spanier brachten die bekanntesten indianischen Ärzte zum College of the Holy Cross am Stadtrand von Mexiko-Stadt, damit diese ihr Wissen über heimische Kräuter weitergeben. Einer der Lehrer, Martin de la Cruz, stellte 1552 die erste *Materia Medica* für Nord- und Südamerika zusammen. Das so genannte *Badianus*-Manuskript wurde ursprünglich auf Nahuatl, der Sprache der Azteken, verfasst, und dann von Juan Badianus, einem heimischen Lateinleser des College, ins Lateinische übersetzt. Das Kräuterbuch umfasst die aztekische Verwendung von 185 Heilpflanzen und 200 Illustrationen.

Hernan Cortés, der Eroberer Mexikos, ließ seine Wunden von seinen indianischen Verbündeten verarzten, und durch die rasche Genesung entwickelte er eine solche Achtung vor den heimischen Pflanzenheilern, dass er die spanische Krone bat, keine europäischen Ärzte nach Neuspanien kommen zu lassen, da diese mit den heimischen Ärzten nicht mithalten konnten. Das spanische Königshaus wollte unbedingt das medizinische Wissen der Azteken erlangen, und 1571 sandte der König seinen Leibarzt Francisco Hernandez zum Studium der Heilpflanzen nach Neuspanien.

In 7-jähriger Arbeit erfasste Hernandez detaillierte Beschreibungen von 3.076 Pflanzen, darunter 1.200 von medizinischer Bedeutung. Einige der Kräuter wurden rasch von den Europäern angenommen, und die botanischen Werke von Cesalpino, L'Ecluse und anderen zeigen die Einführung mexikanischer Heilpflanzen, wie Gewürzrinde, Purgierwinde, Jalapenwinde, Vanille und Pimentbaum. Die von den Maya medizinisch verwendeten Chilischoten liefern Capsaicin, das heute als Salbe bei Arthritis und Entzündungen aufgetragen wird. Die Papaya wird noch immer bei Ausschlägen verwendet.

Seit kurzem interessiert man sich auch wieder für das Aztekische Süßkraut (*Lippia dulcis*) mit dem chemischen Bestandteil Hernandulcin, der tausend Mal süßer als Zucker ist. Umgekehrt sind auch viele von den Spaniern eingeführte Pflanzen, etwa Kamille oder Pfefferminze, nun Teil der mexikanischen Kräuterheilkunde.

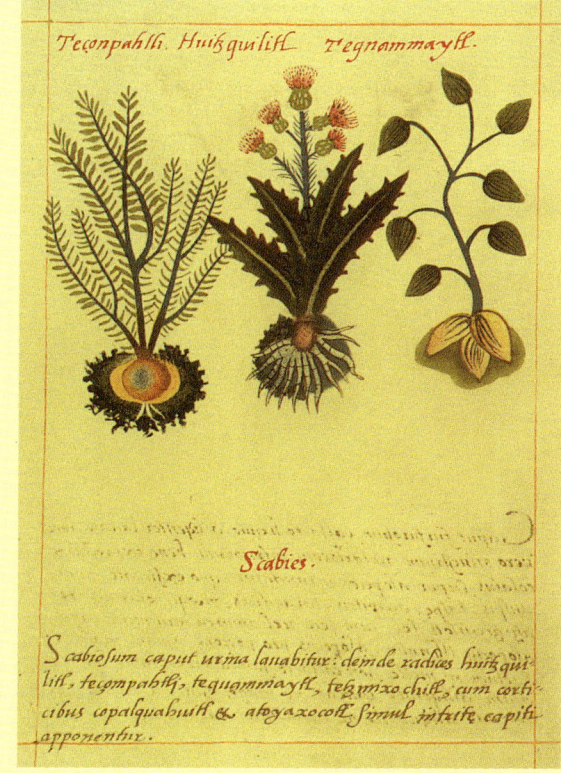

Unbekannte Pflanzen im Badianus als Mittel bei Krätze.

tet wurden. Seit damals werden die eingeborenen *Curanderas* oder Heiler verfolgt und ausgespottet. Da die heimische Medizin eng mit der Religion verknüpft war, galten indianische Heiler als Gesandte des Teufels, und die Verabreichung von Heilpflanzen wurde in der Kolonialzeit rechtlich verfolgt.

Das Verbot von hygienischen und medizinischen Maßnahmen, wie tägliches Baden, Beschneiden und das einheimische Dampfbad, das Syphilis-spirochäten und andere Mikroben abtötete, trug zur Krankheitsverbreitung und zu epidemischen Infektionen bei. Die Opposition gegen die heimischen Heiler nahm in den 30er Jahren eine neue Form an, als das Dorf *Curandera* in landesweiten Kampagnen be-

schuldigt wurde, staatliche Gesundheitsvertreter zu behindern und damit vermeidbare Todesfälle auf dem Gewissen zu haben. In manchen Gebieten laufen auch heute noch Kampagnen gegen traditionelle Heilpraktiker. Die allgemeine Einstellung der Ärzte zur traditionellen Heilkunst grenzt an Verachtung. Doch

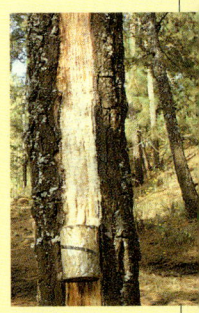

Mexikanische Kräuterheiler verwenden Kiefern bei starken Schmerzen.

da die moderne Medizin im Wesentlichen auf die Städte beschränkt ist, sind Kräuterheiler, Knochenrichter, Masseure und Heiler für die ländliche Bevölkerung auch heute noch wichtig.

Der mexikanischen Kräuterkunde zufolge basiert die Gesundheit auf einem inneren und zwischenmenschlichen Gleichgewicht sowie auf Harmonie mit der Natur und der spirituellen Welt. Körperzustände, Ernährung, Krankheiten und Heilpflanzen werden als „heiß" oder „kalt" klassifiziert. Ein Ungleichgewicht kann aus starken Emotionen, wie Ärger oder Angst, schlechter Ernährung, Überarbeitung und Überanstrengung resultieren.

Der bei Schüttelfrost verabreichte Kräutertee muss wärmen, bei Fieber muss der Tee kühlen, und die Mittel werden immer nur in mittlerer Dosierung gegeben. Bestimmte Pflanzen sind für bestimmte Krankheiten geeignet und nicht generell für heiße oder kalte

Szenen der täglichen kräuterbasierten Heilpraxis aus dem Florentiner Kodex des 16. Jh.

HEILGETRÄNKE

Tees werden aus unterschiedlichsten Pflanzen gebraut. Bei Gallen- und Nierenleiden trinkt man normalerweise 2 Wochen lang jeden Morgen eine Tasse Fencheltee. Minze, Verbenen und andere Pflanzen mit aromatischen Ölessenzen und Alkaloiden ergeben einen hilfreichen Absud oder Aufguss. Die Blätter der *Salvia*-Art lindern Magenreizungen und sind verdauungsfördernd, und die Blätter von Orangen- und Zitronenbäumen helfen ebenfalls bei Magenproblemen. Euphorbien sind ein bekanntes Sedativum und Abführmittel und werden bei Durchfall verwendet. Eukalyptusblätter in kochendem Wasser eignen sich zum Inhalieren bei Erkältungen.

Bei Würmern nimmt man Beifuß, der auch als Gewürz gut ankommt. Die vitaminhältigen Chilischoten helfen ebenfalls bei Würmern, sind aber auch ein Abführmittel. Die Früchte kommen in Breiumschlägen zur Anwendung, doch falsche Verwendung kann zu bösen Hautverbrennungen führen. (Die *Cassia*-Arten helfen auch als Umschlag bei Hautwunden.) Der Saft der rohen Chilis ist schweißtreibend und bei Erkältungen und Kater zu empfehlen.

Tagetes lucida oder Winterestragon wird als Brechmittel, Stimulus, Insektizid und bei Magendarm- und Lungenerkrankungen verwendet, aber auch als Erinnerung an die Toten eingesetzt. Früher verabreichte man diese in pulverisierter Form den aztekischen Gefangenen zur Schmerzlinderung, ehe sie geopfert wurden.

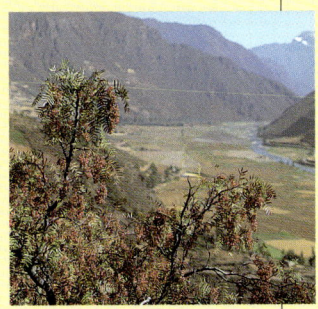

Pflanzen werden nicht nur für Kräutermedizin verwendet. In rituellen Reinigungen der Kranken werden die Patienten mit Zweigen von Raute, Springbrunnenpflanze, Pfefferbaum (oben) oder Winterestragon geschlagen. Heilpflanzen haben verschiedene medizinische Eigenschaften, doch manche wirken nur in Verbindung mit Gebeten und Ritualen, die während der Verabreichung der Kräuter dargeboten werden.

Krankheiten. Heiß und kalt bezieht sich nicht auf thermische Eigenschaften, sondern sie bleiben auch bei einem Temperaturwechsel immer gleich. Es gibt individuelle und regionale Unterschiede in der Zuordnung von heiß und kalt, doch die Pflanzen werden nach Geruch, Geschmack, Farbe und Habitat eingeteilt. Scharf schmeckende Pflanzen wie Kiefern gelten als heiß, bittere als neutral. Wenn sich die Blätter auf der Stirn heiß anfühlen, ist die Pflanze kalt, wenn man nichts spürt, ist sie heiß oder neutral.

In allen mexikanischen Städten gibt es auf Märkten und in Läden Händler, die die Kräuter nicht nur verkaufen, sondern auch abhängig von den Symptomen des Kunden, Mischungen davon zubereiten. Viele Dörfer haben einen oder mehrere Kräuterspezialisten, die ihr Wissen von den Eltern oder in der Lehre bei einem erfahrenen Kräuterexperten erlangt haben. Wenn ein Familienmitglied erkrankt, wendet man auf dem Land zumeist erst Hausmittel an. Wenn diese nicht helfen, wendet man sich an einen Schamanen-Heiler. Die Krankheit wird dann als Folge eines Ungleichgewichts zwischen dem Patienten und den übernatürlichen Kräften behandelt, die aus Zauberei, Verlust der Seele oder moralischen Verstößen wie Aggression resultieren.

Südamerika

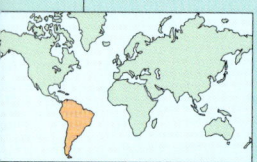

Mit rund 75.000 Pflanzenarten ist das Amazonasbecken eines der vielfältigsten Pflanzengebiete weltweit. Doch nur ein kleiner Teil davon ist botanisch oder pharmakologisch bekannt. Die Amazonasvölker haben viele Anwendungsgebiete dieser Pflanzen entdeckt, darunter die Heilung von Verbrennungen dritten Grades ohne Narben, Schmerzlinderung bei Osteoarthritis und Verhütung. Im Krankheitsfall bedienen sich die Menschen unterschiedlichster Ressourcen, von Spitälern und Kliniken zu Kräuterspezialisten, Masseuren, Knochenrichtern und Schamanen. Sowohl Männer als auch Frauen wissen um die medizinische Verwendung von wilden und kultivierten Pflanzen. Doch Kräuterexperten – normalerweise Frauen – werden zu Hilfe gerufen, wenn Familie und Nachbarn nicht ausreichende Erfahrung besitzen. Auch Hebammen haben ein spezielles Kräuterwissen, besonders im Hinblick auf pflanzliche Mittel für Geburt und Säuglingskrankheiten. Die in dieser Region häufigsten Erkrankungen – Magen-Darm-Problemen und Atemwegsbeschwerden, Rheuma, Wunden und Verstauchungen – werden je nach Art und Grad der Erkrankung mit Schwitzbädern, Breiumschlägen und Kräutergetränken behandelt. Das Wissen wird persönlich

Tees und Aufgüsse spielten in Südamerika immer eine große medizinische und soziale Rolle. Aus dieser argentinischen Silberschale mit Sieb aus dem 18. Jhdt. trinkt man Maté, einen Aufguss aus einer Stechpalmenart.

in kleinen Gruppen weitergegeben, obwohl Heiler von manchen Mitteln auch im Traum oder in Visionen erfahren. Die Muttergeister der verschiedenen Pflanzen sind wie Menschen und können kontaktiert werden. Beim Sammeln der Pflanzen spricht man dem Geist der Pflanze Gebete und bittet diesen, die Geister der Krankheit zu besiegen. Kultivierte Pflanzen haben weniger Heilkraft als wilde Pflanzen, da sie von der spirituellen Kraft der Natur getrennt wurden.

Mehr als 30 Pflanzenarten im peruanischen Amazonasgebiet gelten als wohlwollende Lehrer. Nach einer Reinigung des Sanango-Baums (*Tabernaemontana*-Art) sieht eine Person den Muttergeist im Traum, der wissen möchte warum die Reinigung gegeben wurde. Normalerweise sucht die Person ein Heilmittel für eine Krankheit, und der Muttergeist gibt die Anordnungen.

Heimische Heiler oder Schamanen kommunizieren mit den Pflanzengeistern, um die Ursache einer Erkrankung festzustellen und Heilmittel zu erhalten. Jeder Schamane unterhält eine ganz besondere Beziehung zu einer bestimmten Pflanze, allen voran mit der Ayahuasca (*Banisteriopsis*-Art). Für die Heilung muss der Patient die Kräutermedizin nehmen, strenge, von der Pflanzenmutter verordnete Ernährungsvorschriften einhalten und sexuell enthaltsam und sozial und räumlich isoliert leben. Mit der Einnahme der Medizin nimmt der Patient den Pflanzengeist auf, und durch die verordnete Ernährung übernimmt der Patient das Verhalten der Pflanzenmutter und erhält sein Gleichgewicht zurück, indem er eins mit ihr wird. Bei Nichtbeachtung ihrer An-

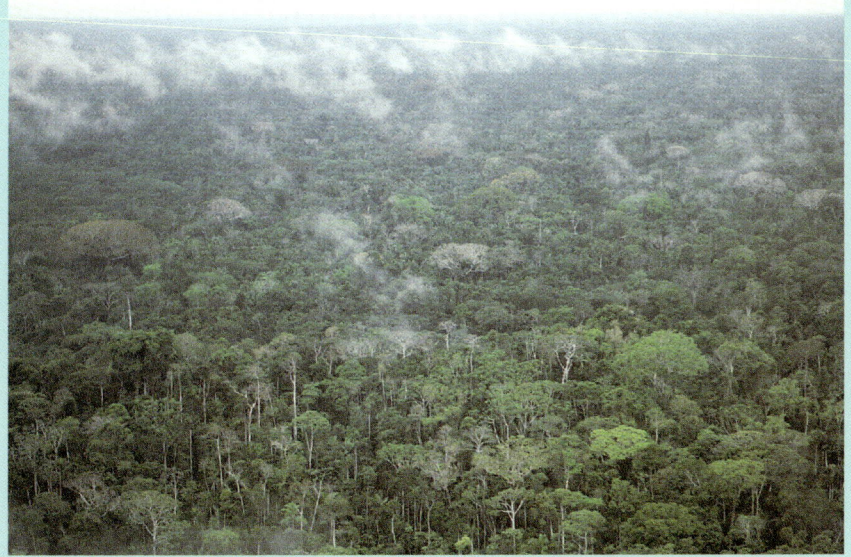

Das brasilianische Amazonasbecken. Der Amazonas entspringt in den Anden nur 160 km vom Pazifik entfernt und mündet im Atlantik. Das riesige Regenwaldgebiet und seine Flora sind bislang noch kaum erforscht, und Tausende neue Pflanzen und Heilmittel warten noch auf ihre Entdeckung.

weisungen setzt sie die Heilung aus und kann dem Patienten Krankheit oder sogar den Tod bringen.

Frühe Reisende in Südamerika wunderten sich nicht nur über die große Anzahl an von den Einheimischen verwendeten Heilpflanzen, sondern vor allem darüber, dass immer nur eine Pflanze anstatt Kombinationen mehrerer Pflanzen angewendet wurde. Trotz des zunehmenden Einflusses der modernen Medizin, spielen Pflanzen im südamerikanischen Gesundheitswesen noch immer eine große Rolle. In allen städtischen Gebieten sind Händler, die auf öffentlichen Märkten Kräuter verkaufen, für Diagnose und Pflanzenverordnungen zuständig. In Bolivien sind diese sogar in Gilden organisiert. In vie-

len südamerikanischen Städten ist der Verkauf von Heilpflanzen ein Millionen-Dollar-Geschäft; in der bolivischen Hauptstadt La Paz gibt es mehr als 130 solcher Händler. In ärmeren Gegenden gibt es zudem oft eine Reihe an städtischen *Curanderos*, die verschiedene Leiden mit Heilpflanzen behandeln.

Die städtische Kräuterkunde ist eine Mischung aus europäischen, indianischen und afrikanischen Traditionen und kennt daher die verschiedensten diagnostischen und therapeutischen Methoden. Das Wissen um Heilpflanzen ist hier jedoch nicht so umfassend wie die der ländlichen oder indianischen Bevölkerung. Bei den Mapuche in Chile und Argentinien kennen die meisten

Männer und Frauen mehr als 250 Heilpflanzen. Die venezolanischen Yupa sind
ebenfalls für ihr umfassendes Wissen um
Heilpflanzen bekannt. Alle Yupa-Männer
und -Frauen können Hunderte Pflanzen
und ihre Anwendung beschreiben.

Bei den venezulanischen Yaruro basiert
das Wissen der Heilpflanzen auf einer
Sammlung an empirischen Beobachtungen von Symptomen und Behandlungsformen. Symptome wie Schwindel, Anämie, diffuse Schmerzen, Husten und Fieber sind mit bestimmten Organen verbunden, und in die Diagnose fließen Augen-,
Hautfarbe, Stuhl, Speichel, Urin und sub-
jektives Empfinden der Krankheit ein.
Doch die Yaruro-Medizin basiert wie die
aller anderen südamerikanischen eingeborenen Gruppen auch auf einer Religion,
die den Einzelnen und das soziale Verhalten, Moral, Feste und andere Ins-
titutionen erfasst.

Bei den Warao des Orinoco-
Beckens behandeln Kräuterex-
pertinnen natürliche Erkrankungen hervorgerufen durch
giftige Gase, schlechtes Blut,
Fehlfunktionen des Körpers,
Überanstrengung, doch Epidemien und psychiatrische
Krankheiten werden mystischen Pathogenen zugeschrieben und von männlichen
Schamanen behandelt. Die
Mbyá-Guarani aus Para-
guay besitzen 198 Heil-

Das Schnupfen der Medizin war in
Südamerika immer schon sehr beliebt.
Diese 500 Jahre alte Silberröhre (links)
verwendeten die Inkas dafür. Ein
moderner Matses aus Peru lässt sich
das halluzinogene Mittel Nu-nu *in die*
Nase blasen (rechts).

pflanzen und zahlreiche therapeutische
Methoden, wie Massage, Einreibemittel
und Schwitzen, um eine große Vielfalt
an Erkrankungen, darunter auch jene
durch Verstöße gegen den Moralkodex
der Mbyá, Umweltfaktoren, Parasiten
und Mikroorganismen zu behandeln.
Wie viele andere eingeborene Stämme
Lateinamerikas glauben auch die Mbyá
an die Heiß-Kalt-Klassifizierung von
Krankheiten. Bei der Kälte zugeschriebenen Augenleiden waschen die Mbyá
Gesicht und Kopf mit Aufgüssen aus
aromatischen „heißen" Pflanzen, bei
der Hitze zugeschriebenen Augenleiden
kommen kaltes Fließwasser und kalte
Pflanzen zur Anwendung.

Schwere, unerklärbare Krankheiten,
die sich einer regulären Diagnose und
Behandlung entziehen, gelten als Mani-
festation des Bösen (*Pochy*) und können
nur auf spirituelle Art geheilt werden.
Wer aus Faulheit oder bewusst die spirituellen Praktiken der Mbyá über
Nächstenliebe, heilige Hymnen und rituelle Tänze ignoriert, wird vom Bösen
beherrscht. Diese Personen lernen eine
„böse Wissenschaft" und bringen ihren
Nachbarn Krankheit und sogar Tod.
Es gibt auch eine Reihe von krankheit-

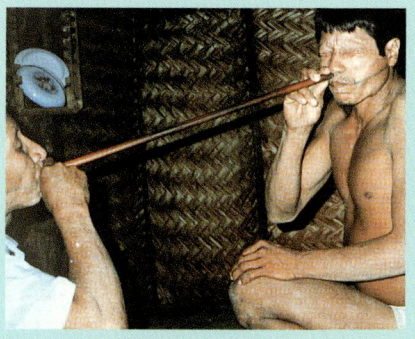

PFLANZENGEISTER

Als lebende Wesen werden alle Pflanzen von einem oder mehreren Geistern bewohnt. Sie gelten als die Wächter und Besitzer der gesamten Pflanzenart, ihr Wirken ist global und unsterblich. Die Geister sind die Mutter der Pflanze und können die Form eines Menschen oder Vogels annehmen.

Die Geister sind zumeist weder gut noch böse, obwohl manche mit dem Bösen assoziiert werden. Der mächtigste Baumgeist, der des Lupuna-Baums (*Ceiba pentandra*), erscheint in Form eines bösen Dämons und Zauberers mit einer riesigen Pfeife. Der Sperber ist der Meister oder Besitzer der als Piripiri bekannten und vorwiegend zu den Seggen zählenden Pflanzengruppe

der *Zypergräser*. Die Geister mancher Piripiri-Pflanzen sollen die Menschen krank machen, doch die meisten dieser Pflanzen werden bei Geburt, offenen Wunden, Augeninfektionen und als Liebesmittel verwendet.

Die Mütter des Lupuna-Baums werden mit dem Wahnsinn in Verbindung gebracht, Tabakmütter mit Migräne. Nach der Bestimmung, welche Pflanze eine Krankheit verursacht, besiegen die Heiler die Bösartigkeit mit der gleichen Pflanze. Der Muttergeist als innere, nicht materielle Ausprägung jeder Pflanze kann verschiedene Krankheiten heilen, so dass die Heilung nicht nur die Folge einer Medizin ist.

Die Muttergeister trinken Tee aus derselben Substanz wie ihre Pflanze. Sie mögen

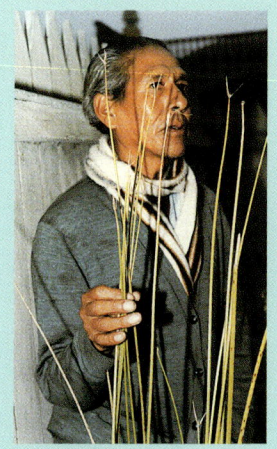

Ein peruanischer Arzt mit Piripiri-Pflanzen.

Tabak und werden durch den Duft von Piripiri und den Samen des Annatto-Baums bezaubert.

serregenden bösen Geistern, etwa die widerspenstige Seele des Lapacho-Baums (*Tecoma obtusata*). Dieser Geist zeigt seine Bösartigkeit, indem er gefährliche Steine und Blätter auf die Menschen schießt. Daher wird das Lapacho-Holz niemals zum Bauen verwendet.

Die Aymara und Quechua sprechenden Völker der Anden sind die größte eingeborene Gruppe in Nord- und Südamerika. Sie sind zumeist Hirten und Bauern und leben in einer Höhe von 2.700–4.300 Meter. Die besten Kräuterexperten der Anden sind die Kallawaya der Hochplateaus im Mittelwesten Boliviens. Sie werden wegen ihrer gewebten, kräutergefüllten Satteltaschen Lords of the Medicine Bag genannt und sind in ganz Südamerika bekannt. Zur

Wende des 19. Jahrhunderts kamen sogar Europäer nach Bolivien, um angeblich unheilbare Krankheiten von den Kallawaya heilen zu lassen.

Viele Kräuterexperten der Kallawaya haben Kliniken in städtischen Gebieten gegründet, um die stressbedingten Erkrankungen der vom Land in die Stadt abgewanderten Bewohner zu behandeln, doch in rund 30 ländlichen Gemeinden stellen Kallawaya-Kräuterheiler noch immer mehr als 25 Prozent der Bevölkerung dar und haben führende Positionen in ihren Gemeinden. Sie sammeln Pflanzen in den Berggebieten ebenso wie in den tropischen Wäldern der Niederungen. Von den 800 ihnen bekannten Pflanzen, nutzen sie 300 medizinisch. Um die richtige Dosis zu finden, Nebenwirkungen zu steuern und den Familien während der Krankheit beizustehen, wohnen die Kallawaya für die Dauer der Behandlung bei den Familien. So werden Dienstleistungen der Heiler von den Familien durch Waren entlohnt.

Die Medizin der Kallawaya ist ein offenes, dynamisches System, und einige Praktiker haben auch synthetische Medikamente und andere Medizin in die Praxis aufgenommen. Verschiedene Kallawaya-Kräuterheiler spezialisieren sich auf die Erkrankungen verschiedener Organe, wie Nieren, Leber oder Lunge. Die medizinische Tradition wird vom Vater an den Sohn oder über eine bis zu 8 Jahre dauernde Lehre bei einem Kräuterspezialisten weitergegeben.

Kallawaya-Heiler unterhalten eine spirituelle Beziehung zur Erde, deren

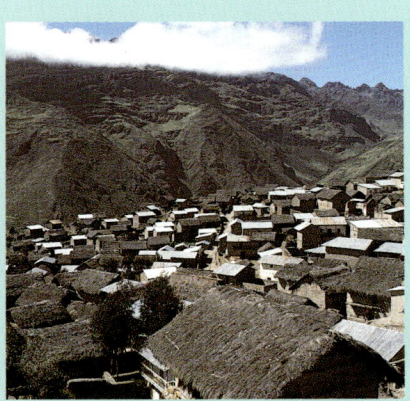

Ein Dorf der Kallawaya in den Bergen Boliviens.

Flüssigkeiten die verschiedenen Pflanzenarten hervorbringen. In Form von pflanzenbasierten Tees gelangen die Flüssigkeiten von Mutter Erde in den

CANDOMBLÉ

In den nordbrasilianischen Städten dominiert bei der armen städtischen Bevölkerung ein religiöser Kult, der die Beherrschung durch Geister praktiziert. Diese als Candomblé oder Batuque bezeichnete Religion ist eine Mischung aus afrikanischen, katholischen und amazonasindianischen Ritualen.

Im Candomblé spielen Pflanzen eine wichtige Rolle bei Ausräucherungen, in rituellen Bädern und als Gaben für die Gottheiten. Alle Pflanzen sowie Teile des menschlichen Körpers entsprechen bestimmten Gottheiten. Die einer Gottheit gehörenden Pflanzen heilen Krankheiten in jenen Körperteilen, die diese Gottheit beherrscht.

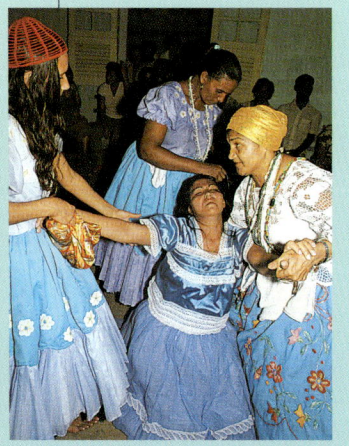

Von Geistern beherrschte Candomblé-Tänzerinnen.

Die Pflanzen müssen nach bestimmten Regeln und zu bestimmten Zeiten gepflückt werden. Beim Sammeln von Wildpflanzen muss man helle Kleidung tragen und spirituell rein sein. Man fragt die Gottheit durch einen Gesang um Erlaubnis und bringt eine kleine Gabe dar. Bei bestimmten Pflanzen ist das Geschlecht der Person, die Richtung, in der die Pflanze wächst und die Verwendung der rechten oder linken Hand sehr wichtig. Mond oder Sonne müssen an einem der Gottheit geweihten Tag eine bestimmte Position einnehmen. Da die Gottheiten ihre eigenen Tageszeiten steuern, ändern die Pflanzen zu bestimmten Uhrzeiten ihre Eigenschaften.

menschlichen Körper. Die Kallawaya-Medizin konzentriert sich auf dynamische und funktionale Beziehungen des individuellen Organismus mit dem Makrokosmos. Die Dreiteilung des Körpers in Kopf, Rumpf und Beine ist metaphorisch und empirisch mit der Gemeindetopografie und Teilen der Berge verbunden. Eine Missachtung oder schlechte Behandlung der Herden und des Lands, das Zerstören der Bergstätten der Ahnen und mangelnde Pflege der heiligen Stätten verursacht eine Störung der Beziehung zwischen Körper und Umwelt und führt zu Krankheit. Durch komplexe Gaben in Form von Nahrungsmitteln an den, den Körperteilen entsprechenden heiligen Stätten kann die Gesundheit wiederhergestellt werden.

Die Kräutertherapie behandelt die Interaktion zwischen Organsystemen anstatt zwischen einzelnen Organen. Kreislauf, Verdauung, Fortpflanzung und Atmung finden im *Sonoco* statt (umfasst Herz-Geist- und Magen-Darm-Systeme), das die Körperflüssigkeiten und Exkremente hervorbringt. Die Zerlegung der Nährstoffe und der Transport zum und vom *Sonoco* ist ein Zyklus, der durch einen hydraulischen Vorgang, den man auch in Riten, geologischer Aktivität und Pflanzenphysiologie beobachten kann, bewirkt werden soll. Krankheit entsteht durch den Verlust der vitalen Flüssig-

keiten oder als Folge von Ernährungs- und Umweltfaktoren. Eine Beeinträchtigung des Blutkreislaufs, des zyklischen Flusses von Körperflüssigkeit und der Ausscheidung von Abfallprodukten führt zu einer Ansammlung von Giftstoffen. Die Diagnose umfasst Farbe und Beschaffenheit des Urins sowie Körpertemperatur und Puls, was Hinweise auf zu schnelles oder langsames, zu dickes oder dünnes Blut liefern kann. Daraus ergibt sich, dass das Blut heiß oder kalt, nass oder trocken ist. Langsames und dickes Blut deutet auf Arthritis hin, langsames und dünnes auf Atemwegserkrankungen und schnelles und dünnes Blut auf Tachykardie. Heilpflanzen sind heiß, warm, belebend oder kalt. Heiße und warme Pflanzen beschleunigen die Körperflüssigkeit. Die meisten Heilpflanzen der Kallawaya stammen aus Südamerika, 18 aus Europa.

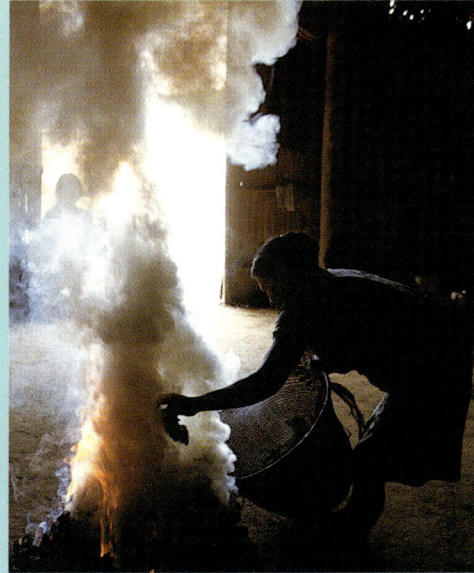

Coca-Blätter, ein typisches Heilmittel der Kallawaya, werden bei Magen-Darm-Beschwerden, Erkältung und anderen Symptomen des Unwohlbefindens aufgrund der Höhenlage verabreicht. Auch ihre stimulierende Wirkung wird sehr geschätzt. Hier verbrennt eine kolumbianische Macuna-Frau Coca-Blätter, um stimmungsverändernde Alkaloide freizusetzen.

Pflanzen und Visionen

Pflanzen, die bei Einnahme eine tiefe religiöse Erfahrung ermöglichen, nennt man Entheogene: „was den Gott in uns hervorruft". In nicht industriellen Gesellschaften stehen jene Pflanzen, die über die normale menschliche Sphäre hinausgehen, und Personen, die diese Pflanzen essen, die Kommunikation mit unterschiedlichen Reichen ermöglichen, in einem komplexen Gefüge aus mythischen Anspielungen und religiösen Verbindungen. Auch in industriellen Gesellschaften riefen Entheogene Kontroverse, Angst und Neugier hervor.

Für manche sind diese Pflanzen heimtückisch und böse und führen zu persönlichen, höllischen Erfahrungen, für andere ebnen sie den Weg in eine höhere Welt. Die unterschiedlichen, durch Entheogene ausgelöste Wirkungen hängen von der Kombination aus Persönlichkeit, emotionalem Zustand, kulturellem Hintergrund, Motivation, Erwartung und der zwischenmenschlichen und physischen Umgebung dieser Erfahrung ab. In nicht industriellen Gesellschaften werden diese mächtigen Pflanzen mit großem Respekt behandelt. Man nimmt sie in einem religiösen Kontext mit bestimmter Absicht nach Tagen der Reinigung. Dies steht im Gegensatz zu der undisziplinierten, entheiligten und vergnügungsorientierten Einstellung der Personen, die mit der Verwendung dieser Pflanze liebäugeln oder sie verdammen.

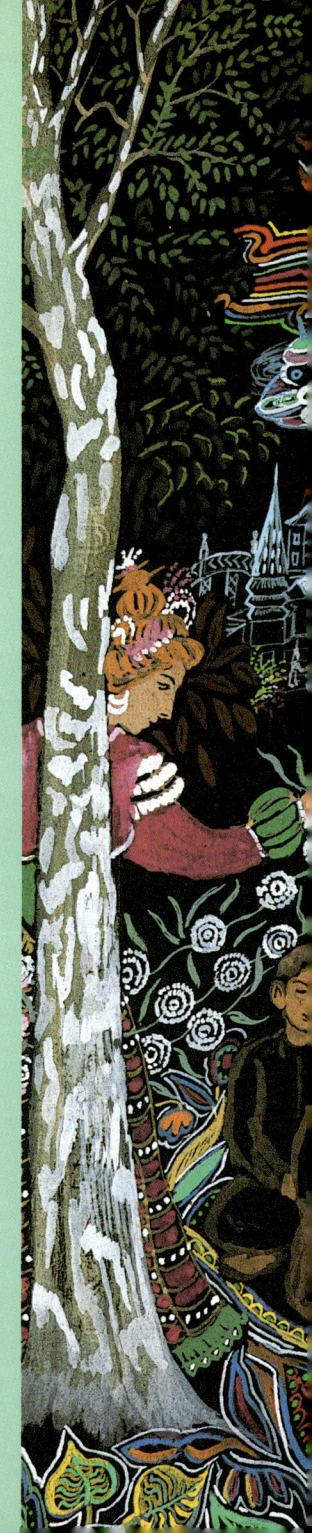

Ein halluzinogenbasiertes Gemälde einer heiligen Zeremonie von einem Mitglied einer Gruppe peruanischer Schamanen, die aufgrund ihrer Pflanzenkenntnis als Vegetalistas *bezeichnet werden.*

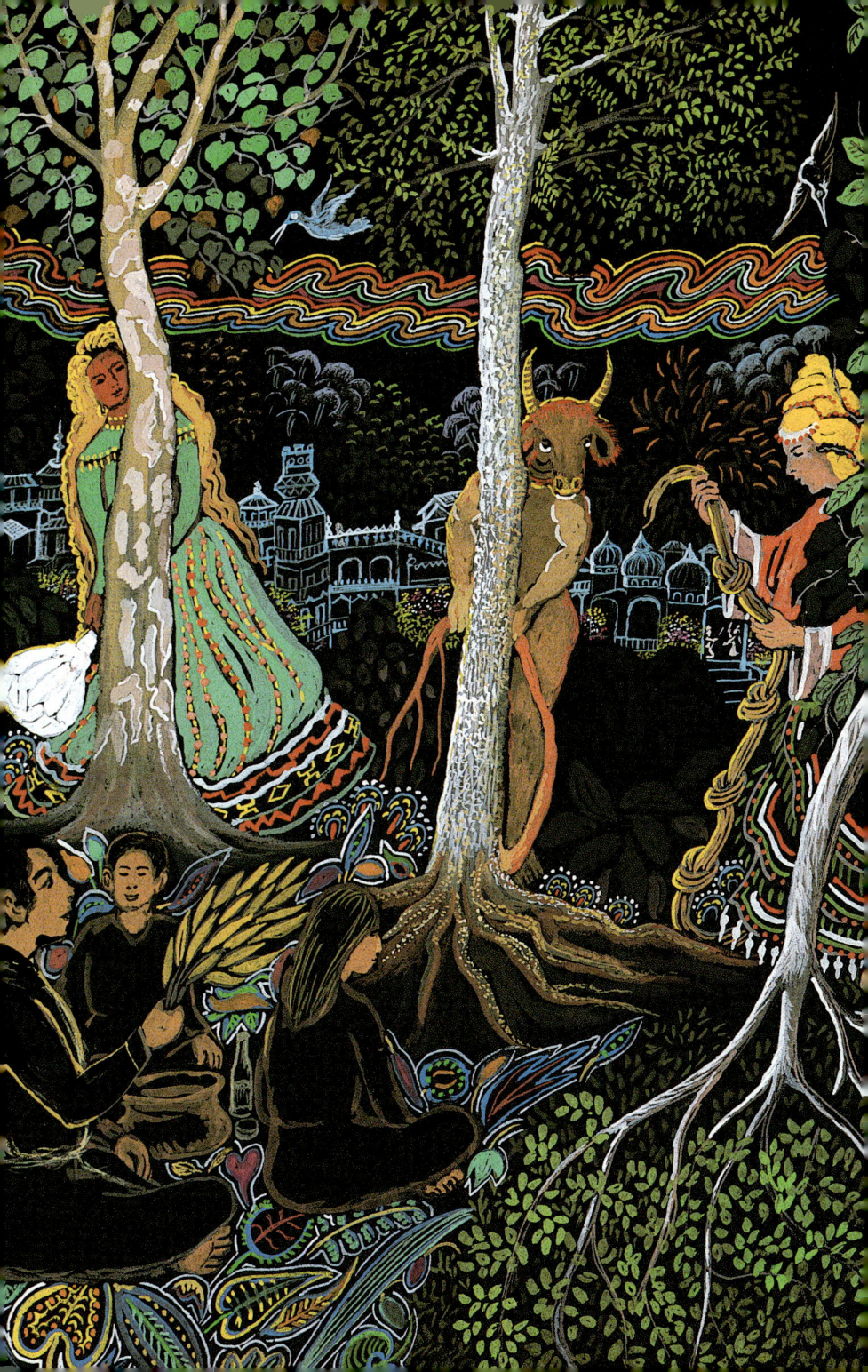

Peyote

Peyote (*Lophophora williamsii*) ist ein kleiner, dickfleischiger, blaugrüner, stachelloser Kaktus, der in der nordostmexikanischen Chihuahuan-Wüste und dem Rio-Grande-Becken heimisch ist. Die Pflanze enthält Meskalin und 43 andere Alkaloide mit psychoaktiven, stimulierenden und medizinischen Eigenschaften. Ein ähnlich psychoaktiver Kaktus, *Ariocarpus retusus*, gilt als „falscher Peyote".

Bei den Huichol-Indianern der Sierra Madre-Berge in Nordzentralmexiko steht der Peyote im Mittelpunkt der religiösen Rituale und des kulturellen Symbolismus. Nach Huichol-Tradition stammten Peyote und Mais aus dem Körper einer Gottheit der Ahnen, Bruder Hirsch. Mais, Hirsch und Peyote sind für sie aus derselben Essenz, und durch die Einnahme von Peyote assimilieren die

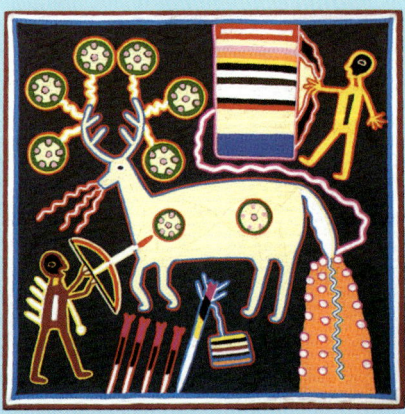

Die Huichol sind bekannt für ihre farbenfrohen Stickmalereien, die oft Aspekte des Peyote-Rituals darstellen. Dieses Gemälde zeigt die magische Transformation des Hirschs in einen Peyote, als er von Jägern zum Höhepunkt der ersten Peyote-Jagd der Ahnen geschossen wird.

Huichol Herz und Seele der Hirsch-Person und erlangen seine Weisheit. Peyote ist Nahrung für die Seele, so wie Mais und Hirsch Nahrung für den Körper sind. Als Zeichen für diesen Zusammenhang isst man zuerst Peyote und erlegt dann den Hirschen, um Mais zu pflanzen.

Um Peyote für Heilzwecke und Zeremonien der Trockenzeit zu erhalten, werden kleine Gruppen kostümierter Pilger von den Huichol-Tempeln auf eine 500 km lange, 6 Wochen dauernde visionäre Reise nach Wirikúta, eine heilige Wüste im Bundesstaat San Luis Potosi, geschickt. Als Vorbereitung praktizieren die Pilger ein Ritual der Beichte und Reinigung, und während der Reise verzichten sie ebenso wie ihre zurückgebliebenen Verwandten auf Sex, Waschen und Baden und minimieren Nahrungs- und Wasseraufnahme, Ausscheidungen und Schlaf. So versuchen die Pilger, das Menschsein hinter sich zu lassen und göttliche Eigenschaften zu erlangen.

Diese Pilgerfahrt wird im Spätsommer gemacht, um Regen, eine reiche Ernte, Gesundheit und Nachfahren zu sichern. Sie ermöglicht die Rückkehr zum heiligen Land der Schöpfung und Abstammung der Huichol, zur Stätte der Götter, der Schatten der Ahnen und der ungeborenen Kinder. Der Schamanenführer steht für Großvater Feuer, und die Pilger nehmen die Persönlichkeit anderer Huichol-Gottheiten an – somit ist die Reise eine Darstellung des Exodus der Gottheiten der Ahnen aus Wirikúta. Die göttlichen Pilger hinterlassen an allen heiligen Stätten, die in der ursprünglichen Peyote-Jagd der angestammten Gottheiten unsterblich wurden, Gaben und Gebete.

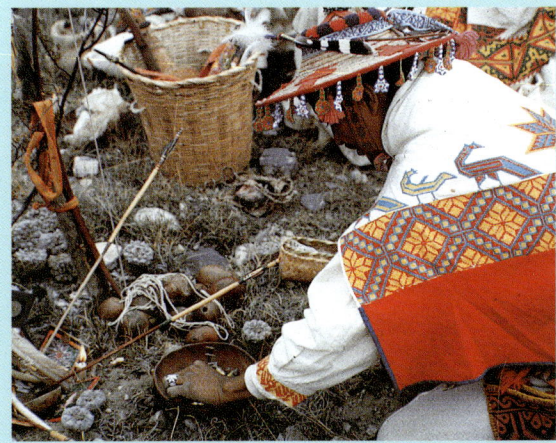

Bei der Ankunft der Huichol in der heiligen Wüste von Wirikúta nach ihrer langen, visionären Reise werden die ersten Peyote, die den vier führenden Pilgern/Gottheiten als Hirsch erscheinen, mit Pfeilen aus vier Richtungen beschossen. Sie erhalten reichlich Gaben, die dann in einem Ritual unter den Jagdteilnehmern aufgeteilt werden. Hier teilt ein Huichol-Schamane den ersten Peyote der Pilgerfahrt. Die zum Schießen auf den ersten Kaktus verwendeten Pfeile sieht man links.

Die ersten Peyote werden bei der Ankunft in Wirikúta gesammelt, und am Abend essen die Pilger ihre Ernte und singen und tanzen um ein Feuer. Diese Peyote-Erfahrungen sind persönliche Begegnungen mit den Gottheiten, sie sind sehr persönlich und werden nicht weitererzählt, sie enthalten Nachrichten und schamanische Gesänge durch die Gottheiten, die in Tiergestalt erscheinen. Auf der Rückreise werden echte Hirsche gejagt und auf den Maisfeldern geopfert, um Fruchtbarkeit und Regen zu erwirken. Diese zeremonielle Hirschjagd entbindet die Pilger von den Entsagungen der Reise. In einer letzten Zeremonie wer-

VEREHRUNG

Mit der Peyote, der Blume der göttlichen Mutter, behandelte man im präkolumbianischen Mexiko Fieber, Arthritis und andere Krankheiten. Man stimulierte damit Krieger für den Kampf, sie half auch gegen Müdigkeit, Hunger und Durst. Peyote diente auch der Kommunikation mit den Göttern, um Wissen über die Zukunft zu erlangen.

Nach der Eroberung durch die Spanier, fand Peyote weite Verbreitung in der nicht indianischen Bevölkerung, die damit Diebstähle entdeckten und Weissagungen tätigten. 1620 gab die Inquisition ein Edikt heraus, das die Verwendung von Peyote unter schwerste Strafandrohung stellte. Die Vertreter der Inquisition verleugneten, dass die Wirkung des Peyote auf den Kaktus zurückzuführen war, sondern hielten dies für Satans Tun. Sie konnten die Verwendung allerdings nicht verhindern.

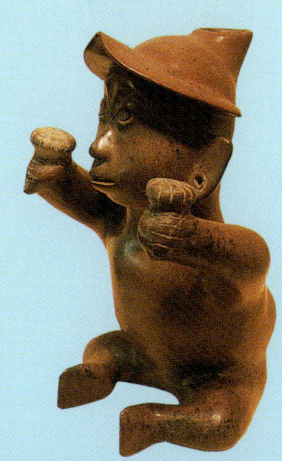

Eine mittelamerikanische Grabfigur eines buckligen Zwergs mit zwei Peyote-Pflanzen, ca. 200 v. Chr.

den zahlreiche Peyote gegessen, während die Pilger von ihrer Reise berichten und die ganze Nacht von Vater Sonne, Bruder Hirsch und anderen Göttern singen.

Peyote wird von der religiösen Bewegung North American Church als Sakrament verwendet. Die Mitglieder umfassen 250.000 amerikanische Eingeborene von der mexikanischen Grenze Amerikas bis nach Alaska. Peyote-Zeremonien finden in schwierigen Zeiten statt, und man will damit Regen, das Wohlergehen der Menschheit und vor allem die Gesundung der Kranken erwirken. Als Vorbereitung für die nächtliche Zeremonie muss man nachdenken und fasten, sexuell enthaltsam leben, sich mit Duftpflanzen einreiben und gelegentlich ein Schwitzbad nehmen.

Die Zeremonie findet zumeist in einem *Tipi* statt, wobei die Teilnehmer

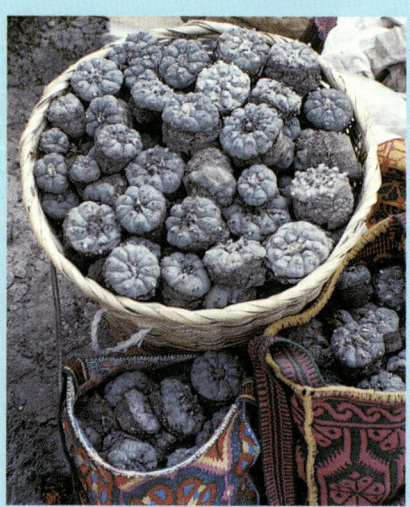

Korb und gewebte Tasche gefüllt mit Peyote aus einer Pilgerfahrt nach Wirikúta. Einige Peyote-Kürbisse können auch Gottheiten repräsentieren.

im Schneidersitz im Kreis sitzen. In der Mitte steht ein halbmondförmiger Altar, der den Mond, heilige Berge und Mutter Erde symbolisiert, und rituelle Objekte symbolisieren viele andere Kräfte. Eine große Peyote-Pflanze, Vater Peyote, repräsentiert den Great Spirit. Eine Markierung vom Vater Peyote ausgehend, entlang des Altars bezeichnet den Weg der Gedanken der Gläubigen zum Great Spirit und den Weg des Lebens und des Todes, den die Gläubigen gehen, um Wissen von Peyote zu erlangen. Diese Linie zeigt auch den Weg des Entdeckers der Pflanze, der Peyote-Frau. Unter dem Altar ist ein angeblich heilendes Feuer, das die Sonne, das Leben und das Herz repräsentiert.

Die Gruppe betet und raucht gemeinsam und reinigt dann die getrockneten Peyote-Knöpfe im Zedernrauch und drückt sie ans Herz, ehe sie diese isst. Der Führer, auch der Roadman genannt, schlägt eine Kürbisrassel und singt das Eröffnungslied, und danach werden ein Stab, eine Trommel und die Rassel im Kreis gereicht, und jeder Teilnehmer singt vier religiöse Lieder. Die wechselnden Rhythmen, triumphierenden oder klagenden Lieder, das Feuer und der Rauch verstärken sich gegenseitig und damit auch die emotionalen Gebete der Teilnehmer im Denken an das Feuer und Vater Peyote.

Um Mitternacht geht der Feuermeister hinaus, um viermal auf einer Pfeife zu blasen und dabei den schrillen Schrei eines Adlers zu imitieren. Dies verkündet, dass um Mitternacht alles – Tag und Nacht, Mann und Frau, die sechs Richtungen – in der Mitte des *Tipi* eins sind. Der Roadman singt vier-

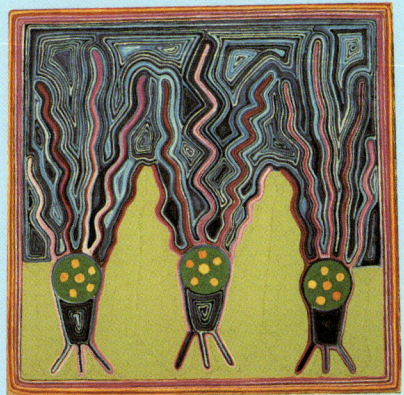

Ein Huichol-Garngemälde eines Peyote muss den gesamten Kaktus mit seinen Wurzeln zeigen. Die rituelle Verwendung von Peyote breitete sich zu Beginn des 19. Jh. bis zu den Tonkawa und Lipan Apachen des texanischen Golfs aus.

mal das Mitternachtslied, danach wird Wasser ausgegeben. Man spricht Gebete oder praktiziert ein Heilritual für die Kranken. Das Singen, Trommeln und Rasseln geht bis in die Morgenstunden und wird mit zunehmender Wirkung des Peyote immer intensiver. In der Morgendämmerung bringt die Frau des Roadman, die die Dämmerung oder Peyote-Frau repräsentiert, ein zeremonielles Frühstück aus Wasser, Mais, getrocknetem, süßen Fleisch und Obst. Am Schluss singt der Roadman zum Morgenstern. Die Gruppe rastet, spricht dann und erfindet neue Lieder über die Erfahrungen der Nacht. Zu Mittag wird ein Festessen serviert, bei dem alle mit einem einzigen Löffel essen müssen.

MEDIUM UND BOTSCHAFT

Die Peyote-Religion betrachtet die Pflanze als Inkarnation eines göttlichen Wesens und Botens, der die Kommunion mit dem Great Spirit ohne das Medium eines Priesters ermöglicht. Peyote wird als Medizin für die Seele sowie bei Erkrankungen wie Tuberkulose, Lungenentzündung, Grippe und Scharlach verabreicht. Jeder Mensch lernt die Kirchendoktrin durch intensive, heilige Begegnungen mit der Pflanze und kann diese nach Belieben interpretieren. Anhänger teilen die Pflanze in einer gemeinsamen Bemühung und in ritueller Reinheit, die für die Kommunion mit dem Great Spirit erforderlich ist. Das ist eine starke religiöse Erfahrung, in der man die Lösung für viele persönliche Probleme findet.

Es reicht jedoch nicht, Peyote zu nehmen. Vielmehr müssen die Mitglieder ein Leben in Demut und altruistischer Liebe leben, das Böse mitleidig verachten, Ungerechtigkeit einfühlend und Unglück gelassen nehmen. Die meisten erleben keine Visionen; diese sollten nur angestrebt werden, um Moralverstöße und Unreinheiten der Seele zu enthüllen.

In einer Zeremonie der North American Church formt der Feuermeister die Asche vom zeremoniellen Feuer zu einem Wasser- oder Donnervogel, den Boten des Peyote, der den Ursprung allen Lebens und die Offenbarung des Peyote an den Anhänger symbolisiert.

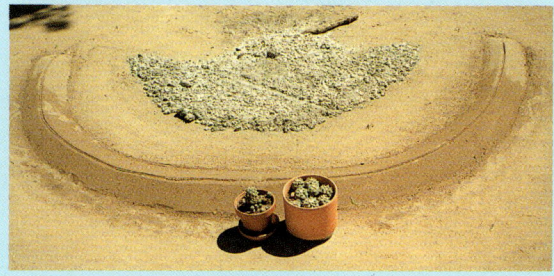

Heilige Pilze

Die Chatino, Mixtec, Mixe und andere heimische Völker Südmexikos verwenden unterschiedliche Arten von Psilocybe-Pilzen sowie zahlreiche andere entheogene Pflanzen. Diese enthalten zwei halluzinogene Alkaloide, Psilocin und Psilocybin, die den Nervenimpulstransmitter, Serotonin, hemmen. (Ein unter dem Markennamen „Visken" verkaufter Betablocker für Bluthochdruck und Herzrhythmusstörungen basiert auf Psilocybin.) Die heiligen Pilze werden von den mittelamerikanischen Völkern primär bei hartnäckigen Krankheiten verwendet, aber auch um herauszufinden, wo verlorene oder gestohlene Gegenstände sind oder um Probleme und Konflikte zu lösen. Die medizinische und weissagerische Wirkung der Pilze wird auf ihr mythisches Entstehen aus dem Blut Christi oder den Knochen alter Sagen- und Prophetenkönige zurückgeführt.

Die Einnahme der Pilze kann negative Reaktionen hervorrufen, ja sogar den Tod bewirken, wenn die verordneten Regeln – sexuelle Enthaltsamkeit, Meiden bestimmter Nahrungsmittel, landwirtschaftlicher Tätigkeit und allem Ausdruck von Ärger oder Verletzen von Lebewesen – missachtet werden. Die ernste Vorbereitungsphase von vier oder mehr Tagen dient den Gebeten vor dem Familienaltar oder in der Kirche, wo man um Vergebung und Erlaubnis zum Essen der Pilze bittet. Die Pilze werden von einer Jungfrau gepflückt oder vor dem Pflücken wird ein Gebet gesprochen. Man behandelt die Pflanzen sehr vorsichtig und ehrfürchtig und legt sie auf den Hausaltar oder in die Kirche.

Am Morgen des verheißungsvollen Tags nimmt man ein Bad und isst ein einfaches Frühstück, doch nach Mittag wird nichts mehr gegessen. Die Pflanzen werden in der Nacht in einem einsamen Haus fern von Lärm und Störungen gegessen, um die Pflanzen nicht vom „Sprechen" abzuhalten.

Pilzskulptur aus dem Hochland von Guatemala, ca. 500 v. Chr.

WEISSAGUNG

Der Fliegenblätterpilz ist einer der häufigsten halluzinogenen Pilze. Das Volk der Koryak und andere sibirische Völker sagten damit die Zukunft voraus, diagnostizierten Krankheiten und Träume und erfuhren den Zustand der toten Verwandten im Himmelsreich. Der Pilz soll an der pazifischen Nordwestküste durch die Dogrib Nordwestkanadas und die Ojibway der Großen Seen rituelle Verwendung finden.

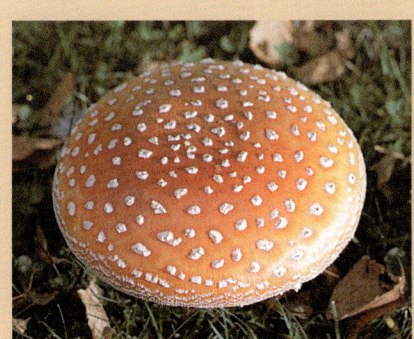

Der Fliegenblätterpilz, Amanita muscaria.

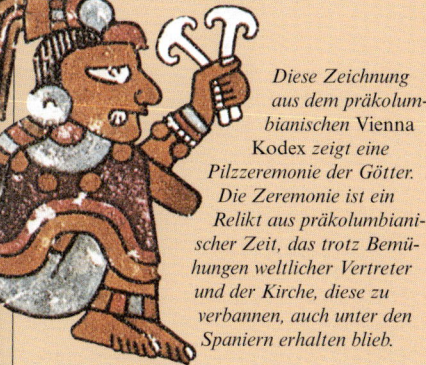

Diese Zeichnung aus dem präkolumbianischen Vienna Kodex *zeigt eine Pilzzeremonie der Götter. Die Zeremonie ist ein Relikt aus präkolumbianischer Zeit, das trotz Bemühungen weltlicher Vertreter und der Kirche, diese zu verbannen, auch unter den Spaniern erhalten blieb.*

Ein Schamane kann die Pilze statt seines Kunden einnehmen, manchmal in Kombination mit Maiskörnern oder komplexen Mischungen aus Eiern, Federn, Rinde und anderen Materialien. Natürlich kann der Betreffende die Pilze auch selbst nehmen, begleitet von ein oder zwei Verwandten oder Freunden, die ihn nachher über das Gesagte informieren. Sobald die Pilze wirken, beginnt der Betreffende einen Dialog mit einem visionären Bub und Mädchen, älteren Leuten, Heiligen, einem verstorbenen Verwandten oder einer anderen spirituellen Person. Manchmal erscheint keine Vision, sondern nur eine Stimme, die fragt, warum die heiligen Planzen genommen wurden. Der Betreffende erklärt dies, und im Krankheitsfalll beginnt die visionäre Figur dann mit der Massage oder anderen therapeutischen Methoden der Eingeborenen. Der Geist der Pflanze verkündet eventuell auch die Krankheitsursache und die zur Heilung notwendigen Rituale. Für den Beobachter scheint die Person einen langen Dialog zu führen, wobei verschiedene Stimmen – die der Person und die des Geists – zu hören sind.

GEISTERSTIMMEN

Bei den Mazatek nimmt die ganze Familie einer kranken Person an einer vom Schamanen geleiteten Nachtwache teil. Heilige Pilze werden gesegnet und von der ganzen Gruppe gegessen, und aus der Dunkelheit und der Stille beginnt der Schamane im Namen des Kranken zu sprechen, singen und beten. Die Geister der Pilze sprechen durch den Schamanen und beschwören die Fähigkeit des Schamanen herauf, göttliche Worte der Macht in poetischer, trauernder und ekstatischer Art zu skandieren und damit therapeutische Katharsis zu erreichen. Die Gruppe antwortet den Gebeten des

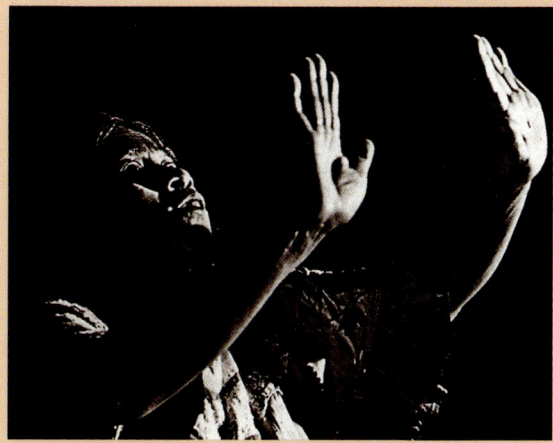

Maria Sabina, ein Schamane der Mazatek, fällt in Trance.

Schamanen und ruft Gott, die Heiligen und natürliche Kräfte an. In den spirituellen Gesängen heilen die Geister der Pilze über das göttliche Wort oder Logos.

Stechapfel

Die Verwendung des Stechapfels (Datura) in Pubertätsriten war bei den kalifornischen und Algonkian sprechenden Eingeborenen Amerikas sehr beliebt. Die Neophyten hatten Träume und Visionen, in denen sie die wachsamen Geister von Tieren annahmen, besondere Lieder lernten und, etwa bei den

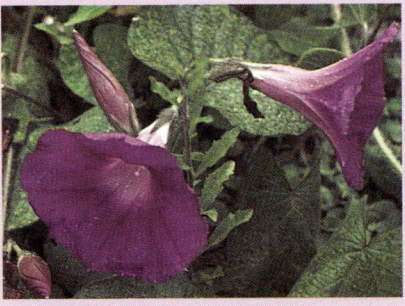

In Südamerika wächst der Stechapfel als kleiner Baum mit riesigen, farbenprächtigen, trompetenförmigen Blüten. Diese oft als Zierpflanze für Innenhöfe und Gärten kultivierte Brugmansia-*Art ähnelt chemisch dem Kräuterstechapfel und wird von Kolumbien bis Chile eingesetzt, um in die Welt der Geister einzutreten, Verlorenes wiederzufinden, die Zukunft vorherzusagen und Asthma, Bronchitis, Tumore, Schwellungen, Krämpfe und andere Leiden zu heilen. Das Riechen an der duftenden Pflanze soll Kopfschmerzen verursachen, doch in Südkolumbien gehen an Schlaflosigkeit leidende Menschen durch mit* Brugmansia *gesäumte Straßen, um Schlaf zu finden. Die Shuar von Ecuador etwa ließen widerspenstigen Kindern Datura-Aufgüsse verabreichen, damit ihre Ahnen sie besuchen und sie tadeln würden. Auch den Hunden gibt man Stechapfel, auf dass sie mehr Wild finden. In der Pubertät trinken Shuar-Jugendliche einen Daturabaumaufguss, um tapfere, als Eheleute in Frage kommende Krieger zu werden. Die Einnahme des Baumstechapfels verursacht zunächst Verwirrung und danach eine lange Schlafperiode mit bunten Träumen und Visionen, die sporadisch 1–4 Tage anhalten.*

Delaware, über ihre früheren Leben und ihre Zukunft informiert wurden. Zuni-Priester verwendeten die Pflanze als Anästhetikum beim Knochenrichten und der Chirurgie und verabreichten sie Kunden, die die Geister der Ahnen kontaktieren oder die Identität von Dieben herausfinden wollten.

Die bewusstseinsverändernden und medizinischen Eigenschaften des Stechapfels waren bereits den Arabern, Persern und Hindus bekannt. Da Stechapfel die hochgiftgen Alkaloide Scopolamin und Hyoszyamin enthält, kann die Einnahme zu Amnesie, Disorientierung, brennendem Durst, vorübergehender Blindheit, Lähmung, Koma und sogar zum Tod führen. Der Stechapfel wurde von Verbrechern in Indien, Tansania, Peru und anderen Ländern zum Betäuben und Töten ihrer Opfer eingesetzt. Die kolumbianischen Chibcha gaben ihn ihren Frauen und Sklaven, ehe sie diese bei lebendigem Leib mit verstorbenen Anführern und Kriegern verbrannten. Stechapfel gilt auch als Aphrodisiakum und wurde in Europa, China und Peru dem Bier beigesetzt.

Die Kamsá und Inga des kolumbianischen Sibundoy Valley kennen eine große Vielfalt an Stechapfelarten (*Brugmansia*). Als Kulturpflanze kann sich der Stechapfelbaum nicht selbst vermehren, und er wächst nicht wild. Die Sibundoy haben 12 Klone, Sorten und Hybriden hervorgebracht. Jede dieser Kulturpflanzen ist das ererbte Eigentum bestimmter Familien, die ihn für verschiedene medizinische und psychoaktive Zwecke benutzen, eine etwa für Rheuma, eine andere als Wurmmittel.

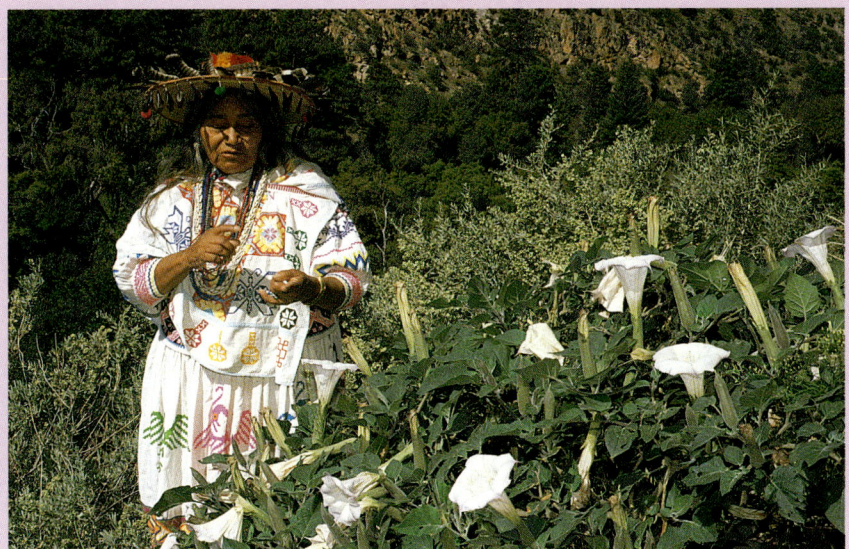

Eine mexikanische Huichol-Frau beim Gebet gegen den Stechapfel, der als großes Zaubermittel gilt.

PUBERTÄTSRITEN

Datura (oder *Mondzo*) wird von den Shangana-Tsonga im nördlichen Transvaal und in Mosambik zum Austreiben fremder Geister, als Torturgift zum Enttarnen von Zauberern und Kriminellen und als Hochzeitsritual von Mädchen verwendet, um die Fruchtbarkeit zu fördern und die Mädchen für die Hochzeit zu qualifizieren.

Tsonga-Ehen werden durch Brautzahlungen (bei denen der Bräutigam für seine zukünftige Frau bezahlt) geschlossen, und Unfruchtbarkeit würde Schande und finanzielles Unglück für die Familie bedeuten. Wenn die Tsonga-Mädchen die Heirats-

fähigkeit erlangen, werden sie in einer Hütte eingeschlossen und über die Rolle der Frau unterrichtet. Sie erleiden viele Entbehrungen und Rituale, einschließlich reinigendem Eintauchen in Wasser, Verletzungen, Verlängerung der kleinen Schamlippen und eine Deflorierung mit einem Kudu-Horn. Am letzten Tag des dreimonatigen Rituals essen die Mädchen *Mondzo* oder „das, was einem die Augen öffnet". Mit blauen Kleidern und Gesichtsfarbe zeigen die Novizen Tänze, die die Phasen der Kindheit bis zur sexuellen Reife darstellen. Diese enden, wenn die „Schulmutter" Speichel über die Novizen spritzt und sie damit für erwachsen erklärt.

Sie legt dann strohbedeckte Tonwürfel zwischen die Beine der Mädchen, was das Nachwachsen der Schamhaare symbolisiert, die als Zeichen der Lösung zuvor rasiert wurden. Die Mädchen erhalten etwas Datura-Tee und hören auf ihrer „Fantasiereise" die Stimmen von Ahnengöttern und sehen blaugrüne Muster, die die Götter in Schlangengestalt darstellen. (Das Trommeln beim Tanzen verstärkt die Wirkung der Pflanze zusätzlich.) Die Novizen werden von Datura weder krank noch vergiftet. Schließlich erhalten sie neue Namen und Kleider für ihre Wiedereingliederung in die Tsonga-Gesellschaft als reife Frauen.

Gesundheit und Schönheit

Das Interesse am Kultivieren, Sammeln und Verwenden von Kräutern steigt zusehends – nicht nur in der Küche, sondern auch als Hausmittel und für Kosmetika. Seit Tausenden Jahren verwendet man Pflanzen zur Verschönerung, und bis vor kurzem waren diese der Hauptbestandteil in Kosmetika und Parfums. Viele Früchte, Gemüse und Kräuter haben Öle und Vitamine, die die Haut nähren und verbessern. Die duftenden Parfums aus Blüten und Pflanzen sorgen für Entspannung und Wohlbefinden, und ihre flüchtigen Öle wirken auf die Emotionen und Nerven stimulierend und aufbauend.

Kommerzielle Seifen und Haarfärbemittel enthalten Alkali, was die saure, antibakterielle Hautschicht neutralisiert. In Geschäften erhältliche Kosmetika enthalten Mineralöle, die der Haut die fettlöslichen Vitamine entziehen, sowie Antioxidantien und andere Zusätze, die das Ablaufdatum verlängern, von der Haut aber mit unbekannter Langfristwirkung absorbiert werden. Kräutermischungen sind ökonomisch und eine natürliche Hautpflege. Frisch aufgetragen haben sie die größte Wirkung, da die wirksamen Vitamine und Mineralien noch nicht verdampfen konnten.

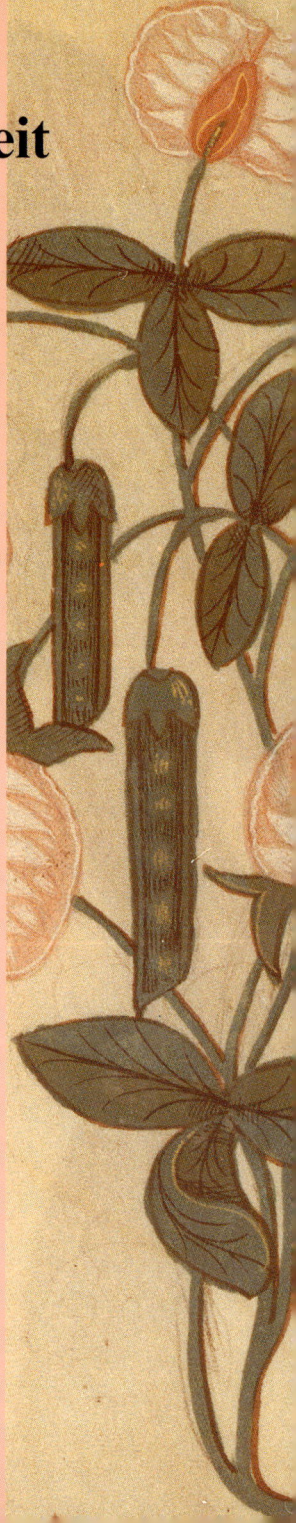

Die Rose, einer der ältesten Inhaltsstoffe in Parfums, und die Erbse, eines der ältesten kultivierten Nahrungsmittel (fossile Beispiele wurden in Schweizer Seendörfern gefunden), hier in einem englischen Kräuterbuch aus dem 16. Jh. nebeneinander.

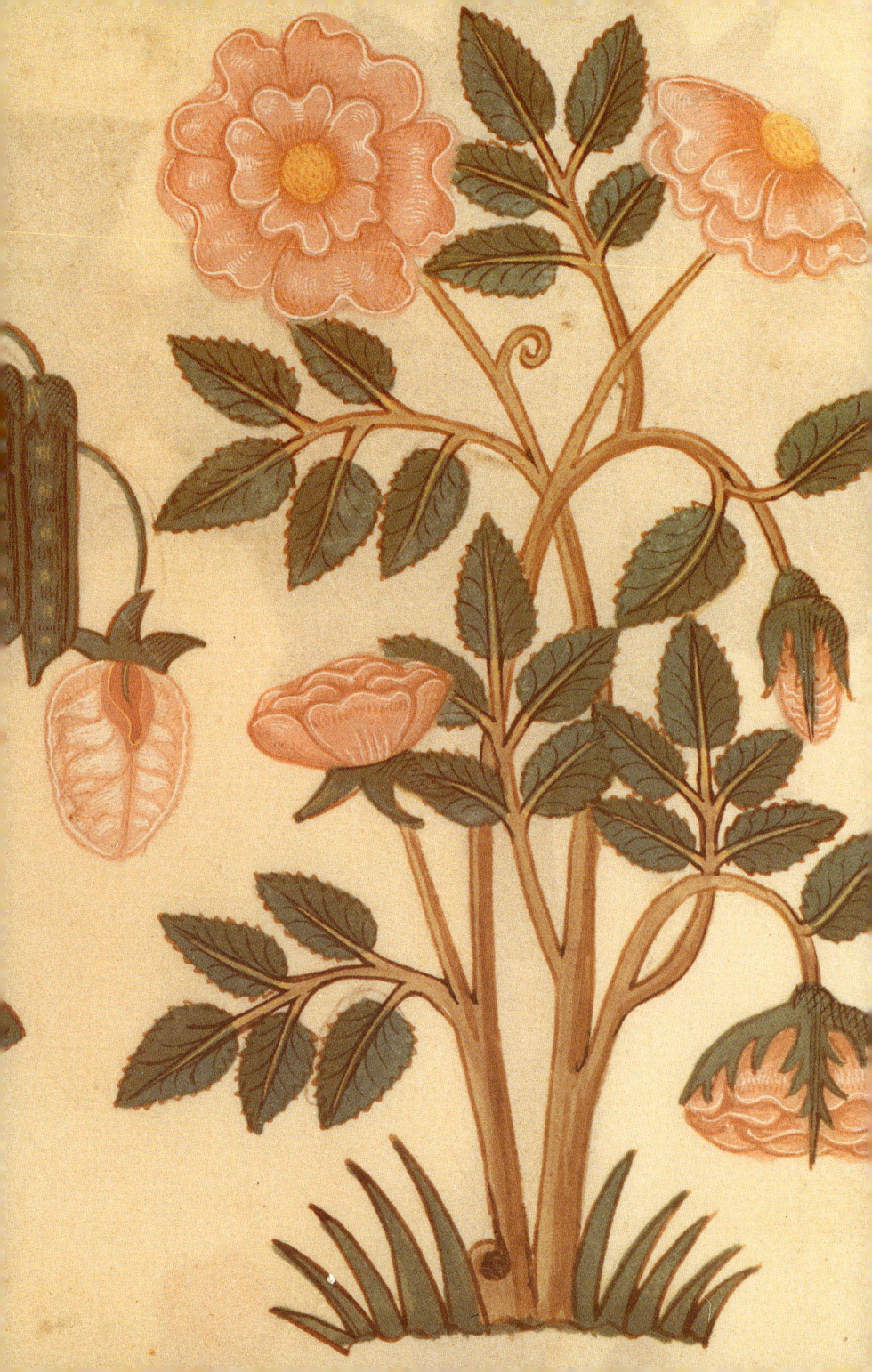

Kräuteranbau

Die meisten Gartenkräuter gedeihen auf jedem Boden, wenngleich die Ergebnisse besser sein werden, wenn der Boden auf die Pflanze abgestimmt ist. Beifuß, Rosmarin, Frauenmantel, Chicorée, Ysop, Lavendel, Andorn, Minze, Majoran, Oregano, Salbei, Thymian und Wacholder bevorzugen alkalischen Boden, während Zitronenmelisse, Lavendel, Borretsch, Tausendgüldenkraut,

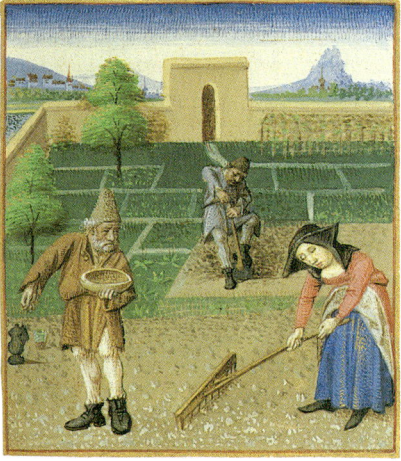

Bücher über Gartengestaltung und Pflege, wie De Rustica, *mit dieser Zeichnung der Aussaat von Samen, erfreuten sich in Europa erstmals im 15. Jh. großer Beliebtheit.*

Kamille, Koriander, Fenchel und Thymian sandigen Boden brauchen. Die meisten anderen Kräuter benötigen einen neutralen oder leicht alkalischen Lehmboden. Bei saurem Boden erleichtert die Zugabe von etwas Kalkstein oder Asche die Nährstoffaufnahme. Ysop und Zitronenmelisse bevorzugen schlechten Boden, und Mittelmeerkräuter produzieren auf kargem Boden mehr Öl. Kräuter

lieben einen gut abfließenden Boden. Andernfalls gibt man Torfmoos, Auflagehumus, Holzstücke oder Kompost dazu.

Die einjährigen und meisten zweijährigen Pflanzen setzt man Mitte oder Ende des Frühjahrs, wenn der Boden schon etwas erwärmt ist und keine Frostgefahr mehr besteht. Entfernen Sie Unkraut, doch geben Sie dies nicht zum Kompost, da Sie damit das Unkraut an anderer Stelle wieder einpflanzen würden. Graben Sie die Erde 30 cm tief um. Lassen Sie den Boden eine Woche ruhen, ehe Sie Samen setzen. Wenn sich der Boden schwer anfühlt, tragen Sie eine dünne Schicht Sand entlang der Samenfurche auf. Bedecken Sie die Samen mit etwas Erde, drücken Sie sie mit einem Brett hinein und wässern Sie das Beet vorsichtig. Legen Sie bis zur Keimzeit ein Netz über die Samen, damit diese nicht von Vögeln gefressen werden.

Geben Sie jeden Sommer Dung oder Kompost zu. Vor dem Frost sollte man mehrjährige Kräuter ausgraben und in Töpfen im Haus lagern. Stellen Sie die Pflanzen zuerst in eine kühle Garage, um den Übergang zu erleichtern. Im Winter sollten Sie die Wurzeln der ausgewachsenen Sträuche zusätzlich mit Kompost bedecken. Königskerze, Akelei, Holundersträuche, Gladiole, Lavendel und Ringelblume schützen das Kräuterbeet vor Wind. Zum Entfernen von Läusen besprüht man die betroffenen Pflanzen mit einem Aufguss aus 1 kg, für einige Stunden in Wasser eingeweichte, Brennnesseln. Langsam keimende Pflanzen, wie Petersilie, und seltene Samen, wie Basilikum, Salbei, Majoran und Thymian sät man am besten im Spätwinter oder zu Frühlingsbeginn im Haus und setzt sie

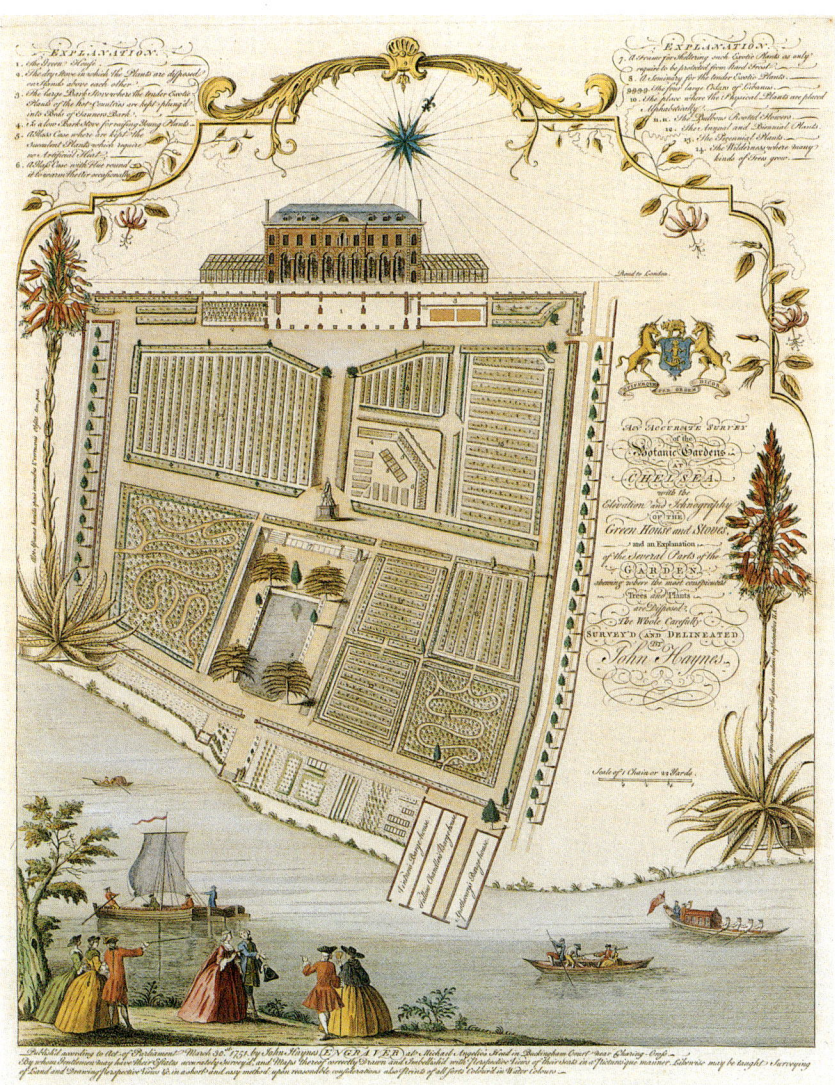

Eine Gravierung von John Haynes aus dem Jahr 1751 zeigt die Anlage des Chelsea Physic Garden in London. Im 16. und 17. Jh. begann man in England, Frankreich, Deutschland, Holland und Italien mit dem Bau großer botanischer Gärten. Oft waren diese an Universitäten und Medizinfakultäten angeschlossen, um das Rohmaterial für den Unterricht zu liefern.

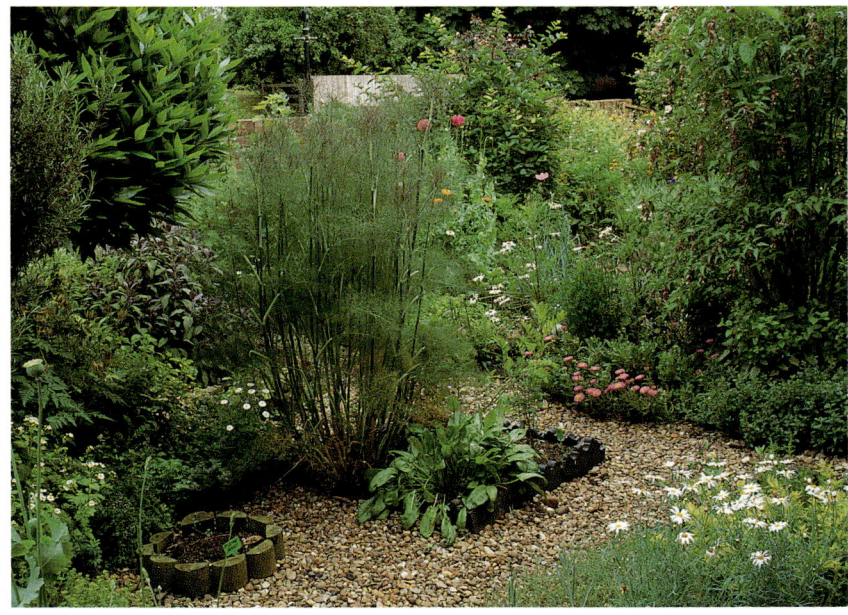

Kräuter mit unterschiedlichem Wässerungsbedarf sollten an die entgegengesetzten Enden des Beets gesetzt werden. Kräuter, die wenig Sonne brauchen, kommen neben große Pflanzen, und aggressive Kräuter, wie Minze, sollten separat gesetzt oder das Wurzelwachstum mit Brettern begrenzt werden.

erst ins Freie, wenn der Boden wärmer ist. Als Keimmedium empfiehlt sich eine lehmfreie Pflanzmischung oder rauer Sand gemischt mit Torf oder Torfmoos, sterilisiertem Gartenlehm und Dünger. Drücken Sie die Mischung fest in den Container und setzen Sie die Samen in 5 cm Abstand in seichte Furchen. Darauf kommt eine dünne Schicht Pflanzmischung. Feine Samen sollten in die Erde gedrückt werden. Drücken Sie die Erde fest und wässern Sie diese gut mit einem dünnen Strahl. Bedecken Sie den Boden mit einer nassen Zeitung und einer Glasplatte und stellen Sie den Topf an einen warmen Platz von etwa 20°C, nicht direkt in der Sonne.

Die Samen müssen bis zur Keimung mehrmals täglich befeuchtet werden. Dann nehmen Sie die Abdeckung ab und stellen den Topf an einen hellen Ort, ohne direkte Sonnenbestrahlung. Sobald sich das zweite Blätterpaar zeigt, können Sie die Pflanze in einen größeren Topf mit gehaltvollerem Boden setzen. Fassen Sie die Sämlinge an den Blättern, um die kleinen Wurzeln und Stiele nicht zu beschädigen. Die ersten Tage sollten sie nicht der Sonne ausgesetzt sein. Übersiedeln Sie die Pflanzen langsam – zuerst an einen schattigen Ort und nächtens noch im Haus.

Die meisten kleineren, im Haus wachsenden Kräuter gedeihen bei einer Temperatur von 16–20°C; Petersilie und Rosmarin bevorzugen eher 16°C. Viele Kräuter brauchen täglich 6–8 Stunden Sonne, doch Minze und Petersilie bevorzugen Halbschatten und am Morgen oder am späten Nachmittag 1–2 Stunden Sonne. Pflanzen sollten weder Zugluft ausgesetzt sein noch in der Nähe von Klimaanlagen oder Dunstabzügen der Küche gesetzt werden. Im selben Behälter sollten nur Pflanzen mit denselben Ansprüchen bezüglich Wasser, Sonne und Boden gesetzt werden. Minze und Petersilie setzt man separat, da diese andere Pflanzen überwuchern würden.

Überprüfen Sie den Boden alle zwei Tage auf Feuchtigkeit, bei großer Hitze täglich. Um die Feuchtigkeit sicherzustellen, stellen Sie einen Behälter mit Wasser neben die Pflanzen und tragen Sie auf die Erdoberfläche Torfmoos auf. Küchenkräuter, die regelmäßig geerntet werden, brauchen alle 2 Wochen etwas Flüssigdünger. Stellen Sie die Töpfe gelegentlich in die Badewanne oder ein Waschbecken, und spülen Sie überschüssige Salze durch wiederholtes Gießen weg. Mehrjährige Pflanzen, insbesondere Minze, müssen jedes Jahr oder alle zwei Jahre umgetopft werden.

ANDERE VERMEHRUNGSMETHODEN

Winterharte, mehrjährige Pflanzen gräbt man zu Frühjahrsbeginn aus. Teilen Sie die Pflanze mit der Hand oder mit einem Messer in kleinere Teile, ohne dabei die Wurzeln zu beschädigen. An jeder Wurzel sollte ein Trieb oder Stiel sein. Setzen Sie die Teile einzeln ein und gießen Sie diese gut. Manche Pflanzen, wie Estragonbeifuß, teilt man im Herbst.

Im Spätsommer schneidet man 8–15 cm des Stiels von nicht blühenden mehrjährigen Pflanzen direkt über dem halbharten Holz in einem geraden 45°-Grad-Schnitt ab. Entfernen Sie die Blätter im unteren Drittel, tauchen Sie die Pflanze in Wasser und setzen Sie diese in einen Topf mit gleichen Teilen gemahlenem Torf und Perlstein oder zwei Teilen Sand und einem Teil Wurmstein. Bedecken Sie den Topf mit einer Plastiktüte. Diese darf die Blätter nicht berühren und muss alle paar Tage zur Belüftung abgenommen werden. Spritzen Sie die Blätter bei trockenem Wetter häufig. Die Ableger werden in Topferde gesetzt, sobald die Wurzeln 3 cm lang sind. Sobald sie wachsen, setzen Sie diese an einen geschützten Platz in der Sonne und düngen Sie diese.

Um Ableger aus Wurzeln zu machen, graben Sie Pflanzen mit langen Pfahlwurzeln im Frühjahr oder Spätsommer aus. Schneiden Sie die Wurzeln in 5–8 cm lange Stücke und setzen Sie Wurzelstücke mit Knospen, aus denen neue Triebe und Wurzeln austreiben können, direkt unter die Erde.

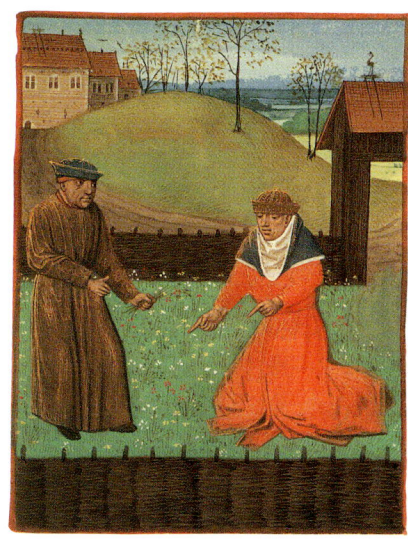

Unterricht in der Pflege eines Kräutergartens in einem anonymen Gemälde aus dem 15. Jh.

Sammeln und Trocknen

Heilkräuter sollten zu Beginn der Blütezeit bei trockenem, schönen Wetter am Frühmorgen nach dem Morgentau gepflückt werden. Pflanzen mit flüchtigen Ölen, wie Minze und Zitronenmelisse sammelt man vor der Mittagszeit. Minze, Ysop, Lavendel, Rosmarin und Thymian sammelt man, wenn die Blüten am vollsten sind, und Salbei beim Erscheinen der ersten Knospen.

Die Blüten nimmt man unverzüglich ab, ehe sich diese noch öffnen. Die Blätter sammelt man im Frühjahr, wenn diese noch jung, aber schon gut entwickelt sind und die Pflanze blüht. Die Stiele pflückt man, wenn sich die Blüten zu öffnen beginnen, und die Früchte, sobald diese reif sind. Die Zwiebel entnimmt man, wenn die Blätter abfallen. Die Wurzeln sammelt man abends vor der Entwicklung der Blüten oder im Herbst. Die Rinde nimmt man zu Frühjahrsbeginn oder im Herbst ab.

Vor dem Pflücken sollte man die Identität der Pflanze genau überprüfen. Mehrere Heilpflanzen der Familie der Karotten (*Umbelliferae*) haben etwa starke Ähnlichkeit mit ihren giftigen Verwandten. Vermeiden Sie Pflanzen an stark frequentierten Straßen oder nahe von Industrieanlagen oder Pflanzen, die mit Pestiziden besprüht sind.

Heilkräuter sollte man rasch trocknen und an einem warmen, dunklen und gut belüfteten Ort im Haus aufbewahren. Zum Trocknen legt man diese 3–7 Tage in dünnen Schichten auf erhöhte Drahtmaschentabletts. Zum Trocknen der Samen wird die ganze Pflanze 5–6 Tage getrocknet. Dann entfernt man Stiel und Schoten und trocknet die Samen unter häufigem Wenden weitere 7–10 Tage. Bei kühlem oder feuchtem Wetter sorgt ein

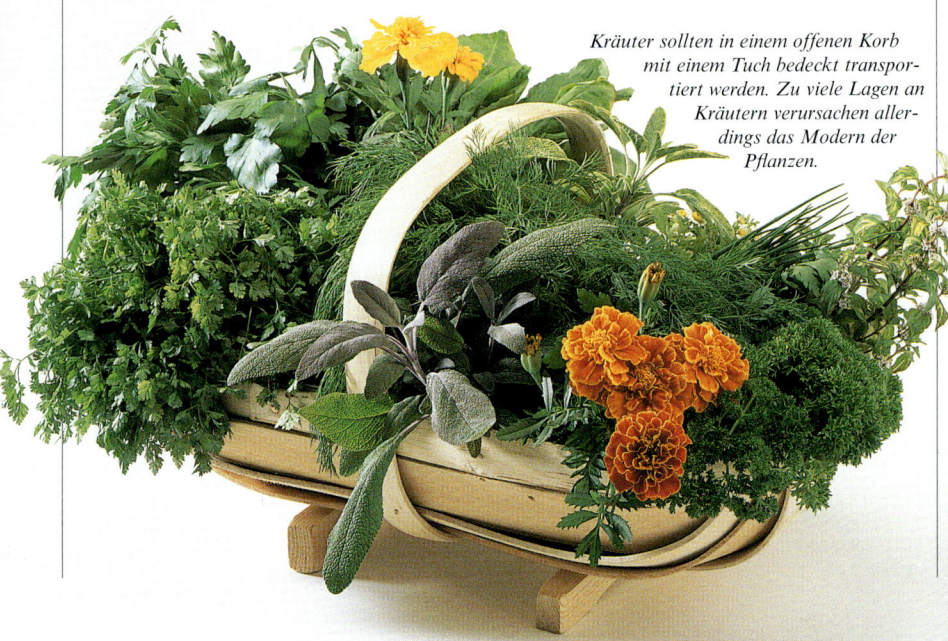

Kräuter sollten in einem offenen Korb mit einem Tuch bedeckt transportiert werden. Zu viele Lagen an Kräutern verursachen allerdings das Modern der Pflanzen.

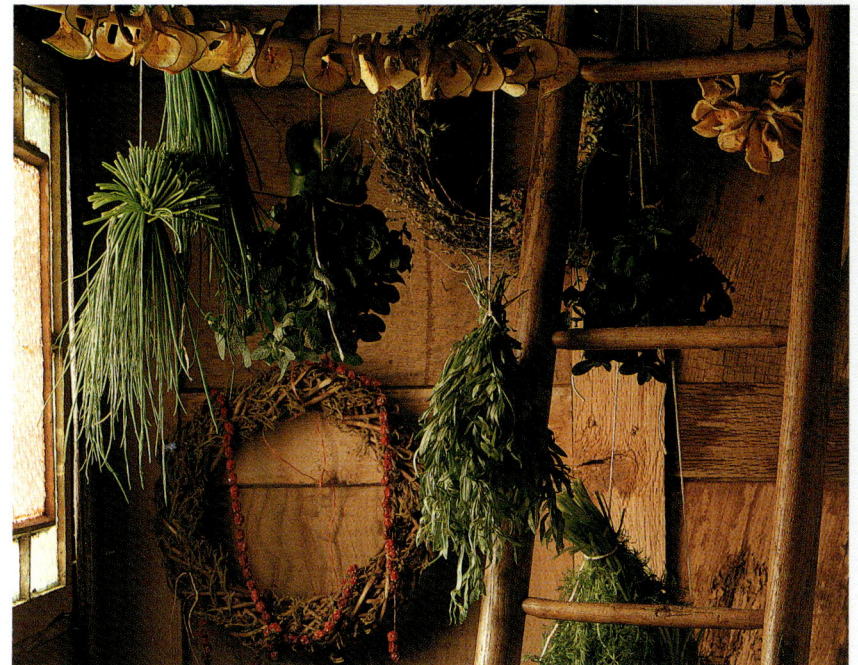

Kräuter wie Salbei, Thymian und Majoran kann man eine Woche lang als lose Bündel in einem trockenen, gut belüfteten Raum aufhängen. Wenn der Raum nicht verdunkelt werden kann, umhüllen Sie die Bündel mit Papier. Frische Küchenkräuter wie Basilikum, Schnittlauch, Dille, Petersilie und Fenchel sollte man einfrieren und dann tiefgekühlt oder aufgetaut verwenden.

Heizstrahler für eine gleichbleibende Temperatur. Man kann die Kräuter auch auf ein Backblech legen und sie bei 38°C ein paar Minuten im Backrohr trocknen. Wurzeln und Rinde schneidet man in 2,5 cm dicke Stücke und trocknet diese 6 Wochen, wobei man sie zweimal wöchentlich wenden sollte. Die getrockneten Kräuter sollten spröde sein, die Blütenblätter rascheln und Rinde und Wurzeln glatt abbrechen. Zum Trocknen kann auch künstliche Wärme von 32–39°C zugeführt werden, doch dürfen die Kräuter dabei nicht versengt werden.

Sobald die Pflanze gut getrocknet ist, entfernt man die Blätter vom Stiel. Nur aromatische Pflanzen mit hohem Anteil an flüchtigen Ölen lagert man am besten im Ganzen. Man bewahrt die Kräuter in luftdichten Behältern aus Holz oder Buntglas an einem trockenen, kühlen, dunklen Ort auf. In der ersten Woche muss man den Behälter auf Feuchtigkeit oder Kondensierung überprüfen, was auf eine nicht vollständige Trocknung hindeuten würde. Nach 6 Monaten verlieren die Kräuter zumeist ihre Wirkung.

Zubereitung der Kräuter

Einen Aufguss bereitet man, indem man die Blätter und Blüten in fast kochendem Wasser ziehen lässt, damit das Aroma sich entfaltet. Für einen Absud hingegen kocht man Wurzeln, Rinde, Samen und andere harte Pflanzenbestandteile, um die bitteren Substanzen zu erhalten. Nicht alle Kräuter bereitet man auf die gleiche Art zu, und unterschiedliche Zubereitungsmethoden einer Sorte können verschiedene chemische Bestandteile freisetzen. Ein heißer Aufguss aus Wasserdost etwa ist schweißtreibend, ein kalter Aufguss ist ein leichtes Abführmittel.

Getrocknete Blätter für Aufgüsse oder Tees kann man mit einem Stößel zerkleinern. Für einen normalen Aufguss nimmt man 50 g getrocknete Kräuter auf 1 Liter destilliertes Wasser oder 1–2 Teelöffel Kräuter auf 1 Tasse Wasser. Die pflanzlichen Zutaten sollten vor dem Übergießen mit etwas kaltem Wasser befeuchtet werden. Blüten und bittere Kräuter lässt man 3–5 Minuten ziehen, härtere Teile 10–15 Minuten. Dabei muss der Aufguss zugedeckt werden. Seihen Sie dies dann ab. Für eine stärkere Wirkung geben Sie die pflanzlichen Zutaten 10 Stunden in kaltes Wasser, kochen Sie dies auf und lassen Sie es 10 Minuten ziehen. Manche Kräuter wie Blaubeere, Fingerkraut, Eichenrinde und Thymian gibt man am besten in kaltes Wasser, kocht dies 3–15 Minuten und lässt es auskühlen, trinkt es aber noch warm. Bärentraube, Klettenwurzeln, Mistel und Tausendgüldenkraut legt man 5–12 Stunden in kaltes Wasser, seiht dies ab und trinkt es kalt oder leicht aufgewärmt. Auch Kräuter zur Behandlung von Asthma und Bronchitis sollten einige Stunden in kaltem Wasser ziehen und dann langsam erwärmt werden.

Normalerweise nimmt man 3 Teelöffel frische Blätter pro Tasse Wasser. Zerdrücken Sie die Blätter in einem sauberen Tuch und bereiten Sie diese wie getrocknete Blätter zu. Die Samen sollte man zerstoßen, ehe man sie in kochendes Wasser gibt und 5–10 Minuten köcheln lässt.

Das Fresko aus der Villa d'Isogna im italienischen Aostatal aus dem 15. Jh. zeigt eine Apotheke und die Zubereitung der Kräuter.

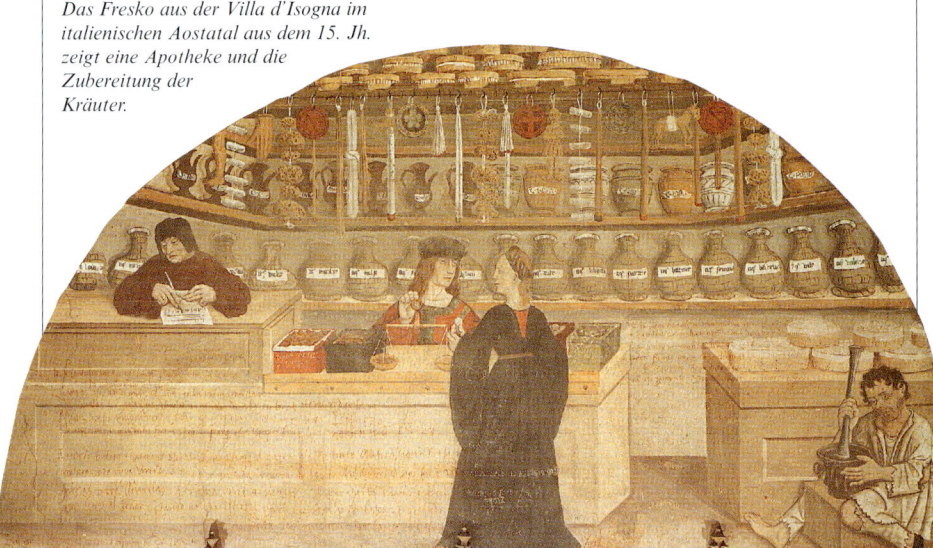

Für einen Absud nimmt man das gleiche Verhältnis aus Kräutern und Wasser wie für einen Aufguss. Geben Sie die getrockneten Pflanzen in ein mittelgroßes Gefäß mit kaltem Wasser und kochen Sie es langsam auf. Verringern Sie die Wärme und lassen Sie dies je nach Härte der Pflanze 10–30 Minuten zugedeckt köcheln. Nehmen Sie das Gefäß vom Herd und lassen Sie den Absud während des Auskühlens noch ziehen. Seihen Sie ihn ab und pressen Sie den Pflanzensaft aus. Wenn Rinde oder Wurzel gemeinsam mit anderen Pflanzenteilen verwendet werden, sollte diese zuerst gekocht werden und der kochende Absud über die Blätter oder Blüten gegossen und nach 10–20 Minuten abgeseiht werden.

Pflanzensäfte zur inneren und äußeren Anwendung erhält man mit einem Entsafter. (Dazu sollten die pflanzlichen Bestandteile davor ein paar Minuten in kaltem Wasser ziehen). Sie können die Kräuter und Wurzeln aber auch mit einem Stößel oder Messer zerkleinern. Weichen Sie diese eine halbe Stunde in Wasser ein und pressen Sie den Saft in einem feinen Tuch aus. Man nimmt einen Teelöffel Saft unverdünnt oder gemischt mit Wasser, Molke oder Milch.

Für eine Tinktur füllen Sie die Kräuter in ein Glasgefäß mit Schraubverschluss und geben Sie 70-prozentigen Alkohol hinzu. Stellen Sie den gut verschlossenen Behälter 2 Wochen an einen warmen Ort und schütteln Sie diesen zweimal täglich, ehe Sie die Flüssigkeit abseihen. Flüssige Extrakte bereitet man, indem man Kräuter zu einem leichten, trockenen Wein (1 Teil Pflanze auf 20 Teile Flüssigkeit) hinzu-

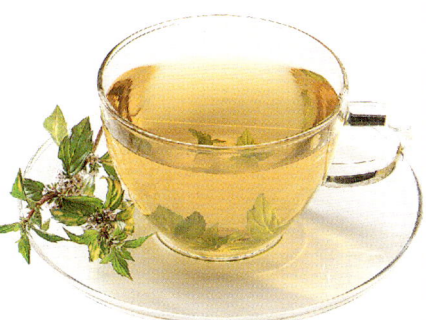

Wenn Kräuter zu lange ziehen, kann der Geschmack der aromatischen Kräuter und Blüten verloren gehen. Für einen stärkeren Aufguss nehmen Sie mehr Kräuter. Medizinische Tees sind ohne Zucker wirksamer, doch Zitrone und Honig sind gute Zusätze (Honig ist schleimlösend). Bei Fieber trinkt man den medizinischen Tee zwei- bis dreimal täglich kalt in kleinen Schlücken.

fügt. Nach 10 Tagen bei 15–20°C filtern Sie diese durch ein sauberes Tuch in eine dunkle Flasche und verschließen Sie diese sofort. Trinken Sie nie mehr als ein kleines Likörglas des Extrakts auf einmal.

Pflanzen, die die Haut nicht reizen, kann man direkt auf den betroffenen Körperteil auflegen. Frische Kräuter weicht man zuerst ein, und trockene Kräuter befeuchtet man mit Wasser oder Kräutertee. Der Umschlag sollte nach 30 Minuten ausgewechselt werden. Stärkere Kräuter gibt man in Leinensäckchen und taucht diese kurz in kochendes Wasser; vor der Anwendung müssen sie auf 50°C abkühlen. Für Kompressen taucht man Leinen oder Baumwolle in den Kräuteraufguss, die Tinktur oder den Extrakt. Die heiße Kompresse befestigt man mit einer Bandage oder einem trockenen Handtuch. Alle 3 Minuten wechselt man die Kompresse, insgesamt wendet man sie 10–30 Minuten an.

Heilung und Vorbeugung durch Pflanzen

Die Bedeutung von Vitaminen und anderen wichtigen Nahrungsmitteln bei ernährungsbedingten Erkrankungen, wie Skorbut, Rachitis, Pellagra und Beriberi ist allgemein bekannt. Eine cholesterinreiche Ernährung mit mehrfach ungesättigten Fettsäuren schadet dem Herzkreislaufsystem, und vielerorts sind die Vorteile einer fettarmen Ernährung mit weniger tierischem Anteil und mehr pflanzlichen Ölen bereits allgemein anerkannt. Eine Ernährung mit viel tierischem Eiweiß und gesättigten Fettsäuren und wenig frischem Gemüse und Ballaststoffen steht in direktem Zusammenhang mit Darm-, Prostata-, Brust- und Eierstockkrebs.

Auch ein Übermaß an Fett und bis zu einem bestimmten Maß auch an Zucker und weißem Mehl, das zu überschüssiger Energie und Fett umgewandelt wird, fördert Krebserkrankungen. Ganz allgemein bewirkt ein Zuviel an Nahrung ein Ansteigen von bestimmten Hormonen und Fettsäuren, die unmittelbar das Wachstum von Brustkrebszellen fördern.

Beim Mahlen und Raffinieren der ganzen Körner gehen rund 70 Prozent des Proteins, der Stärke, der Mineralien und der Vitamine verloren, und auch

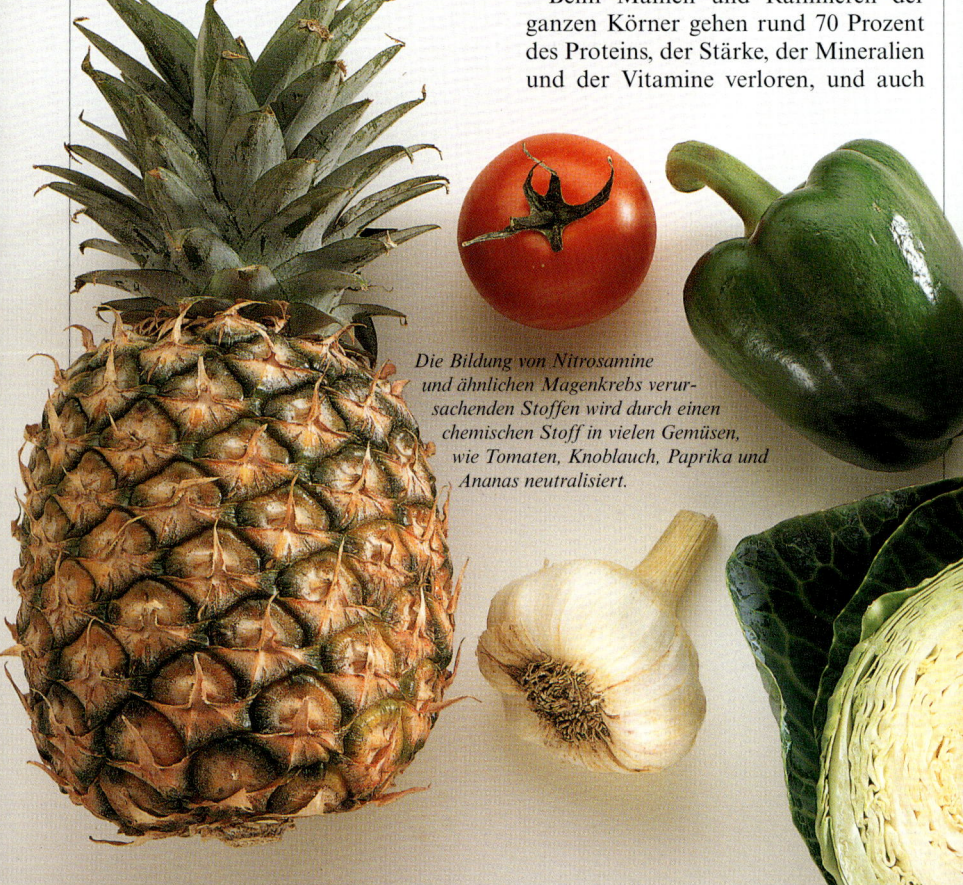

Die Bildung von Nitrosamine und ähnlichen Magenkrebs verursachenden Stoffen wird durch einen chemischen Stoff in vielen Gemüsen, wie Tomaten, Knoblauch, Paprika und Ananas neutralisiert.

hier gibt es einen Zusammenhang mit Diabetes, Herzleiden, Fettleibigkeit und Geschwüren. Zusätzlich zu den bekannten Vitaminen und Ballaststoffen enthalten Nahrungspflanzen Tausende an biochemischen Stoffen, die keinen Nährwert haben, das Auftreten oder Fortschreiten von Krebs aber dennoch hinauszögern.

Brokkoli, Blumenkohl und andere Kohlsorten enthalten einen chemischen Stoff, Indol-3-Karbinol, der die für den Stoffwechsel einer harmlosen Form von Östrogen zuständigen Enzyme stimuliert, anstatt die reaktive, mit Brustkrebs assoziierte Form zu fördern. Andere bei Kohlsorten und in Paprika vorhandene chemische Stoffe verhindern, dass sich giftige Moleküle an die DNA binden, was Krebs verursachen könnte. Ballaststoffe in Zerealien, Obst und Gemüse senken den Cholesterinspiegel und behindern das Wachstum von krebsfördernden Enzymen im sensiblen Schleimhautgewebe des Darms. Selbst im Krankheitsfall verhindert Genistein, eine in Sojabohnen und den Kohlgemüsen vorhandene chemische Substanz, die Verbreitung der Krebszellen.

Knoblauch und ähnliche Gemüsesorten neutralisieren die Fähigkeit von krebserregenden Chemikalien, normale Zellen in Krebszellen zu verwandeln, und können die frühe Entwicklung von veränderten Zellen zu bösartigen Zellen verhindern. Portulak, Leinkraut und Blattgemüse enthalten Linolensäure,

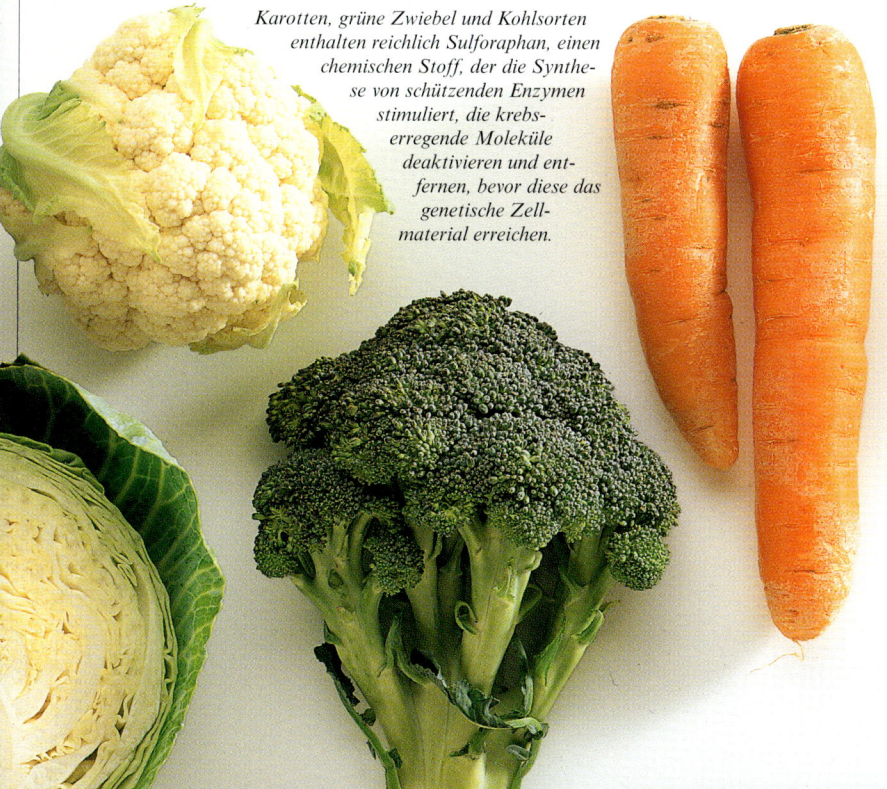

Karotten, grüne Zwiebel und Kohlsorten enthalten reichlich Sulforaphan, einen chemischen Stoff, der die Synthese von schützenden Enzymen stimuliert, die krebserregende Moleküle deaktivieren und entfernen, bevor diese das genetische Zellmaterial erreichen.

die das Immunsystem stärken und Herzkrankheiten verhindern.

Die mit einem geringen Krebsrisiko verbundenen Nahrungsmittel sind alle grünen Blattgemüse sowie gelboranges Obst und Gemüse. 35 Prozent aller Krebserkrankungen sind ernährungsbedingt; drei Portionen Obst und Gemüse täglich halbieren das Risiko mancher Krebserkrankungen. Sport und eine ausgewogene, kalorien- und fettarme Ernährung mit viel Obst, Gemüse und Ballaststoffen hilft, Krebs- und Herz-Kreislauf-Erkrankungen zu vermeiden. Krebsfeindliche pflanzliche Stoffe werden durch die Verarbeitung der Lebensmittel glücklicherweise nicht unwirksam gemacht, wobei im Laden gekaufte Fertigprodukte nicht so wirksam wie frische Pflanzen sind (siehe S. 14–15). Die pflanzlichen Vitamine bewirken nicht nur Gesundheit, sondern neutralisieren auch die elektrisch aufgeladenen Moleküle, die so genannten freien Sauerstoffradikalen und helfen somit auch im Kampf gegen Krankheiten. Diese freien Radikalen entstehen durch Luftverschmutzung, Strahlung, Ozon, Tabakrauch, Pestizide, Fette und den normalen Stoffwechsel. Sie sind instabil und können wichtige Zellmoleküle beschädigen, indem sie deren chemische Eigenschaften verändern. Sie programmieren Gene um und sind bei mehr als 60 Krankheiten, wie Katarakten, rheumatischer Arthritis,

Dämpfen ist eine gesündere Zubereitungsmethode als Kochen, da weniger Nährstoffe verloren gehen. Auch im Druckkochtopf bleiben viele Nährstoffe erhalten. Ebenso ist Braten gesünder als Frittieren.

Eine Ernährung mit viel Tomaten, Erdbeeren, Auberginen, roten Beeten und Rüben bewirkt statistisch gesehen ein unterdurchschnittliches Risiko für viele Krebserkrankungen.

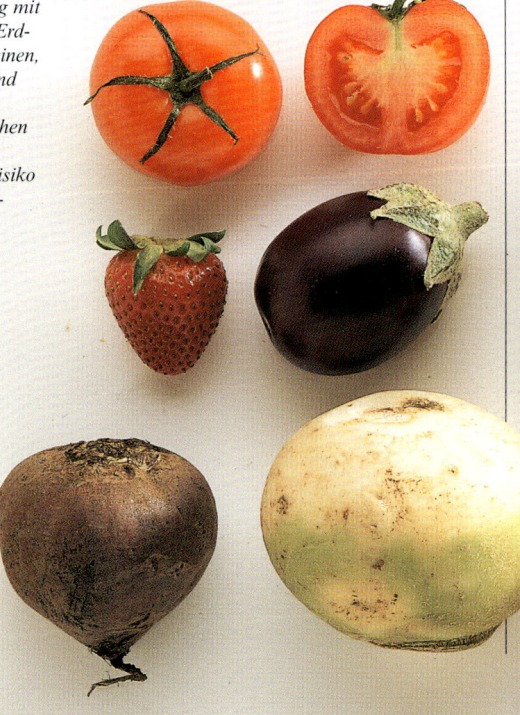

Herzleiden und Krebs beteiligt. Da sie ein Elektron verloren haben, können sie sich leicht mit anderen Molekülen, einschließlich der Gene, verbinden und somit den genetischen Code einer Zelle verändern. Sie fördern Herzkrankheiten, da sie Cholesterin oxidieren und damit die Festsetzung an den Arterienwänden begünstigen. Die meisten Radikalen werden durch die antioxidanten Enzyme unschädlich gemacht.

Vitamin C (in Zitrusfrüchten, Melonen, Tomaten und grünem Blattgemüse), Vitamin E (in Weizenkeimen, Hafermehl, Nüssen und braunem Reis) und Betakarotin (in Karotten, grünem Blattgemüse, Zitrusfrüchten und Süßkartoffeln) sind wichtige Antioxidan-

tien im Kampf gegen die Bildung von freien Radikalen; sie nehmen diese auf, verhindern das Oxidieren der Zellen und den daraus bedingten Schaden an der DNA, der zu Krebs führen kann. Daher schützen Nahrungsmittel mit diesen natürlichen Mitteln gegen freie Radikale vor Herzerkrankungen, verhärteten Arterien und Krebs in Magen, Pankreas, Gebärmutter, Lunge und Brust. Da Vitamine in kochendem Wasser zerstört werden, sollten Brokkoli, Kartoffel und Spinat lediglich in wenig Wasser leicht gekocht werden. Das Kochwasser sollte für Suppen und Saucen verwendet werden.

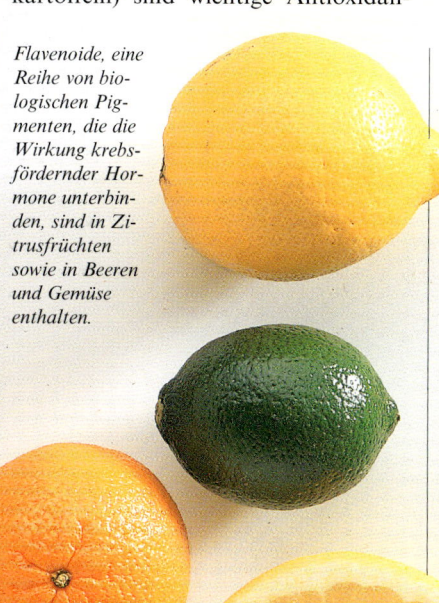

Flavenoide, eine Reihe von biologischen Pigmenten, die die Wirkung krebsfördernder Hormone unterbinden, sind in Zitrusfrüchten sowie in Beeren und Gemüse enthalten.

Rosmarin (rechts), grüner Tee (ganz oben) und die gelben Pigmente von Curry (oben) unterdrücken das Wachstum der Krebszellen und verringern die Aktivität zellverändernder Elemente.

Suppen

CHINESISCHE HÜHNERSUPPE (1 PORTION)

1 Hühnerkeule
1 dünne Scheibe Ingwer
Salz
2 Frühlingszwiebel

12

In der chinesischen Medizin ist Hühnersuppe ein Tonikum für Blut und *Ch'i* (siehe S. 82–85), sie wärmt Bauch, Milz und Leber. Mit den richtigen Kräutern gewürzt kann sie auch heilende Wirkung haben. Zum Zubereiten der Suppe lösen Sie das Fleisch von der Keule und kochen den Knochen mit etwas Salz, dem Ingwer und dem weißen Teil der Frühlingszwiebeln in 2 Tassen Wasser. Lassen Sie die Suppe auf 1 Tasse Flüssigkeit verdünsten. Kochen Sie sie dann nochmal auf und geben Sie das klein ge-schnittene Fleisch und den grünen Teil der Frühlingszwiebel zu. Kochen Sie die Suppe 1–2 Minuten, bis das Fleisch weiß ist.

11

Fügen Sie Black-Wood-Ear-Pilze (*1*) hinzu, um Blutdruck und Cholesterin zu senken. Auch mit Shiitake-Pilzen erzielen Sie diese Wirkung (*2*). Geben Sie einige chinesische Kastendornbeeren (*3, 9*) hinzu, um über-schüssiges Leber-Yang zu beseitigen, das sich in Kopfschmerzen und roten Augen äußert. Bei Bluthochdruck verwenden Sie chine-sischen oder englischen Sellerie (*4*). In der chinesischen Medizin haben die obigen Zutaten alle kühlende Wirkung. Eine Mischung aus roten Datteln (*5*) und Dang Gui (*6*) verwendet man als bitteres Tonikum für ältere und anämische Menschen sowie für Mütter kurz nach der Geburt. Eine Kombination aus Shan Yao (*7*), Huang Shi (*8*), chinesische Kastendornbeeren (*3, 9*) und Dang Shen (*10*) ist ein Tonikum für das *Ch'i* und gut für die Augen. Für eine wärmende Suppe bei Nierenleiden verwenden Sie Walnüsse (*11*) oder bei Rückenschmerzen getrocknete

10

9

8

7

HAGEBUTTENSUPPE (6 PORTIONEN)

1 kg reife Hagebutten
3 Liter Wasser
4 Esslöffel (50 g) Maismehl
$1/4$ Tasse (25 g) Mandeln
Zucker
Sahne
Zwieback

Hagebutten wirken tonisch und helfen bei Blähungen. Nehmen Sie diese vom Stamm und spülen Sie sie ab. Lassen Sie sie 3 Stunden köcheln, seihen Sie sie ab und kochen Sie diese nochmals auf. Geben Sie Zucker nach Belieben hinzu. Mischen Sie das Mehl mit etwas kaltem Wasser an und rühren Sie es in die Suppe. Kochen Sie alles 5 Minuten. Ziehen Sie die Mandeln ab, hacken Sie diese und geben Sie sie in die Suppe. Mit Sahne und Zwieback servieren.

6

LIEBSTÖCKELSUPPE (4 PORTIONEN)

1

1 Bund frischer Liebstöckelblätter und -stengel, gehackt
6 Esslöffel (75 g) Butter
1 Knoblauchzehe, gehackt
1 Handvoll Petersilie, grob gehackt
2 Selleriestangen, gehackt
Geriebene Muskatnuss
Salz und Pfeffer
2 kleine Scheiben (50 g) dunkles Brot
1 1/2 Liter Fleisch- oder Gemüsebrühe
150 ml dicke Sahne oder Crème fraîche

2

3

Liebstöckel ist harntreibend und stimulierend und hilft bei Blähungen, kann bei übermäßiger Einnahme aber Nierenprobleme verursachen. Obwohl die hier verwendete geringe Menge harmlos ist, sollten schwangere Frauen Liebstöckel generell meiden. Für die Suppe zerlassen Sie die Butter in einer Pfanne und braten Sie Knoblauch, Petersilie, Sellerie, etwas Muskatnuss, Salz und Pfeffer bei kleiner Flamme. Nach 2–3 Minuten geben Sie den Liebstöckel hinzu. Weichen Sie das Brot 2 Minuten in der Brühe ein; dann drücken Sie es aus und geben es in die Pfanne. Kochen Sie die Brühe auf, gießen Sie sie langsam über die anderen Zutaten und lassen Sie sie 10 Minuten köcheln. Seihen Sie sie ab, geben Sie sie zurück in die Pfanne und erhitzen Sie sie erneut. Vor dem Servieren Sahne unterrühren.

HOLUNDERBEERENSUPPE (4 PORTIONEN)

4

Holunder soll Lungenleiden lindern, das Blut reinigen und schweißtreibend sein. Waschen Sie die Stände und entfernen Sie die Stengel. Geben Sie Zimt und Zitronenschale hinzu und bedecken Sie alles mit Wasser. Aufkochen und zugedeckt köcheln lassen, bis die Beeren gesprungen sind. Seihen Sie die Suppe nun ab und kochen Sie sie mit dem Zucker und einem Drittel der Butter im restlichen Wasser auf. Rühren Sie das mit dem Wein vermischte Mehl ein. Schneiden Sie das Brot würfelig und rösten Sie dies in der restlichen Butter goldbraun. Mit Brot und Minze garniert servieren.

8–9 große Holunderbeerenstände
1 Zimtstange
Schale einer halben Zitrone
3/4 Tasse (150 g) Zucker
6 Esslöffel (75 g) Butter
Salz
1 Esslöffel Maismehl
1/2 Tasse Rotwein
6 Tassen (1 1/2 Liter) Wasser
4 Scheiben getoastetes Brot ohne Rinde
Minzeblätter

Salate

FENCHELSALAT MIT ZITRONENSAUCE

2 Fenchelknollen
1 Zwiebel
3 kleine eingelegte Gurken
1 hart gekochtes Ei
1/2 Esslöffel Kapern
1/2 Teelöffel Pfefferminzblätter
4 Esslöffel Öl
3 Esslöffel Zitronensaft
Prise Salz

Fenchel fördert die Verdauung. Entfernen Sie die Rinde, halbieren Sie den Fenchel und legen Sie diesen 15 Minuten in Salzwasser. Schneiden Sie die Stiele in Achtel und beträufeln Sie diese mit etwas Zitronensaft. Für die Zitronensauce schneiden Sie die anderen Zutaten klein und mischen diese mit dem Öl und dem restlichen Zitronensaft. Wenn die Sauce zu dick ist, geben Sie 2–3 Esslöffel Gemüsebrühe hinzu. Stellen Sie ein Glas mit der Zitronensauce auf eine Servierplatte in die Mitte der Fenchel-

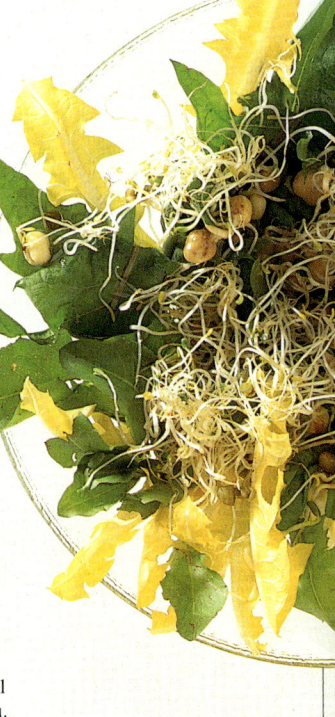

blätter. Garnieren Sie den Salat mit Brunnenkresse.

SALAT MIT DREI WILDKRÄUTERN

Je 75 g Schafgarbe, Wegerich
und Brunnenkressenblätter
Etwas Knoblauch
Eine halbe Gurke
Frisch gehackter oder
getrockneter Schnittlauch
und Petersilie
1 mittlere, gekochte, kalte
Kartoffel
Salat-Dressing aus Zitrone
und Sahne/Öl

Schafgarbe fördert die Verdauung. Wegerich enthält reichlich Mucilago und wirkt entzündungshemmend. Waschen Sie die Kräuter und lassen Sie sie abtropfen. Schneiden Sie Schafgarbe und Wegerich in feine Streifen. Würfeln Sie die Gurken und Kartoffel. Geben Sie Kresse, Kräuter und Gemüse in eine Schüssel und fügen das Dressing hinzu.

CHICORÉESALAT

250 g Chicorée
1 Banane
3 Orangen
1 Esslöffel Zitronensaft
1 Esslöffel Dijon-Senf
1 Teelöffel Zucker
1/2 Tasse Sahne, geschlagen
3 Esslöffel geröstete Mandeln
Salz und Pfeffer

Schneiden Sie Chicorée, Banane und Orangen in feine Scheiben und legen Sie diese abwechselnd in Schichten auf eine Servierplatte. Mit Salz und Zucker bestreuen und Zitronensaft und Senf hinzufügen. Sahne vorsichtig zwischen die Schichten geben und mit leicht gerösteten Mandelstiften garnieren.

LÖWENZAHNSALAT

1/2 Tasse junge Löwenzahnblätter
2 Tassen Salat oder Spinat
1/2 Tasse Alfalfa-Sprossen
1/4 Tasse Sojabohnenkeime

Löwenzahn gründlich waschen, schneiden und unter den Salat und die Sprossen mischen. Mit Ihrem cremigen Lieblingsdressing servieren.

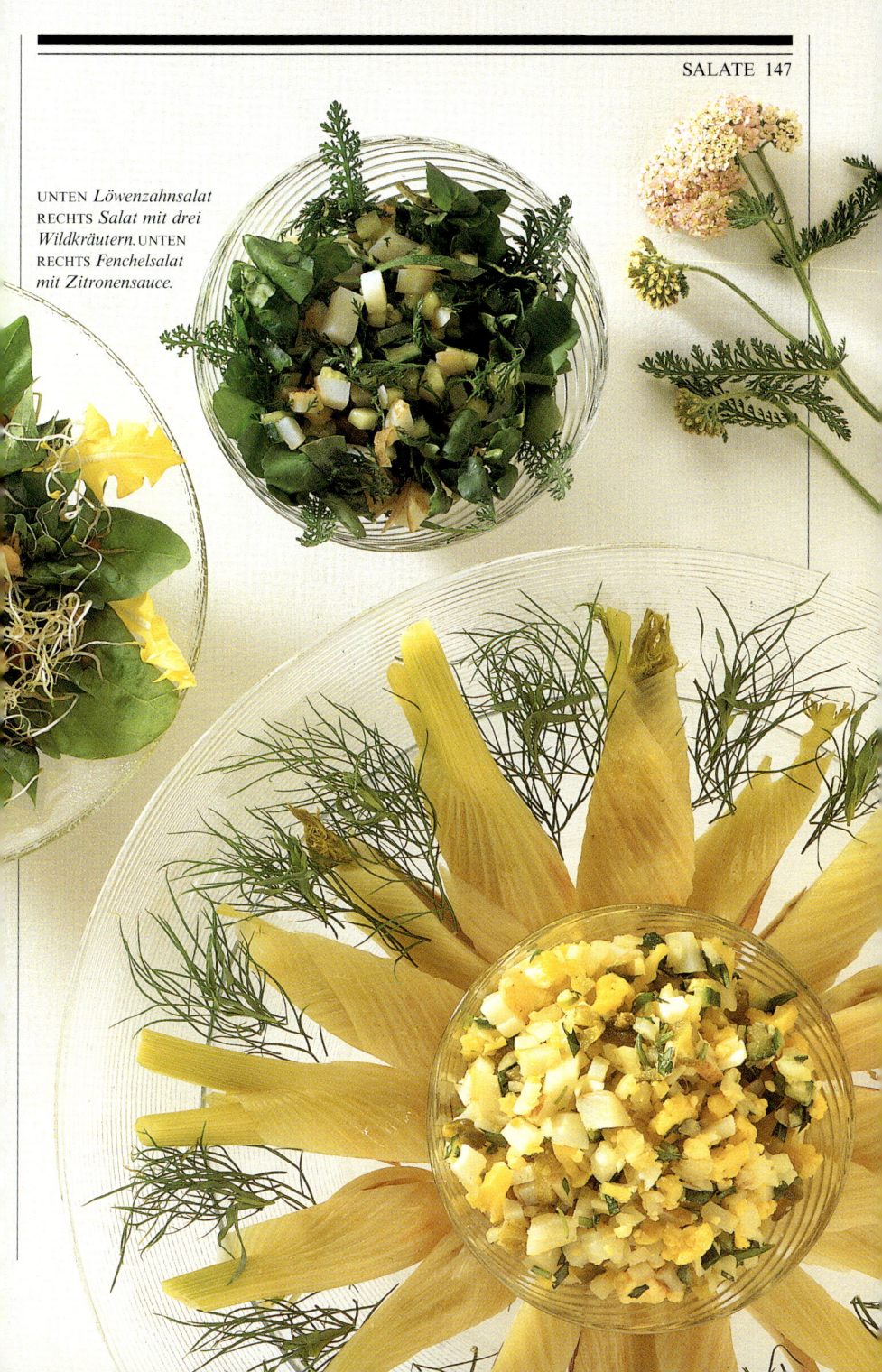

UNTEN *Löwenzahnsalat*
RECHTS *Salat mit drei*
Wildkräutern. UNTEN
RECHTS *Fenchelsalat*
mit Zitronensauce.

Snacks und Häppchen

SAUERAMPFER-PASTINAKEN-MOUSSE MIT KAROTTENSAUCE (6 PORTIONEN)

Für das Mousse:
*450 g Pastinaken, geschält und
  in große Stücke geschnitten*
Etwa 36 Sauerampferblätter
4 Esslöffel (50 g) Butter
$1/2$ Tasse (50 g) glattes Mehl
1 Tasse (275 ml) Milch
1 Ei, getrennt
*1 Esslöffel gehackter
  Schnittlauch*
Salz und schwarzer Pfeffer

Für die Sauce:
*25 g Karotten, geschält und
  gehackt*
1 Tasse Gemüsebrühe
Saft einer Orange

Sauerampfer enthält Vitamin C und soll ebenso wie Spinat den Hämoglobin-Gehalt des Bluts verbessern. Geben Sie die Pastinaken mit etwas Wasser in eine Pfanne und köcheln Sie sie zugedeckt 20 Minuten. Heizen Sie das Rohr auf 190°C vor. Tauchen Sie die Sauerampferblätter zum Blanchieren in eine Schüssel mit kochendem Wasser und legen Sie Boden und Rand von 6 Auflaufformen damit aus (6 Blätter pro Form). Sind die Pastinaken gekocht, seihen Sie sie ab und pürieren Sie sie. Zerlassen Sie die Butter, geben Sie Mehl bei und kochen Sie es 2 Minuten, bis es glatt gerührt ist. Fügen Sie langsam Milch hinzu, bis eine dicke Sauce ensteht. Rühren Sie nun das Eigelb unter. Schlagen Sie das Eiweiß, bis sich feste Spitzen bilden. Vermischen Sie Sauce und Pastinaken und geben Sie Schnittlauch und Gewürze bei. Heben Sie das Eiweiß unter. Verteilen Sie die Masse in die Formen. Diese in eine halb mit Wasser gefüllte Pfanne stellen. Das Mousse 50 Minuten backen. Heiß servieren.

Für die Sauce kochen Sie die Karotten in der Brühe. Pürieren, Orangensaft zugeben und Sauce abschmecken. Erwärmt und mit Schnittlauch garniert servieren.

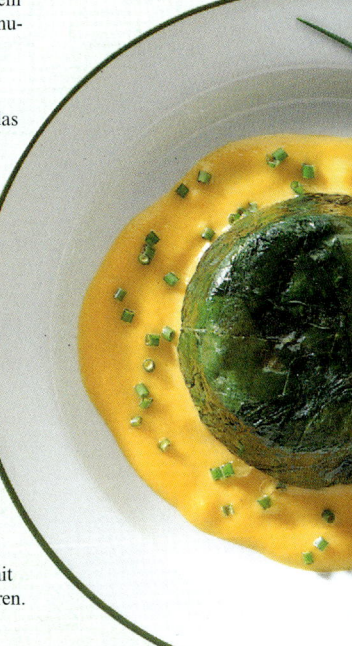

OBEN *Sauerampfer-Pastinaken-Mousse mit Karottensauce.*

BRUNNENKRESSEN-AUFLAUF (4 PORTIONEN)

3 Tassen Brunnenkresse
*4 hart gekochte Eier, klein
  geschnitten*
*1 Tasse (275 ml) dicke Sahne
  oder Crème fraîche*
$1/2$ Tasse Brösel
Salz und Pfeffer

Brunnenkresse enthält reichlich Eisen (wichtig für die Bildung von Hämoglobin), sie ist gut für das Blut. Dämpfen Sie die Kresse 5 Minuten, seihen Sie sie ab und würzen Sie diese. Rohr auf 180°C vorheizen. Mischen Sie die Kresse, Eier und Brösel und geben Sie die Masse in eine ausgefettete Auflaufform. Fügen Sie Sahne hinzu, zerteilen Sie die Mischung mit einem Messer, um die Sahne gut unterzumischen. 30 Minuten (bis die Masse fest ist) backen und heiß servieren.

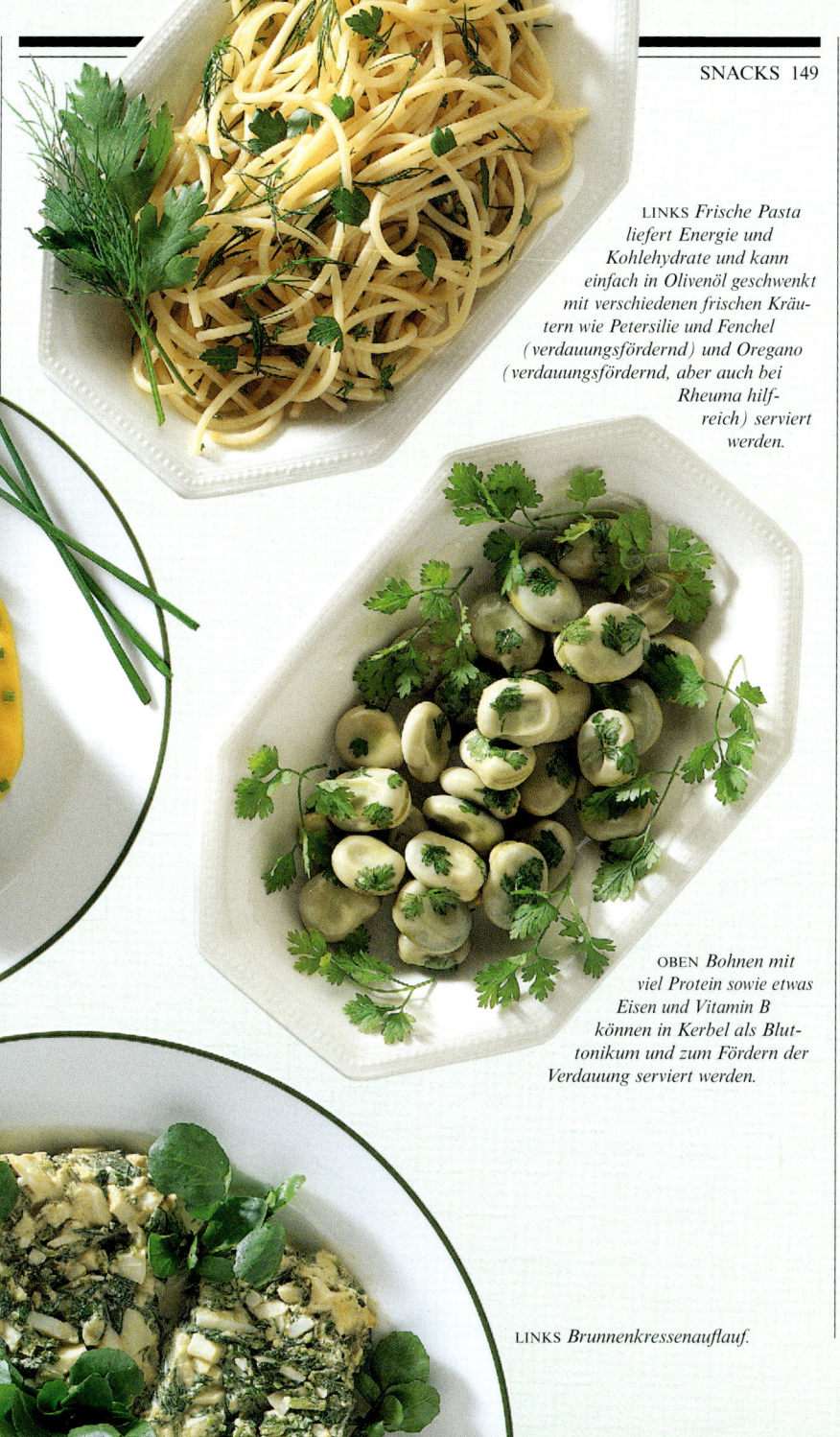

LINKS *Frische Pasta liefert Energie und Kohlehydrate und kann einfach in Olivenöl geschwenkt mit verschiedenen frischen Kräutern wie Petersilie und Fenchel (verdauungsfördernd) und Oregano (verdauungsfördernd, aber auch bei Rheuma hilfreich) serviert werden.*

OBEN *Bohnen mit viel Protein sowie etwas Eisen und Vitamin B können in Kerbel als Bluttonikum und zum Fördern der Verdauung serviert werden.*

LINKS *Brunnenkressenauflauf.*

Desserts

ZITRONENMELISSEN-SORBET (4 PORTIONEN)

³/₄ Tasse (75 g) Staubzucker
1 Tasse (275 ml) Wasser
¹/₄ Tasse Zitronenmelisse
Saft einer Zitrone
1 Eiweiß

Zitronenmelisse wirkt entspannend. Dieses Sorbet kann auch mit Minze (blähungsmindernd, leicht stimulierend) oder mit Rosmarin (verbessert die Verdauung und hilft bei Bluthochdruck) zubereitet werden. Geben Sie den Zucker in eine Pfanne und gießen Sie das Wasser darüber. Aufkochen und umrühren, bis sich der Zucker aufgelöst hat. Zitronenmelisse hacken und hinzufügen. Pfanne zudecken und von der Flamme nehmen. 20–30 Minuten ziehen lassen. Kosten; für stärkeren Geschmack nochmals aufkochen und weitere 15 Minuten ziehen lassen. Flüssigkeit abseihen und Zitronensaft zugeben. In einer Gefriertasse 2–3 Stunden tiefkühlen. Sobald das Sorbet halb gefroren ist, Eiweiß steif schlagen und unterheben. Weitere 3–4 Stunden in den Tiefkühlschrank stellen. Sorbet auf Schüsseln aufgeteilt und mit den übrigen Kräuterblättern dekoriert servieren.

LÖWENZAHN-FRITTER (4 PORTIONEN)

4 Tassen Löwenzahnblüten
¹/₂ Tasse pflanzliches Öl
1 Tasse Milch
1 Tasse Kuchenmischung
1 Esslöffel Honig

Löwenzahnblüten werden bei Leberleiden verwendet. Verrühren Sie Kuchenmischung, Milch und Honig. Erwärmen Sie das Öl in einer Pfanne, bis es brutzelt, wenn Sie ein wenig der Mischung hineingeben. Tauchen Sie die Löwenzahnblüten in die Mischung und geben Sie diese mit dem Kopf voran in das heiße Öl. Goldbraun backen und dabei mit einem Löffel wenden. Vor dem Servieren auf Küchenkrepp abtropfen lassen.

STACHELBEEREN-HOLUNDERBLÜTEN-SOUFFLÉ (4 PORTIONEN)

500 g Stachelbeeren
1 Holunderblütenkopf
4 Esslöffel Vanillezucker
4 Eier, getrennt
¹/₂ Tasse (140 ml) leicht geschlagene Sahne
1 Esslöffel (15 g) Gelatine

Holunderblüten helfen bei Atemproblemen, etwa auch bei Heuschnupfen. Dünsten Sie die Stachelbeeren mit den Holunderblüten und 3 Esslöffeln Vanillezucker vorsichtig im Wasser. Saft abseihen und Früchte abtropfen lassen. Gelatine in etwas warmem Stachelbeerensaft auflösen. Eigelb mit dem restlichen Zucker hellgelb schlagen und mit der Sahne und der Gelatine unter das Fruchtpuree heben. 10 Minuten stehen lassen, damit die Mischung fester wird. Eiweiß steif schlagen und unter das Püree heben. Masse in eine Auflaufform geben und an einem kühlen Ort ziehen lassen.

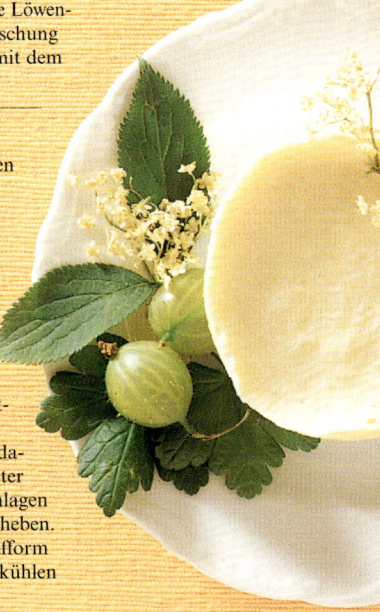

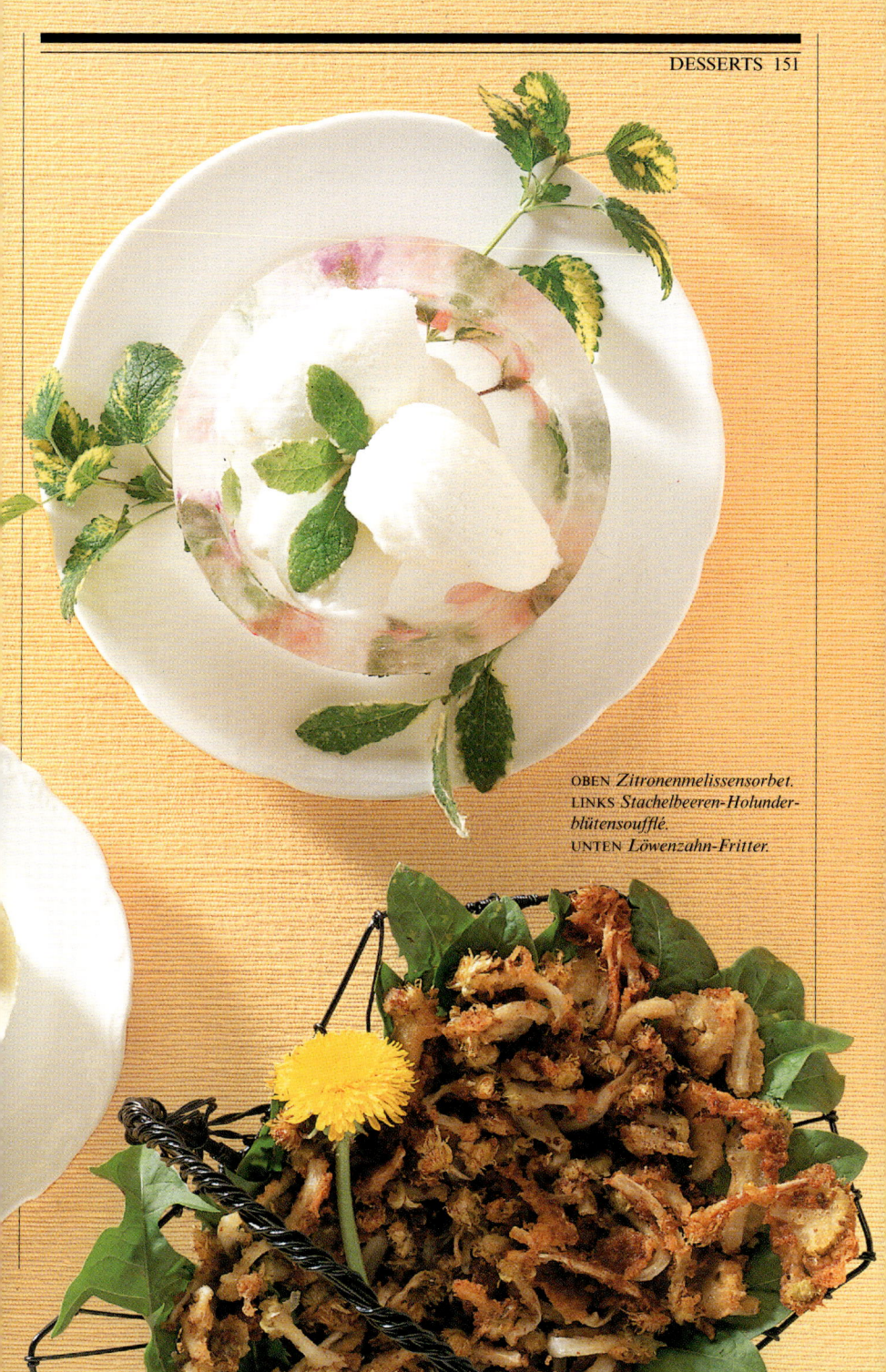

OBEN *Zitronenmelissensorbet*.
LINKS *Stachelbeeren-Holunder-blütensoufflé*.
UNTEN *Löwenzahn-Fritter*.

Brot und Kekse

KRÄUTERBROT

4 Tassen Mehl
25 g Hefe
$^3/_4$ Tasse Milch
1 Ei
2 Esslöffel Backfett
$^1/_4$ Tasse Wasser
2 Esslöffel Zucker
1 Teelöffel Salz
2 Teelöffel Kümmel
$^1/_2$ Teelöffel Salbei
$^1/_2$ Teelöffel Muskatnuss

Kümmel verbessert die
Verdauung und Salbei sorgt
für Vitalität. Lösen Sie die
Hefe im Wasser auf. Erhitzen
Sie die Milch und fügen Sie
Zucker, Backfett und Salz

hinzu. Etwas abkühlen lassen
und Ei, Gewürze, Muskat-
nuss, Kümmel und Salbei
zugeben und unter die Hefe
mischen. 2 Tassen gesiebtes
Mehl hinzufügen und glatt-
rühren. So viel des restlichen
Mehls unterrühren, bis ein
glatter Teig entsteht. Auf
mehliger Fläche ausrollen
und gut kneten. Kugel
formen und in eine ausge-
fettete Schüssel legen und
mehrmals darin wenden, um
den Teig rundum einzufetten.
Mit einem Tuch bedeckt an
einem warmen Ort auf die
doppelte Größe aufgehen
lassen (dauert etwa 1 Stunde). Flach drücken und noch-

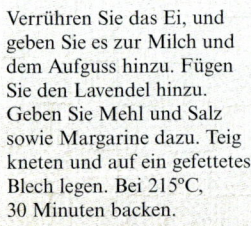

mals 10 Minuten gehen
lassen. Runden Laib formen
und in eine ausgefettete
runde Form legen, und
zugedeckt wieder eine Stunde
gehen lassen. Bei 200ºC
45 Minuten braun backen
und mit zerlassenem Backfett
einstreichen.

PETERSILIEN-SPECK-BROT

4 Tassen ($^1/_2$ kg) Mehl
4 Teelöffel Backpulver
1 Teelöffel Salz
1 Ei
1 Tasse (275 ml) Milch
2 Esslöffel (30 g) Margarine
2 Esslöffel gehackte Petersilie
3 Scheiben Speck, fein gehackt
Etwas Milch zum Einstreichen

Petersilie verbessert die Verdauung. Verrühren Sie die Eier
und geben Sie diese zur Milch.
Sieben Sie Mehl und Salz dazu. Zerlassen Sie die Margarine und geben Sie diese in die
Masse. Fügen Sie Petersilie
und Speck hinzu und kneten
Sie alles zu einem Teig. Legen
Sie einen großen Laib oder
zwei kleine Laibe auf ein gefettetes Backblech. Mit der
Milch einstreichen und 30–35
Minuten bei 215ºC backen.

KAMILLEN-LAVENDEL-BROT

4 Tassen ($^1/_2$ kg) Mehl
4 Teelöffel Backpulver
1 Teelöffel Salz
1 Ei
1 Tasse (275 ml) Milch
1 Tasse (275 ml) Kamillenaufguss
2 Esslöffel (30 g) Margarine
2 Esslöffel Lavendelblüten

Kamillenaufguss wirkt be-
ruhigend und tonisch.

Verrühren Sie das Ei, und
geben Sie es zur Milch und
dem Aufguss hinzu. Fügen
Sie den Lavendel hinzu.
Geben Sie Mehl und Salz
sowie Margarine dazu. Teig
kneten und auf ein gefettetes
Blech legen. Bei 215ºC,
30 Minuten backen.

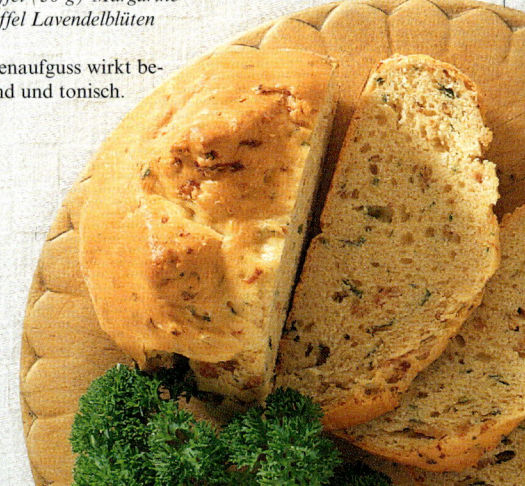

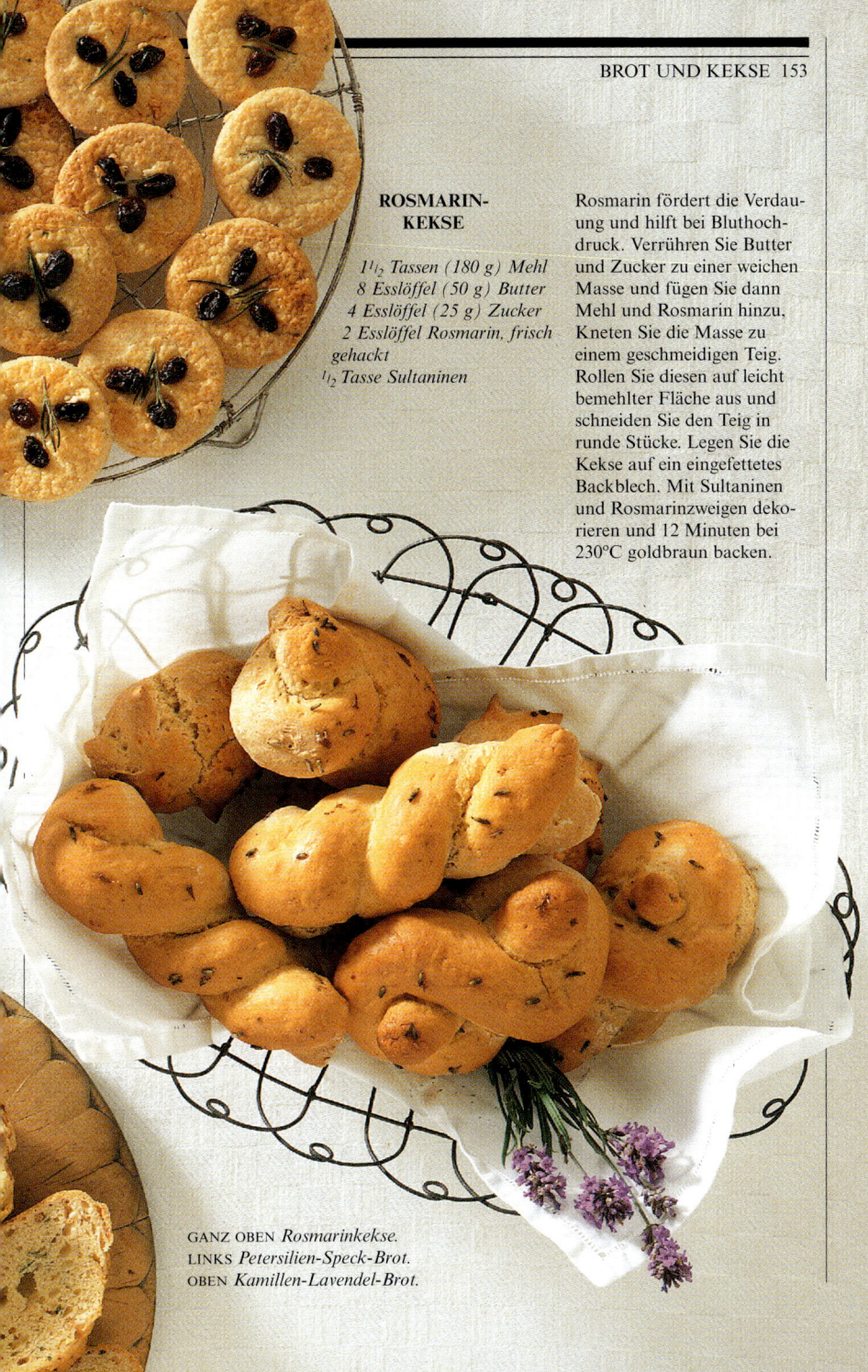

ROSMARIN-KEKSE

1¹/₂ Tassen (180 g) Mehl
8 Esslöffel (50 g) Butter
4 Esslöffel (25 g) Zucker
2 Esslöffel Rosmarin, frisch
gehackt
¹/₂ Tasse Sultaninen

Rosmarin fördert die Verdauung und hilft bei Bluthochdruck. Verrühren Sie Butter und Zucker zu einer weichen Masse und fügen Sie dann Mehl und Rosmarin hinzu, Kneten Sie die Masse zu einem geschmeidigen Teig. Rollen Sie diesen auf leicht bemehlter Fläche aus und schneiden Sie den Teig in runde Stücke. Legen Sie die Kekse auf ein eingefettetes Backblech. Mit Sultaninen und Rosmarinzweigen dekorieren und 12 Minuten bei 230°C goldbraun backen.

GANZ OBEN *Rosmarinkekse.*
LINKS *Petersilien-Speck-Brot.*
OBEN *Kamillen-Lavendel-Brot.*

Kosmetika und Badezusätze

Viele Kosmetika basieren auf Pflanzen aus dem Garten oder der freien Natur. Lotionen aus Zitronensaft, Maiglöckchen und Zaubernuss sorgen für eine zarte und straffere Haut, während Lindenblüten und Kartoffelsaft auch Falten glätten. Mit etwas Wasser gemahlene Sonnenblumensamen ergeben eine herrliche nährreiche Hautlotion für porentiefe Reinigung. Apfel- und Avocadofruchtfleisch sind, als Nachtcreme angewendet, ebenfalls gut für die Haut, und Lotionen oder kalte Cremes aus Mandel- oder Kokosnussöl sind beruhigend und schützen. Zu den am häufigsten verwendeten natürlichen Kosmetika zählen Gurken- oder Tomatenscheiben, die man zum Straffen der Poren und dem Erfrischen der Augen auflegt.

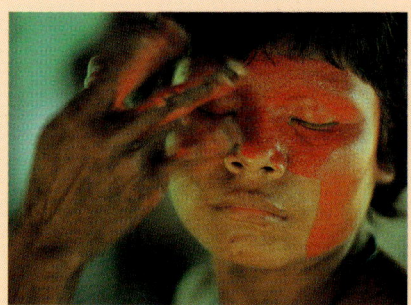

Fast alle Menschen verwenden Kosmetika. Das Gesicht dieser Xingu-Frau aus dem Amazonasgebiet wird mit Rindenextrakt bemalt.

Ein Aufguss aus Rotklee oder Holunderblüten heilt von Sonne und Wind aufgeraute Haut, und Goldrutenblätter, Königskerzenblüten oder Kresse kann man in Milch zu einer beruhigenden

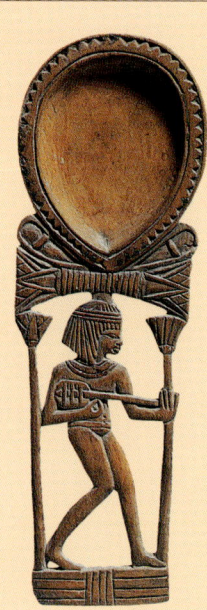

Ein ägyptischer Salbenlöffel, ca. 1580–1080 v. Chr.

PARFUMS

Die alten Ägypter waren exzellente Parfumhersteller, und die Gilden der Salbenparfumeure in Israel und anderen Ländern des Nahen Ostens waren Vorläufer der heutigen Apotheken. Die nicht spartanischen Griechen liebten Parfums, die nach der Eroberung Ägyptens durch Alexander im Jahr 330 v. Chr. großzügige Verwendung fanden. Ebenso begann mit der römischen Eroberung Persiens und des mittleren Ostens die Verwendung von Rosenölen und anderen Parfums durch römische Matronen.

Im 4. Jh. v. Chr. entdeckte man das Destillieren von Alkohol, und etwa 1000 n. Chr. destillierte der arabische Arzt Avicenna erstmals eine Ölessenz aus Rosenöl. Arabien wurde zum Zentrum der Herstellung und des Exports von Parfums, die oft auf Rohstoffen aus China, Indien oder Tibet basierten. Parfums und Essenzen wurden in Europa 1200 n. Chr. durch die zurückkehrenden Kreuzfahrer wieder eingeführt. Unabhängig davon wurde die Destillation von Rosenöl in Ravenna 1574 n. Chr. entdeckt, wodurch Frankreich das europäische Zentrum der Parfumherstellung wurde. Im späten 19. Jh. wurden natürliche Parfums langsam durch synthetische Terpene und andere Aromastoffe abgelöst.

Hautmilch kochen. Mischungen aus Pfefferminze, Salbei, Kamille und Lindenblüten in einer Schüssel heißem Wasser ergeben ein herrliches Dampfbad für das Gesicht und sorgen für eine schöne, zarte Haut.

Nährstoffreiche Gesichtsmasken und durchblutungsfördernde Packungen reinigen und verbessern die Hautstruktur und Elastizität der Haut; man kann sie aus verschiedenen Pflanzen, wie Hafer, Gerste, Tomaten, Erdbeeren, Bananen, Aprikosen und Pfirsichen, herstellen. Löwenzahn-, Gänseblümchen- und Brennnesselblätter verrührt man gemeinsam zu einer wirkungsvollen Gesichtsmaske; ebenso eignet sich dafür ein Aufguss aus Holunderblüten mit Joghurt.

Aufgüsse aus Kamille, Augentrost oder Holunderblüten sorgen für strahlende Augen, und Aufgüsse aus Ringelblumen-, Zichorien- und Verbenenblüten beruhigen müde oder entzündete Augen. Rosmarin- oder Kamillenblüten mit Pimentöl und Buchsbaumblättern ergeben einen Aufguss, der das Haarwachstum fördert. Zitronensaft mit Wasser vermischt sorgt nach dem Waschen für glänzende Haare. Sonnenblumensamen, Weizenkeime und Avocado ergeben einen guten Haarbalsam.

Als Zahnpasta sorgen Erdbeersaft oder Arekanusskohle für weißere Zähne und guten Atem. Alfalfasprossen, Meerrettich, Süßholz oder Eibischwurzeln in warmem Wasser eingeweicht eignen sich als natürliche Zahnbürste.

Nach 12-tägiger Verwendung kräuter-

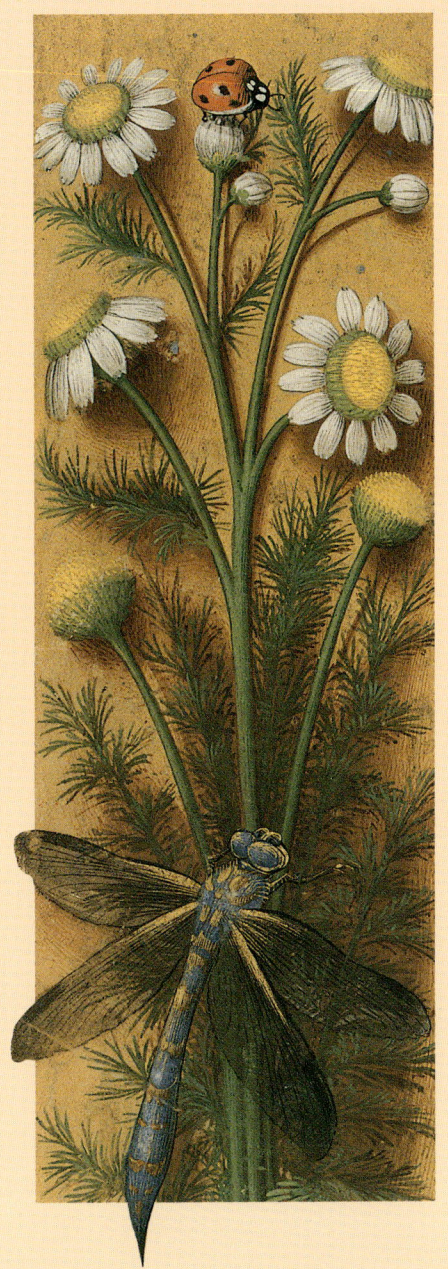

Kamille, aus dem Book of Hours *von Anne of Britanny (1477–1514). Ein Absud aus Kamille- und Rosmarinblüten eignet sich als erfrischendes Tonikum für fettige Haut, als Hautreinigung und Haarspülung.*

und pflanzenbasierter Hautreinigungs- und Schönheitsbehandlungen sollte eine Verbesserung sichtbar sein. Da der Zustand der Haut von der Gesundheit des Körpers abhängt, sollte man als Ergänzung zu Kräuterbehandlungen der Haut, Salate aus Löwenzahn, Petersilie und Schafgarbenblättern essen. Tees – aus der auch für die Haut verwendeten Pflanze – und ein Obst- oder Gemüsetag reinigen den Körper und verstärken die kosmetische Wirkung.

SAUBERKEIT

Die alten Israeliten legten besonderen Wert auf Hygiene, Waschen und Baden in frischem Wasser. Für die meisten Kulturen bedeutete ein Bad Luxus. Die ägyptischen Frauen badeten in Duftwasser, und beide Geschlechter rieben ihre Haut mit aromatischen Salben ein. Die Griechen badeten in aromatischen Ölen und Dampfbädern, und die Römer wuschen sich mit Rosenwasser und verwendeten großzügig Lavendel für die tägliche Waschung. In römischen Thermalbädern gab es Leitungen mit Duftwasser; mit einer Kapazität von 2.000 Badenden waren diese Bäder der Mittelpunkt des römischen Gesellschaftslebens. Die Araber wuschen sich täglich in öffentlichen Bädern – im mittelalterlichen Bagdad allein gab es 2.000. Auch im Europa des Mittelalters spielten öffentliche Bäder eine große Rolle.

Von Zentralamerika bis zu den Eskimos und von Nordeurasien bis Irland nahm man Dampfbäder zur Hygiene und als Medizin. Die Mayas kannten Dampfschwitzbäder für Geburt und zur Behandlung von Erkältungen und Rheuma. Die hohe Kunst der heißen Bäder in japanischen Quellen, die französischen Zentren für Thalassotherapie mit Algen sowie Spas in aller Welt zeugen von der Bedeutung des therapeutischen Bades.

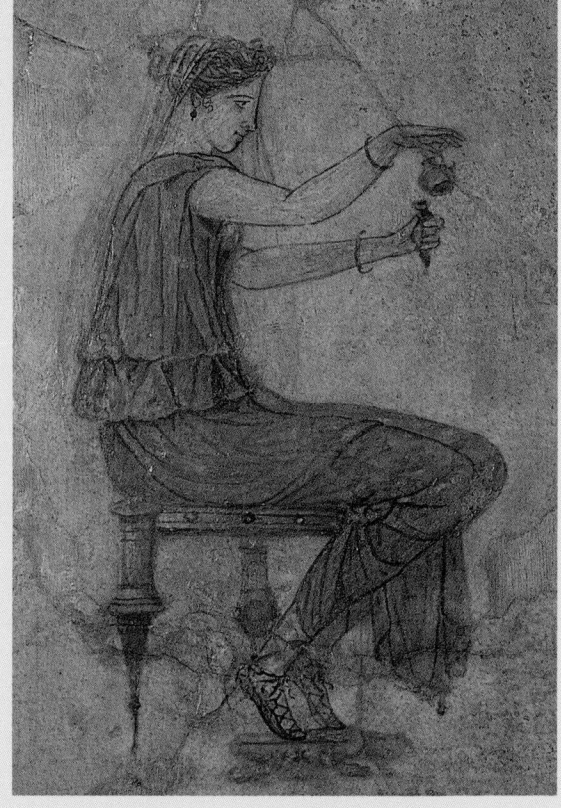

In dieser Wandmalerei in der Villa Farnesina in Rom aus ca.50 v. Chr. gießt ein Mädchen Badeduft in eine Vase.

Die menschliche Haut hat die wichtige Funktion der Atmung, des Schutzes vor Giftstoffen, der Regulierung der Körpertemperatur und dem Ausscheiden von Giftstoffen. Wasser hält die Haut sauber und gesund, und ein warmes Bad wird durch pflanzliche Badezusätze, die den Körper stimulieren oder beruhigen und die Haut pflegen, noch erfrischender und wirksamer. Dazu gießt man einen Aufguss oder einen Absud aus pflanzlicher Substanz in das Badewasser oder gibt diesen in ein Säckchen oder eine saubere Socke, die man beim Einlassen der Wanne unter den Wasserhahn hängt.

Zusätze, wie Kiefer-, Lerchen- und andere Nadelbaumnadeln, helfen bei Verspannungen und stimulieren Nerven und Durchblutung. Kampfer, Eukalyptus und Minze sind ebenfalls gut für die Durchblutung. Rosskastanienextrakt, regelmäßig angewendet, vitalisiert das Hautgewebe und fördert vor allem während und nach der Schwangerschaft die Durchblutung der Beine.

Rosmarin, Wacholder und Lavendel erfrischen und beruhigen. Baldrian, Hopfen oder Kamille bewirken einen tiefen Schlaf und Beifuß hilft bei Müdigkeit und Muskelschmerzen, während Heublumen- und Wacholderbäder Rheuma lindern. Weizenkleie und Schachtelhalm helfen bei Entzündungen der Haut, Kamille bei Wunden und Haferkleie bei Hämorrhoiden und Leukorrhö.

Bei müden Füßen helfen Fußbäder mit Rosmarin, wildem Thymian oder Lindenblüten, bei offenen Wunden nimmt man Heu-

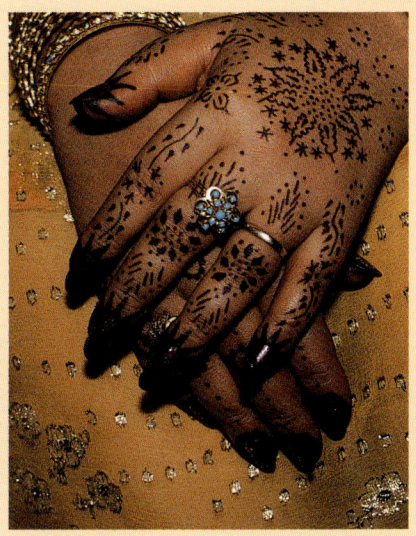

Das Haarfärbemittel Henna ist eines der ältesten Kosmetika. Man verwendete es seit Cleopatras Zeiten zum Bemalen der Nägel, von Händen und Füßen. Man gewinnt es im Iran, in Indien und Afrika aus dem Hennastrauch.

blumen- oder Haferstrohfußbäder. Nach einem Fußbad reibt man Füße und Beine mit Olivenöl ein, das mit Ringelblumenblüten präpariert wurde. Ölessenzen eignen sich auch als Badezusätze für eine weiche Haut, entspannte Muskeln und Auftanken der natürlichen Ölreserven des Körpers. Rosmarin-, Pfefferminz- und Kiefernöl wirken stimulierend, Zitronenmelissen-, Salbei- und Lavendelöl entspannend, und Olivenöl mit Aprikosen- oder Gurkensaft empfiehlt sich bei trockener Haut.

In Tansania verwendet man als Seifenersatz Seifennüsse, die mit Wasser verrieben einen Schaum bilden.

Aromatherapie

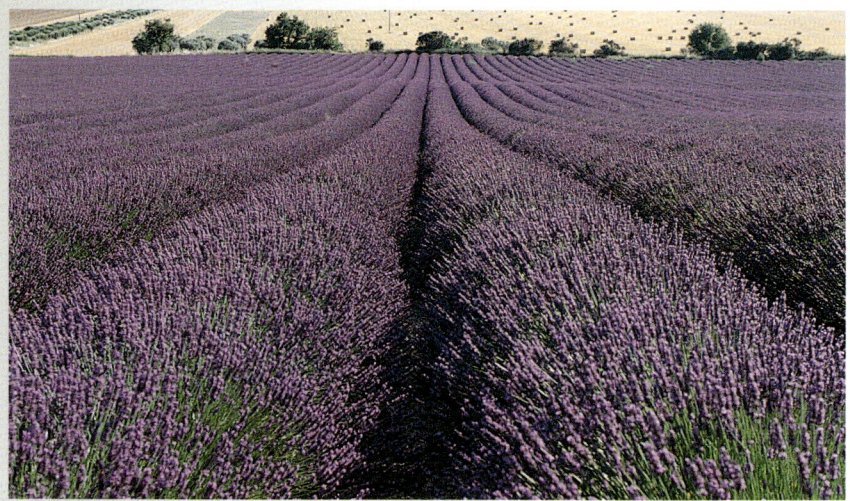

Lavendel ist die Basis für eine der beliebtesten und intensivsten Ölessenzen, die sich bei Insektenstichen, Verbrennungen, bei Kopfschmerzen, Schlaflosigkeit und Durchblutungsstörungen empfiehlt.

Aromatherapie ist eine Methode zum Fördern des physischen und emotionalen Wohlbefindens durch das Inhalieren und die Anwendung von Ölessenzen, die aus blühenden Pflanzen extrahiert wurden. Viele der dabei verwendeten flüchtigen Öle, wie Zimt, Eukalyptus, Wacholder, Thymian und Teebaum, haben antiseptische, antibakterielle und entzündungshemmende Eigenschaften. Beim Inhalieren nehmen die Rezeptoren die verdampften Moleküle der Öle auf. Diese übertragen elektrochemische Botschaften an den limbischen Teil des Gehirns, der für Emotionen, motiviertes Verhalten und neuroendokrine Funktionen zuständig ist. Der Duft der Öle beschwört Erinnerungen und Bilder herauf, verändert die Stimmung, bewirkt sexuelle Lust oder strahlt Ruhe aus. Bergamotte, Melisse, Sandelholz und Ylang-Ylang-Öle lindern etwa Angst und Depressionen.

Seit mehr als 4.000 Jahren werden Ölessenzen bereits als Heilmittel und Lockstoff eingesetzt. In der Bibel gibt es zahlreiche Verweise auf medizinischen Balsam und heilige Salbungsöle. Die Ägypter importierten große Mengen an duftenden Harzen aus Arabien und Indien, aus denen die Tempelpriester Parfums und Öle zur kosmetischen, medizinischen und rituellen Verwendung erzeugten. Der altgriechische Arzt Hippokrates erkannte die therapeutische Bedeutung von pflanzlichen Ölen und verschrieb zahlreiche Duftöle wegen ihrer beruhigenden und stimulierenden Eigenschaften.

In der modernen Aromatherapie werden rund 40 Ölessenzen, darunter Zitrus, Geranien, Jasmin, Zitrone, Patschuli und Rose verwendet. Diese hoch konzentrierten Öle misst man genau in Tropfen ab und verdünnt sie in einem

Basis- oder Trägeröl aus kaltgepressten Mandeln, Oliven oder anderen Nüssen, Samen oder pflanzlichen Ölen. Zwei oder drei Duftöle kann man mit natürlichen Ölen derselben botanischen Familie mischen oder diese nach Duft gruppieren (kräuterartig, blumig, moschusartig und würzig). Die natürliche entzündungshemmende Wirkung von Kamillenöl etwa wird durch die Zugabe der richtigen Menge an Myrrhenöl erheblich verstärkt.

Massage mit Reiben, Kneten und Streicheln des Körpers entspannt, lindert Verspannungen und Muskelschmerzen und stimuliert die Durchblutung an der Hautoberfläche, wodurch die Öle leichter in den Körper eindringen können. Öl-essenzmoleküle entspannen und stimulieren die Nervenenden und werden über Blut- und Lymphbahnen in den ganzen Körper transportiert. Aromatherapeuten verwenden unterschiedliche Techniken, etwa Heil- und schwedische Massage, Shiatsu und Reflexzonenmassage. Man kann Ölessenzen auch zur Erstbehandlung zu Hause oder für Schönheit und Gesundheit anwenden. Man fügt sie zu Cremes, Lotionen, Gesichts- und Haarbehandlungen hinzu. In Duftlampen verströmen sie ihren Duft im Raum. Manche Öle, wie Zimt, Fenchel und Muskatnuss, sind jedoch nichts für Anfänger. Andere können Hautreizungen verursachen oder sind, wie etwa Salbei und Rosmarin, bei Schwangeren zu meiden.

DIE ENTWICKLUNG DER MODERNEN AROMA-THERAPIE

Der französische Kosmetiker und Chemiker René-Maurice Gattefossé prägte den Begriff „Aromatherapie" 1928 zur Beschreibung der therapeutischen Wirkung von Lavendel und anderen aromatischen pflanzlichen Ölen. Im Zweiten Weltkrieg behandelte man verwundete Soldaten mit Ölessenzen, und die Biochemikerin Marguerite Maury entwickelt daraus die kosmetische und therapeutische Anwendung bei Massagen.

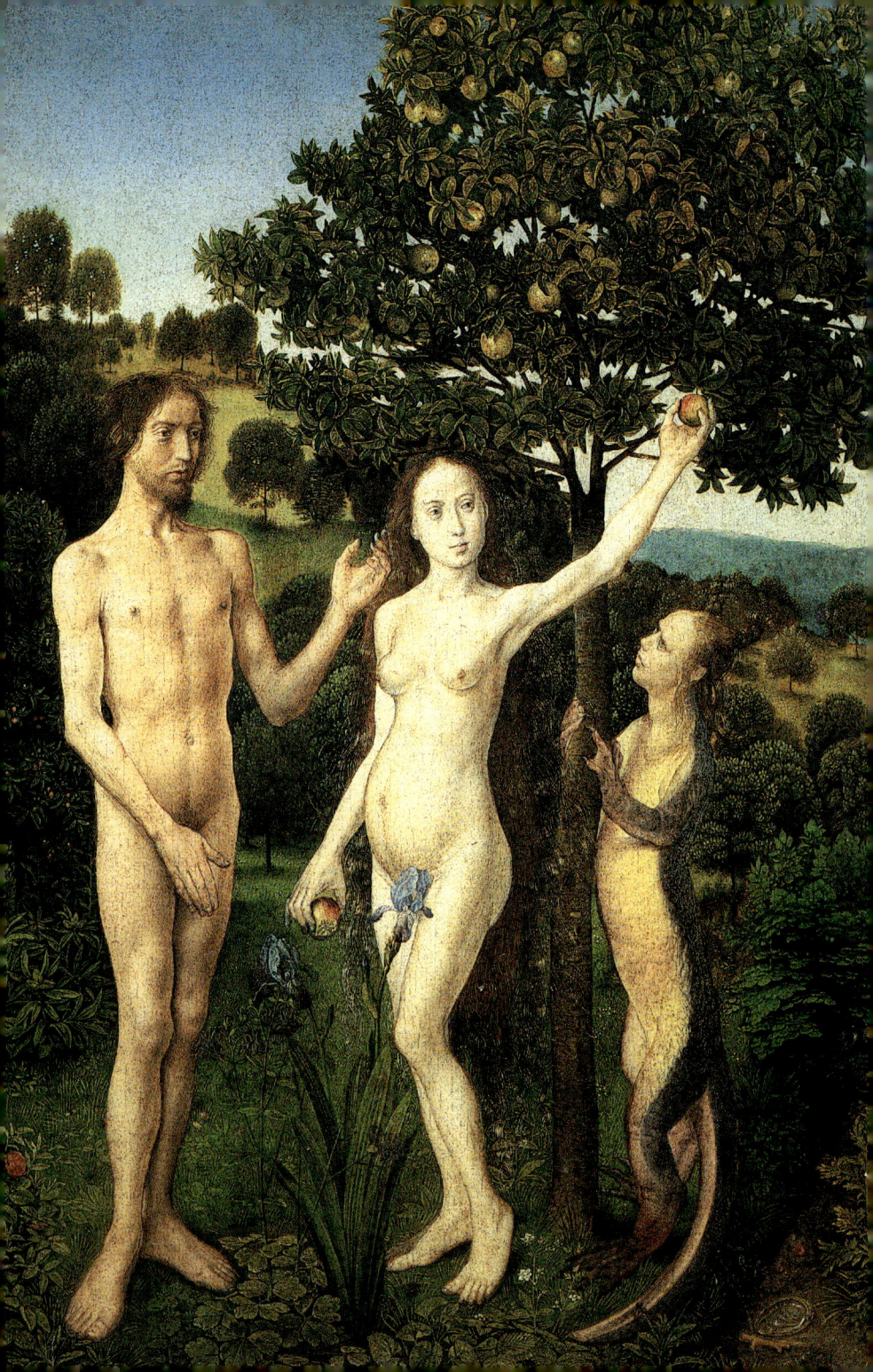

Folklore

Heilige Bäume und Pflanzen

Pflanzen dienen nicht nur der Vorbeugung und Heilung von Krankheiten von Körper und Geist. Sie spielen auch in Legenden und Traditionen eine große Rolle und sind somit ein Faktor für das kulturelle Wohlergehen und den Zusammenhalt ganzer Völker. Bäume und andere Pflanzen sind künstlerische und spirituelle Symbole, vom Freiheitsbaum über den Maibaum bis zum Weihnachtsbaum. Diese Bäume verkörpern und zeigen die Einheit allen Lebens und bieten eine Kommunikationsmöglichkeit mit dem göttlichen Zentrum und der Quelle allen Lebens. In Gemälden, Liedern und Geschichten sind Blumen das Symbol für überschäumendes Leben, verbergen jedoch die Dämmerung des Todes, während der Samen die Hülse des Todes darstellt, hinter dem sich neues Leben verbirgt.

Die ikonografische und mythologische Bedeutung, die den Bäumen in unterschiedlichen Kulturen zukommt, ist sehr vielfältig und reicht von Wohlergehen, Ausdauer und Fruchtbarkeit bis zu göttlicher Mutterschaft, der Milchstraße, ewigem Leben, Natur und dem sich selbstständig erneuernden Kosmos. Mythische Symbole können niemals gänzlich erläutert werden, da die Enthüllung ihre Wirksamkeit mindern würde. Für die Maoris, Letten und viele andere Völker auf der ganzen Welt waren Wälder die Lieblingsorte von Dämonen, Elfen, Feen, wilden Männern und anderen Waldgeistern. Durch die Analyse einer Vielzahl dieser Ansichten und Rituale entwickelte Sir James Frazer das, was ein Kritiker als Gemüseschule der Mythologie bezeichnete. Frazer behauptete, dass zahlreiche Gottheiten ursprünglich Baumgeister oder Maisdämonen waren und die Verehrung der Bäume eine universelle Form religiösen Verhaltens war. Gottheiten, Geister und die Schatten der Ahnen lebten in Bäumen oder waren von diesen in ihrer Existenz abhängig. Doch nie wurde ein lebender Baum oder ein Holzpfosten selbst als Gottheit angebetet – nur der göttliche Geist, der darin wohnte oder den dieser Baum verkörperte, wurde verehrt.

Universelle Trends

Mythische Bilder eines kosmischen Baums gibt es in aller Welt; sie ähneln einander über weite Strecken sehr stark. Das Bild eines umgekehrten Baums mit zum Himmel weisenden Wurzeln gibt es etwa in der österreichischen Volkskunst, in Sibirien und bei den Makiritare von Venezuela. Einen paradiesischen milchspendenden Baum, der kinderähnliche

LINKS *Adam und Eva und die Versuchung beim Baum des Wissens über Gut und Böse, Gemälde von Hugo van der Goes (1440–1482).*

UNTEN *Druiden beim Sammeln von Misteln, aus* L'histoire des papes *von Buland. Druide bedeutet auf keltisch „Der Finder der Eiche". Druiden waren die Priester, Lehrer und Richter der keltischen Gesellschaft; sie lebten in Eichenwäldern, wo sie religiöse Feste abhielten und manchmal Menschen opferten.*

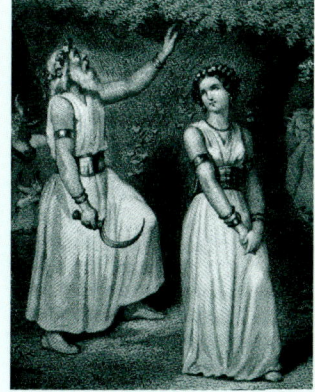

Seelen nährt, gibt es im alten Ägypten ebenso wie in Mexiko. Diese Ähnlichkeiten werden unabhängigen parallelen Entwicklungen sowie historischen Verbindungen und Migrationen zugeschrieben. Sie gelten als Nebenprodukt eines unbewussten Bilds, das alle Menschen in sich tragen. Da der Baum als autonomes Bild sowohl externe, kulturelle als auch interne und psychologische Vorgänge repräsentiert, gibt es keine schlüssige, allumfassende Theorie.

Holzpfosten als Symbol des Baums und mit geopferten Tierschädeln assoziiert gab es bereits im Paläolithikum (12.000 v. Chr.) bei Rentierjägern in der nordeuropäischen Ebene, die vermutlich eine schamanische Religion hatten. Der Weltbaum ist ein universelles Element des schamanischen Kosmos und ist in zahllose historische und zeitgenössische Religionen eingeflossen.

Heilige Stätten

Heilige Haine gibt es in der ganzen Welt. Dort darf kein Holz geschlagen oder gesammelt werden. In Ghana, Nigeria und anderen afrikanischen Ländern unterhält jede Gemeinde einen heiligen Hain, in dem die schützenden Geister und die Geister der Ahnen wohnen und wo geheime Initiationsriten und ähnliche religiöse Riten stattfinden. Bei den westafrikanischen Atonga sind die heiligen Haine einer Gruppe aus Priesterinnen unterstellt. Männer, die versehentlich diesen Hain betreten, müssen dieser Verbindung beitreten und den Rest ihres Lebens als Frau gekleidet sein und als Frau leben. In Indien waren heilige Haine die ersten Tempel für Götterverehrung. Dort finden persönliche Gebete und Opferungen statt. Diese bis zu 20 ha großen Areale sind die letzten Überreste der jungfräulichen Monsunwälder und stellen ein Refugium für Tiere sowie für seltene Orchideen und Heilpflanzen dar. Die Karen und Akha aus Thailand veranstalten in ihren heiligen Hainen Silvesterzeremonien, bei denen den Geistern der Bäume Opfer gebracht werden.

Die Griechen und Römer bauten eingemauerte Tempelheiligtümer (*Sacella*) rund um ihre Feigenhaine. Auch in Syrien, der Türkei, in Sri Lanka, Burma, Südchina, Samoa und auf anderen Pazifikinseln gibt es heilige Haine. Sie waren für germanische, slawische und finnisch-ugrische Stämme Zentren des religiösen und politischen Lebens. Im 11. Jahrhundert durften Christen in Litauen heilige Haine nicht betreten, um diese nicht zu entweihen. Im Mittelalter waren diese Haine königliche Wälder und Jagdgebiete der Könige.

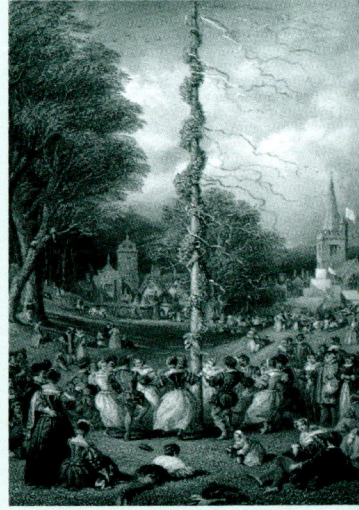

Maibaumtänze gibt es in ganz Europa sowie in Indien und Lateinamerika. Sie sind Relikte alter Fruchtbarkeitstänze, die ursprünglich rund um einen lebenden Baum stattfanden.

Naher Osten und Europa

In der Genesis gibt es zwei Bäume, den Baum des ewigen Lebens und den Baum des Wissens um Gut und Böse mit seinen verbotenen Früchten. Die Bibel endet mit der Vision eines neuen Jerusalems, in der der Baum des Lebens Blätter für die Heilung ganzer Völker trägt. Der babylonische Mythos kannte ebenfalls einen Baum des Lebens und einen Baum der Wahrheit, der den Eingang zum Himmel überwachte. Die heilige Dattelpalme und Wasserlilie Ägyptens fanden sich in den architektonischen Säulenkapitellen und später in den dorischen und ionischen Säulen als Symbol für den Lebensbaum. Sowohl der Lebensbaum (*Tuba*) in der Kunst der Sassanier-Araber als auch der jüdische siebenzweigige Baum des Lichts zeigen mit den Wurzeln zum Himmel, um den Abstieg der Gottheit zur Menschheit zu symbolisieren. Die Erinnerung an den Lebensbaum verwob sich mit den mittelalterlichen Traditionen des Baums des Kreuzes, dessen Wurzeln zur Hölle hinabreichten und dessen Wipfel den Himmel erreichten. Nach fragwürdigen Texten wurde das Kreuz Christi aus Holz des Baums des Wissens im Garten Eden gemacht.

Menschen aus Pflanzen

Die Griechen glaubten, dass Zeus aus dem Stamm eines kosmogonischen Eschenbaums eine Menschenrasse geschaffen hatte, und in nordischen Mythen brachten Zwerge das erste Menschenpaar, Esche und Ulme, aus Bäumen hervor. In der keltischen Folklore entsprang der erste Mann aus einem Holunderstrauch, die erste Frau aus einer Bergesche. In Belgien, England, Frankreich und Italien wird bei der Geburt jedes Kinds ein Baum im Garten gepflanzt. In deutschsprachigen Ländern wird für einen Buben ein Apfelbaum und für ein Mädchen ein Birnenbaum gepflanzt. (Äpfel gab man Kindern auch bei der Beerdigung in die Hand, damit sie „mit dem Paradies spielen" könnten. Diese Praxis geht vielleicht auf die Mythen der goldenen Äpfel im Garten des Hesperides und die Äpfel von Idun zurück, die Unsterblichkeit gewähren sollten.)

In Europa pflanzen Braut und Bräutigam am Hochzeitstag nahe des Hauses zwei Eichen oder Büsche. Solange diese Pflanze lebt, bleibt auch die Erinnerung und der Einfluss dieses Ereignisses lebendig. In den USA und in Europa wird oft ein lebender Baum auf dem Dach eines neu errichteten Hauses angebracht und den Göttern als Dank für das neue Haus gereicht.

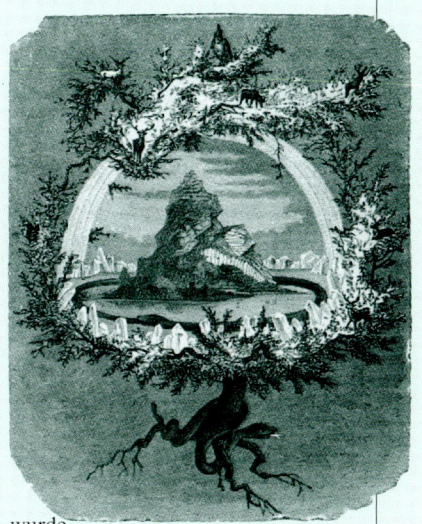

Der nordische große Eschenbaum, Yggdrasil, repräsentierte das Universum und erhob sich, immergrün und glitzernd mit Tau, über den Saal der drei Nornen der Vergangenheit, der Gegenwart und der Zukunft. Die Zweige erstrecken sich über Himmel und Erde, und unter den Wurzeln befanden sich Hel, das kalte Land der Qualen, das Land der Frostriesen und das Menschenreich. In seinem Schatten kamen die Götter zusammen, um Gesetze zu erlassen und Urteile zu fällen. Das Feuer eines Dämons wird den Baum am Ende der Welt verbrennen, doch wird dieser neu erwachsen, und die Götter werden sich wieder darunter vereinen.

Afrika

Die Sandawe, Fon, Subiya, Nuer und andere afrikanische Völker glauben, dass die ersten Menschen einem kosmischen Baum entstiegen waren. Der erste Mann und die erste Frau der Zulu und Thonga entstiegen einem von Gott erschaffenen Schilfhalm; die Yao und Makonde verallgemeinern diese Vorstellung – sie glauben, dass die ersten Menschen aus Büschen oder einem tropischen Wald kamen. Bei der Inauguration von Baganda-Königen pflanzte man heilige Barkcloth-Bäume in einer Zeremonie und pflegte diese sorgfältig, da ihr Gedeihen mit dem Leben und der Macht des Königs in Zusammenhang stand.

Geburt und Tod
Viele afrikanische Völker pflanzen bei der Geburt eines Kindes einen Lebensbaum. Die Gesu setzen zwei Bäume in die Nähe ihrer Eingangstüren – dort kann der gute Geist, der das Kind beschützt, wohnen. Wadshagga-Eltern pflanzen eine für ihren Clan typische kultivierte Futterpflanze gemeinsam mit der Nabelschnur des Kinds. Die Swahili begraben Plazenta und Nabelschnur von Neugeborenen im Hof, und 7 Tage später setzen sie eine Kokospalme mit den Haaren und Nägelstücken des Kinds am selben Ort. Die Palme gilt als Nabel des Kinds, das mit dem Leben und Wohlergehen der Pflanze verbunden ist.

Die Yaka in Zaire stellen sich einen makrokosmischen Mutterleib in Form einer zwischen Himmel und Erde hängenden Raffiapalme vor, die für die ständige Erneuerung des Lebens zuständig ist. In einem gynäkologischen Heilritual der Yaka wird die Bedeutung der Raffiapalme auf den Patienten übertragen. Die Wurzeln der heiligen Palme stehen für die Vorfahren väterlicherseits, die Wipfel des Baums für die lebenden Nachfahren und die rechten und linken Zweige für die Abstammung auf väterlicher bzw. mütterlicher Seite. Dabei symbolisieren verschlungene Weinranken negative Kräfte, Zauberei und Krankheit.

Berühmte Yaka-Heilpraktiker werden in Embryostellung mit einem Blütenstand des Parasolbaums auf dem Kopf begraben, um rasch wiedergeboren zu werden. Afrikanische Stammeshäuptlinge und Könige werden oft in oder unter heiligen Bäumen begraben. Die Wolof stellten die Leichen der verherrlichten Sänger und Trommler aufrecht in ausgehöhlte Bäume, und die Mandingo pflanzten drei heilige Affenbrotbäume über dem Kopf, dem Nabel und den Füßen ihrer Jäger und Helden.

Initiationsriten
Der Mudyi-Baum (*Diplorrhyncus condylocarpon*), der einen milchig weißen Saft abgibt, ist das Symbol für den Pubertätsritus der sambischen Mädchen der Ndembu. Der Baum ist ein vielschichtiges Symbol für die weiblichen Brüste und Milch,

Für die Mbuti-Pygmäen im Regenwald der Äquatorialgebiete sind Lieder ein wichtiges Mittel der Kommunikation mit dem Wald und seinem gütigen Herrn. Der Atem der Sänger, der mit dem Geist in ihnen verbunden ist, richtet ihre Hoffnungen an den Wald, den Ort der spirituellen Macht.

In Nigeria wohnen in Bäumen und Wäldern ebenfalls spirituelle Wesen, denen man Geschenke darbringt, damit sie das Böse abwenden. Diese Geister sind die Herrscher über die Tiere, und sie unterweisen die Menschen in der Verwendung magischer pflanzlicher Heilmittel.

Nahrung, Mutter-Kind-Verbindung, Mutterschaft, Weisheit der Frau, Tod und Leiden und die Einheit und Kontinuität der Ndembu-Gesellschaft. Jeder symbolische Aspekt dominiert in einer bestimmten Episode des Rituals.

Eboka (*Tabernanthe iboga*), ein Mitglied der Hundsgiftfamilie, ist ein blühender, im Äquatorialregenwald von Westzentralafrika heimischer Strauch. Er enthält Ibogain und 11 weitere Alkaloide und wird zur Behandlung von Impotenz, Frigidität und Unfruchtbarkeit, und für Ausdauer beim Jagen verwendet. Die Bwiti und andere religiöse Bewegungen in Gabun, Kamerun und im Kongo verwenden ihn auch als Halluzinogen. Ihrer Religion zufolge entstand die Eboka-Pflanze aus dem Fleisch eines Pygmäen, der vom Schöpfungsgott verstümmelt wurde. Wenn man davon isst, erhält man neues Leben und wird sich der universellen Existenz der Seelen bewusst und kommt dadurch mit dem Tod klar.

Kleine Mengen Eboka nimmt man, um während strenger Bwiti-Traditionen singen, tanzen und trommeln zu können, doch für die Initiation nehmen die Betreffenden einmal oder zweimal im Leben sehr große Mengen. Die Initiation beginnt vor Mitternacht mit einem Zyklus aus Gesang und Tanz, bei dem Schöpfung, Geburt und die Ankunft der Geister aus dem Reich der Toten gefeiert wird. Die Initianden erhalten etwas Eboka, um festzustellen, ob sie es wert sind, Bwiti, den göttlichen, universellen Vorfahren zu empfangen. Am nächsten Morgen nimmt jeder der Initianden die heilige Pflanze unter Aufsicht zweier Aufseher; dann werden sie zur Beichte und zur rituellen Waschung vom Tempel zu einem Fluss geführt. Die Fang, für die Bwiti die Religion des Waldes ist, reiben die Novizen dann mit der Rinde von 12 heiligen Bäumen ab. Um Mitternacht kollabieren oder „sterben" sie, wodurch die Seele den Weg von Geburt und Tod beschreiten kann. Die Initianden kehren zu ihren Plätzen vor der Geburt zurück, hören Stimmen verstorbener Verwandter oder werden von einem Führer der Geister durch einen Wald in das Dorf der Ahnengeister geführt, die ihnen das Tor zur Göttlichkeit öffnen. Am Morgen verfällt die Gemeinde in Schweigen – nur mehr eine Harfe ist zu hören, deren Melodien die Stimme der göttlichen Schwester wiedergeben. Die Initianden erzählen von ihren Erfahrungen und nehmen ein Mahl ein.

Holländische Wissenschaftler testen Ibogain zur Behandlung von Heroin- und Kokainsucht. Unter therapeutischer Anwendung werden unterdrückte Kindheitserinnerungen geweckt, die für das Suchtverhalten verantwortlich sind. Durch das neuerliche visuelle und emotionale Durchleben dieser Erfahrungen hinterfragen die Süchtigen ihr Leben. Ibogain interagiert mit den Dopamin-Neurotransmittern, die bei Drogenmissbrauch eine Rolle spielen, und durch die Wachträume kann der Kreislauf der Sucht durchbrochen werden.

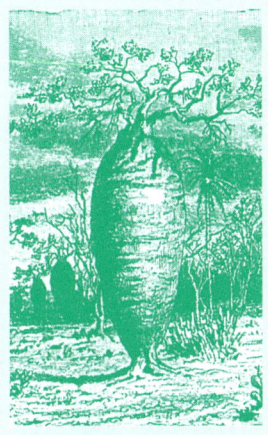

In Nigeria repräsentiert der heilige Baum oder Pfahl das höchste Wesen. Für die Ibo war der Baumwollbaum (oben) zudem das Symbol der Erdengöttin, die Göttin der Schöpfung und die Frau des höchsten Wesens. Die Erdengöttin der Idibio lebt ebenfalls in Baumwollbäumen und schenkt Menschen und Tieren Leben und Wachstum. Andere Gottheiten und die Geister der Ahnen leben in besonderen heiligen Bäumen, man bringt ihnen Geschenke, Opfergaben und Gebete.

Asien und pazifischer Raum

In Indien werden unzählige Pflanzen und Bäume verehrt und für Hochzeitszeremonien und andere religiöse Zwecke verwendet. Zahlreiche indische Mythen verbinden die Bäume mit den *Yakshinis*, üppigen weiblichen Nymphen und Geistern, wie Durga, die Waldfrau. Der Banyan-Baum ist den Brahma, Shiva und Kali heilig, und der Amaloka-Baum ist die Inkarnation der Vishnu. Der kosmische Feigenbaum Aśvattha steht für das ewige Leben und den endlosen Zyklus aus Geburt, Leiden und Tod. Meditation unter Bäumen soll das Herz erfreuen; das beste Beispiel dafür ist Buddha, dem die Erleuchtung unter einem Bodhi-Baum widerfuhr. In China steht der kosmische Baum im Zentrum des Universums, und immergrüne Zypressen und Kiefern auf Gräbern stärken die Seele der Verstorbenen.

Der Baum des Lebens ist in der zentral- und nordasiatischen Kosmologie und ihren Ritualen sehr wichtig. Er wächst auf einem Berg am Nabel der Welt und seine Krone durchstößt die himmlischen Sphären. Im vedischen Ritual klettert man, um ein Opfer zu bringen, auf einen Pfosten, und sibirische Yakut-Schamanen klettern als Symbol für ihren ekstatischen Aufstieg in das Reich der Götter ebenfalls auf einen Pfosten oder eine Birke.

Die ersten Nahrungsmittel

Asien und der pazifische Raum waren vermutlich die ersten Gegenden, in denen jene Mythen weit verbreitet waren, bei denen Nahrungspflanzen aus dem toten Körper eines Menschen oder Gottes wuchsen. Die Einwohner der indonesischen Insel Ceram erzählen von einem Mädchen, das während eines jährlichen Fest geopfert und begraben wurde. Ihr Vater grub die Leiche aus und schnitt sie in Stücke, die er einzeln beerdigte. Aus diesen Körperteilen entstanden die indonesischen knollenartigen Nahrungspflanzen. Kava ist eine der wichtigsten rituellen Pflanzen im pazifischen Raum, und in einem Mythos aus Tonga entstand Kava aus dem Kopf eines Mädchens, das von seinen Eltern getötet wurde, um einen auf Besuch kommenden Häuptling zu nähren. Das Mädchen hatte Lepra, daher bekommt man angeblich graue, fahle Haut, wenn man zu viel Kava trinkt. Bei den Marind-Anim aus Neuguinea entsprang Kava aus den Schulterhaaren eines Storchdämons, dessen Beine den knotigen Stielen der Pflanze ähneln. Eine der wichtigsten Pflanzen im pazifischen Raum ist die Kokosnuss. In Polynesien sollen die ersten beiden Kokosbäume aus dem beerdigten Gehirn eines Riesenaals, Te Tuna, dem Herrscher über den Ozean, entstanden sein, der beim Kampf um Hina, eine hübsche Himmelsgöttin, vom Helden Maui getötet wurde. In Bali, Java und auf Celebes setzt man einen Kokosnussbaum gemeinsam mit der Nachgeburt jedes neugeborenen Kindes ein.

Der Wasserlotos repräsentiert das weibliche Fortpflanzungsorgan der gütigen universellen Muttergöttin Lakshmi, dem Ursprung der Schöpfung und Sitz der Göttlichkeit und der spirituellen Macht. Im tantrischen Yoga symbolisiert Lotus auch die Körperzentren, die den jeweiligen Gottheiten und Aspekten des Makrokosmos entsprechen.

Im Buddhismus steht der aus dem Schlamm und Wasser wachsende Lotus für die allmähliche Erlangung transzendentaler Weisheit aus dem schlammigen Reich aus Gier, Hass und Täuschung.

Nordamerika

Die amerikanischen Ureinwohner meinten, dass eine unsichtbare spirituelle Kraft alle natürlichen Formen bewohnt; sie verehrten Bäume und blühende Pflanzen. Gemäß den Ojibwa haben alle Bäume Seelen. Daher fällen sie keine lebenden Bäume. Die Dakota betrachteten Blumen als die Gesänge von Mutter Erde, und sie hatten ihre eigenen Geschichten und Lieder für die meisten Pflanzen. Jede Pflanzenart hatte ein eigenes Lied, das ihr Leben und ihre Seele zum Ausdruck brachte.

Oft erhielten wichtige Heilpflanzen auch religiöse Bedeutung. Die westliche Eibe, Quelle eines wichtigen Krebsmedikaments, war den Hoh und Quileute heilig, da der Große Bär, der Kleine Bär und alle Tiere des Sternenhimmels auf einem Bogen aus Eibenholz in den Himmel geschossen wurden. Shuswap-Frauen konnten keinen Geschlechtsverkehr haben, wenn sie die Wurzeln oder Früchte von *Balsamorhiza sagittata*, einem Analgetikum, sammelten. Ginseng, ein Analgetikum der Ojibwa, gab man angeblich einem Jugendlichen auf einer Trancereise zum Häuptling der Unterwelt.

Fleisch und Samen

Bei der Geburt eines Kinds legten manche Völker die Plazenta in einen Baum und beteten um die Gesundheit des Kinds, zerschnitten die Nabelschnur über einer Maispflanze, die dann als heiliges Ding gesät und kultiviert wurde, oder sie pflanzten einen kleinen Baum als Vorzeichen für das Wohlergehen des Neugeborenen. Die Mandan, Omaha und Shoshone-Crow kannten Zeremonien, bei denen ein Pfosten einer Pappel errichtet wurde; man sang und tanzte oder brachte als Symbol für den großen Geist, für die Schaffung des Universums und allen Lebens Opfer. Auch für Begräbnisriten waren Bäume sehr wichtig. Die Ost-Algonkians pflanzten junge Ahornbäume auf ihren Gräbern, und viele andere Gruppen legten die Toten in Bäume oder wie etwa die Nootka und Southern Kwakiutl in eine Holzkiste, die hoch oben in einem Baum angebracht wurde.

Im Schöpfungsmythos der Wyandot entwurzelt der Himmelsoberste den himmlischen Baum und stößt seine schwangere Frau in das Loch des Himmelszelts. Sie fällt auf die Erde und gebärt eine Tochter, die wiederum bei der Geburt von Zwillingen stirbt. Man begräbt sie, und aus ihrem Körper wachsen Mais, Kürbis und Bohnen. Bei den Tscherokesen entstand die erste Maispflanze aus dem Blut einer alten Frau, die von ihren Söhnen getötet wurde, und bei den Papago entstand Coyote-Tabak aus dem Grab einer ermordeten Großmutter. In allen Versionen dieses Mythos entstehen die lebensspendenden Pflanzen aus dem Tod oder einem Opfer.

Für viele Menschen war die dauerhafte Zeder – Großmutter Zeder– die Heimat der Donnergottheit und der meisten heiligen Pflanzen. Man streut am Beginn von Versammlungen und heiligen Stammesriten, Zedernzweige auf das Feuer, und der aromatische Duft wird in heiligen Pfeifen in die sechs Richtungen der Kosmologie der Ureinwohner gesendet. Die Choctaw und Dakota trugen bei ihrer Wanderung von Ort zu Ort immer einen heiligen Zedernmast voraus.

Die Zweige des leuchtenden Algonkian und irokesischen Weltbaums durchstoßen den Himmel, und die Wurzeln reichen bis zum Wasser der Unterwelt. Great Face, ein unsichtbarer Riese, bewacht den Baum und als Häuptling der irokesischen False Face Society reibt er seine Rasseln an dem Baum, um dessen Macht zu erlangen, die er an die von den Mitgliedern getragenen Masken weitergibt. Abwechselnd reiben diese ihre Rasseln auf Kiefernstümpfen, um Himmels- und Erdenmacht zu erhalten. Der kosmische Weltbaum ist in der Mythologie von großer Bedeutung.

Zentralamerika

Die Kunst und Literatur der Mexikaner, ihre Blumenfeste und die von den aztekischen Gärtnern gegründeten gilden-ähnlichen Gesellschaften zeugen von der Bedeutung der Pflanzen in Zentralamerika. Aztekische Krieger fochten „Blumenkämpfe", und jeden Tag wurden Unmengen an frischen Blumen als Zierde für die Tempel, für Tänze und die Oberschicht in die aztekische Hauptstadt gebracht. Das kalendarische Tageszeichen der Blume wurde der Göttin der Blumen, der Liebe und der Kurtisanen, Xochiquetzal, geweiht, die mit ihrem Gemahl, Five Flower, bei Festen zu Beginn, während und am Ende der Regenzeit geehrt wurde.

Die Struktur des Universums

An jeder Ecke des mittelamerikanischen Universums stand ein Weltbaum begleitet von einer bestimmten Farbe, einem Vogel und einer Zeiteinheit. In der Mitte war ein fünfter Baum, dessen Wurzeln in die wässrige Unterwelt und dessen Zweige durch mehrere Himmelsreiche bis zum himmlischen Zenith reichten. Dieser kosmische Baum verband die drei Welten und diente als Weg, auf dem die Gottheiten und Geister der Toten in den höchsten Himmel gelangten. Die Art der vier kosmi-schen Bäume variiert je nach Region und Kultur.

Die Darstellung des Weltbaums als Taukreuz findet man in verschiedenen Kodizes und in einer bemerkenswerten Tafeltrilogie in Palenque. In Mexiko gibt es viele Bäume, die Kreuzen ähneln; dort legt man Geld und Opfergaben mit der Bitte um Heilung von einer Krankheit hin. Die Mixe in Oaxaca opfern Geflügel unter heiligen Bäumen in Kreuz-form. Bei der Geburt eines Kinds pflanzen die Huichol und Mixe einen jungen Baum, der mit dem Leben und Wachstum des Kinds verbunden ist. Aztekenkinder, die vor Erreichen des Alters der Weisheit sterben, kamen in einen paradiesi-schen Garten, wo sie auf die Wiedergeburt warteten und Milch aus einem großen Mutterbrustbaum tranken.

Die Regengottheiten der Pipil in El Salvador sind die Herr-scher über die Blumen. Sie liegen in einem mythischen See, der von blauen Blumen bedeckt ist, die niemals schlafen und die Toten auferwecken können. Cihuacoatl, die aztekische Göttin des Todes und des neuen Lebens, verkörpert die immergrüne Montezuma-Zypresse, einen Begräbnis-baum, der für neues Leben steht. Tamoanchan, der „Ort der Blumen" und höchster Himmel der Azteken, wird oft als geteilter Baum dargestellt. Der Baum zerstörte ursprünglich Himmel und Erde und brachte Leiden und Tod, da Cihuacoatl durch Inzest und verbotenen Sex „die Blüten des Baums pflückte", worauf sie und ihre Geschwister aus dem Himmel vertrieben wurden.

In Xibalba, der Unterwelt der Maya, stand ein Calabash-Baum, der in der Legende der Quiché vom Popol Vuh eine große Rolle spielt. Ein Mäd-chen wollte die verbotenen Früchte des Baums kosten, doch die Frucht spuckte ihr in die Hand und schwängerte sie; sie gebar die Sonne und den Mond. Ähnlich glauben die Pipil aus El Salvador, dass ihre Regengottheiten aus der Frucht dieses Baums ent-stiegen sind.

Die Zapotec meinten, von Zypressen und Palmen abzu-stammen und brachten diesen Bäumen Opfer dar. Die Chia-panec sollen aus den Wurzeln eines Ceiba-Baums entsprun-gen sein, und die Ahnen der Tzotzil und Tzeltal der Chiapas entstiegen der Erde aus den Wurzeln dieses Baums. Zwei wundersame Ceiba-Bäume, deren Blätter sich im Frühjahr vermischten, verwandelten sich bei der Berührung der Erde in die Vorfahren der Mixtec aus Oaxaca, wie in dieser Zeich-nung eines präkolumbi-anischen Mixtec-Kodex gezeigt.

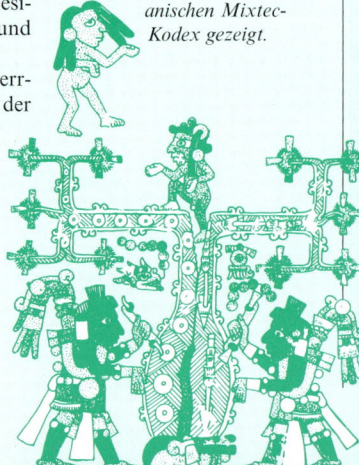

Südamerika

Der Weltbaum, der bei den Amazonasvölkern Himmel und
Erde trägt und verbindet, ist für die Muisca der Guaiac-
Baum, für die Warao die Moriche-Palme, für die Mpuche der
wilde Zimtbaum, für die Bora und Huitoto der Pfirsichbaum
und für die Shipibo-Conibo und Mataco der Seidenbaum-
wollbaum. Die Mbyá-Guaraní haben eine ewige, paradie-
sische Pindó-Palme im Zentrum der Erde und vier weitere
Palmen in den Himmelsrichtungen, die mit verschiedenen
Gottheiten und Windrichtungen verbunden sind. Bei den
Panare und Canelos Quichua ist das Zentrum ihrer Gemeinde eine Weltachse, die den kosmischen Baum darstellt.

Bestimmende Geister

Die medizinischen und toxischen Eigenschaften von Pflanzen
schreibt man den darin wohnenden Geistern zu. Für die
Zubereitung von Curare, einem häufig verwendeten Pfeilgift,
muss man fasten und magische Lieder singen, um den bösen
Geist der Pflanze zu bezwingen und die Macht der Pflanze für
kulturelle Zwecke zu entwickeln. Maniok, Süßkartoffel, Bohnen und Kürbisse haben den Jívaro zufolge eine weibliche Seele
und werden von Frauen kultiviert. Mais, Plantanen und giftige
Pflanzen haben eine männliche Seele und dürfen nur von
Männern gesetzt werden. Da Baumwolle eine männliche Seele
hat, sind bei den Jívaro die Männer für Spinnen und Weben
zuständig. Als Vorbereitung auf die Ehe erhalten Jívaro-Frauen
Tabaksirup, dadurch verleiben sie sich die Kraft des Tabak-
geistes ein, der sie für ihre zukünftigen Aufgaben stärkt.

Für die Mbyá sind nur die von einer hohen Gottheit
geschaffenen und im Paradies wachsenden Pflanzen heilig.
Die oft als Tee verwendete *Maté*-Pflanze war laut den Karió
aus Paraguay ein Geschenk der höchsten Gottheit. Ein Mädchen, das alle Verehrer ablehnte, zog sich den Zorn der
Gottheit zu, und diese verwandelte sie in den ersten *Maté*-
Baum. Die meisten südamerikanischen Mythen kennen
kulturell bedeutsame Pflanzen, die aus Blut, Fleisch und
Knochen der Ahnen oder Waldgeistern entstehen. Eine von
den Arawak als Fischgift verwendete Pflanze (*Paullinia*-Art)
wuchs aus dem Blut eines Kinds; Mais, Bohnen und Kürbisse entstanden aus dem selbstlosen Opfer eines Caingang-
Helden, und Maniok aus dem Körper eines Parissi-Mäd-
chens, das seine Mutter ersuchte, es bei lebendigem Leib zu
verbrennen, um den Vater zu ärgern. Die kosmische Paxiub-
Palme entstand aus der Asche von Yurupari, einem göttlichen Helden. In einem Ernteritual, wie es im tropischen
Regenwald oft praktiziert wird, spielt man auf heiligen Flö-
ten und Trompeten aus Palmenholz, um das Wachstum der
essbaren Früchte zu erwirken.

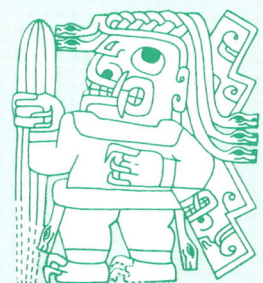

*Ein Relief aus der Chavin-
Kultur in Nordperu, ca. 1000
v. Chr. Die Darstellung zeigt
eine Gottheit, die einen San-
Pedro-Kaktus (*Trichocereus
pachanoi*) hält, eine halluzinogene, in Chavin-Ritualen
verwendete Pflanze.*

Glossar

Absud: Der aus einer Pflanze oder einem Teil einer Pflanze durch Kochen extrahierte Likör.

Achäne: Schließfrucht von Korbblütlern, die nur einen Samen trägt.

Adstringent: Eine Substanz, die bei Anwendung auf den Körper zusammenziehend wirkt und Sekretionen auftrocknet.

Allopathie: die, im Westen übliche·Methode der Heilung, wobei gegen eine Krankheit Mittel angewendet werden, die eine der Krankheitsursache entgegengesetzte Wirkung haben.

Analgetisch: Eine schmerzlindernde Substanz.

Anästhetikum: Arzneimittel, das schmerzunempfindlich macht.

Antibiotisch: Eine Substanz, die das Wachstum von Bakterien, Viren und anderen Mikroorganismen hemmt.

Antikarzinogen: Eine Substanz, die das Wachstum von Krebs hemmt.

Antioxidationsmittel: Stoff, der in anderen Substanzen ablaufenden oxidativen, schädlichen Reaktionen umterbindet.

Antiseptisch: Eine auf die Haut aufgetragene Substanz zum Vermeiden von Infektionen.

Aufguss: Pflanzenextrakt, der durch Einweichen anstatt durch Aufkochen entsteht.

Beriberi: Eine Nervenerkrankung der Extremitäten, die sich durch Schwellungen und Lähmungserscheinungen zeigt; Beriberi ist eine in Asien endemische Krankheit, die durch einen Thiaminmangel verursacht wird.

Blähung: Ein auf Gasbildung im Bauch zurückzuführender Zustand.

Blütenkelch: äußerer, oft verwachsener Teil einer doppelten Blütenhülle.

Dengue: Eine von Moskitos übertragene Viruserkrankung.

Diaphoretikum: Eine Subustanz, die das Ausscheiden von Giftstoffen durch Schwitzen fördert, schweißtreibendes Mittel.

Diuretiku: Eine Substanz, die das Urinieren durch ihre Wirkung auf die Nieren fördert, harntreibendes Mittel.

Emetikum: Brechmittel.

Emmenagogum: Den Eintritt der Menstruation fördendes Mittel.

Ethnopharmakologie: Die Vielfalt an medizinischen Substanzen, die von einem bestimmten Volk verwendet wird.

Expektorans od. **Expektorantium:** auswurffördendes, schleimlösendes Mittel.

Flavonoid: Ein gelbes Pflanzenpigment.

Fomentation: warmer Umschlag.

Freie Radikale: Kurzlebige Moleküle, die die Zellen veranlassen, Energie abzugeben, in zu großer Zahl jedoch das Gewebe schädigen.

Hämostase: Blutstillung.

Homöopathie: Praxis der Krankheitsbehandlung mit Substanzen, die die Symptome verstärken, um dadurch die Regelkreise des Körpers zu aktivieren.

Hypermenorrhoe: übermäßig starke Menstruationsblutung bei normaler Dauer, besonders während der Menopause.

Karminativum: blähungstreibendes Mittel.

Karzinogen: Eine das Wachstum von Krebs fördernde Substanz.

Kätzchen (auch Blütenkätzchen): Ähren oder ährenähnliche Blütenstände der Birke, Erle, Hasel- und Walnuss, Weide, u.a.

Kwashiorkor: Schwere Fehlernährung von Säuglingen und Kindern aufgrund von Eiweißmangel.

Lateinische Namen: Die Namen der Pflanzen können auch innerhalb einer Sprache variieren und in unterschiedlichen Regionen unterschiedliche Pflanzen bezeichnen. Um Verwirrung auszuschließen, können die lateinischen Namen angeführt werden, die weltweit identisch sind. Dies kann auch wichtig sein, um Gefahren zu vermeiden, da manche Begriffe in manchen Gegenden harmlose Pflanzen, in anderen jedoch deren giftige Verwandte bezeichnen. Mit der geänderten Ansicht der Botaniker über die Klassifizierung von Pflanzen gehen manchmal auch Namensänderungen einher; manchmal laufen diese einige Zeit lang unter dem alten und dem neuen Namen. Jede Pflanze hat einen mit einem Großbuchstaben beginnenden Gattungsnamen. Danach folgt die Art, die mit

einem Kleinbuchstaben beginnt und sich inner-
halb der Gattung je nach Art unterscheidet.
Dahinter folgt manchmal der Name der Person,
die für die Namensgebung verantwortlich
zeichnet (oft abgekürzt, etwa „L." für den
bedeutenden schwedischen Naturforscher
Linnaeus). Auch der Name der Familie, der
diese Gattung angehört, wird manchmal in
Klammern angegeben. Zum Beispiel gehört
Hypericum perforatum L. (Hypericaceae) zur
Gattung *Hypericum* und der Art *perforatum*.
Der Name stammt von Linnaeus, und die
Pflanze gehört zur Familie der Hypericaceae.
Leukorrhö: Ausscheiden schleimiger Absonderungen durch die Vagina.
Leukämie: Eine Erkrankung, bei der sich die
weißen, als Leukozyten bezeichneten Blutzellen
vermehren und in Knochenmark, Lymph-
knoten und andere Körperteile eindringen und
die Bildung des Bluts hemmen.

Mehrjährig: Eine Pflanze, die mehrere Jahre
überdauert und normalerweise jedes Jahr
Blüten und Früchte trägt.
Moxibustion: Die Anwendung von Kräutern
durch deren Verbrennung auf und nahe der
Haut.
Mucilago: Ein in manchen Pflanzen vorhandener
beruhigender Kohlehydratkomplex.

Pfahlwurzel: Eine lange, fleischige und vertikal
wachsende Wurzel.
Pharmakopöe: Eine offizielle Liste medizinischer
Mittel, einschließlich deren Zubereitung und
anwendungsgebiet.
Pheromon: Eine von manchen Tieren ausgeschie-
dene chemische Substanz, die das Verhalten
oder die Physiologie anderer Tiere derselben
Art beeinflusst.
Psychotrop: Kann die Stimmung und mentale
Aktivität beeinflussen.
Purgierend: reinigend, abführend (Abführmittel).

Refrigerans: Kühltrank, kühlendes Mittel.

Schamane: Ein Spezialist für die Riten traditioneller Gesellschaften, der sich mit den Geistern
über die Heilmittel berät, Weissagungen tätigt
oder Strafe verhängt. Oft werden Schamanen

mit Zauberern oder
Hexendoktoren ver-
wechselt.
Schistosomiasis: Durch
Schistosoma-Blutegeln
verursaschte chronische
Infektionskrankheit.
Schleimlösend: Eine
Substanz, die das Lösen von
Schleim erleichtert.
Sedativum: Eine Substanz, die die
Nervenanspannung verringert und
Schlaf bewirken kann.
Spasmolytikum: Krampflösendes Mittel.
Sprue: Eine tropische Krankheit mit
Blähungen, übel riechendem Durchfall
und Auszehrung.
Stimulans: Eine Substanz, die den Meta-
bolismus (=Stoffwechsel) im Körper anregt.
Synergie: Gemeinsame Aktion, die normalerweise
stärkere Wirkung zeigt als die Summe der
daran beteiligten einzelnen Wirkstoffe.

Thiamin: Teil des Vitamin-B-Komplexes (B_1)
Tinktur: Medizinischer Extrakt in einer Alkohol-
lösung.
Tonikum: Eine Substanz, die den Körper oder
Körperteile allmählich stärkt und pflegt oder
den Appetit anregt.
Torturgift: Ein Gift, das verabreicht wird, um die
Behauptung einer Person über ihre besonderen
Kräfte, Unschuld oder Eignung für eine
bestimmte Gesellschaft oder Gruppe zu testen;
wer überlebt, hat die Wahrheit gesagt.

Vermifugum: wurmabtreibendes Mittel.

Zweijährig: Eine Pflanze mit zweijähriger
Lebensdauer.
Zytotoxisch: giftig, schädlich für die Zellen.

Bibliografie

KAPITEL I: PFLANZEN UND MENSCHEN

Crellin, John K. and **Jane Philpott** *Herbal Medicine, Past and Present* Duke University, Durham, 1990

Foster, Steven *Herbal Renaissance: Growing, Using and Understanding Herbs in the Modern World* Gibbs Smith, Salt Lake City, 1993

Griggs, Barbara *Green Pharmacy: A History of Herbal Medicine* Norman & Hobhouse, London, 1981

Hunt, Tony *Popular Medicine in Thirteenth-century England* Brewer, Wolfeboro, New Hampshire, USA and Cambridge, UK, 1990

Joyce, Christopher *Earthly Goods: Medicine Hunting in the Rainforest* Little, Brown and Company, Boston, 1994

Kapoor, P., U. O'D. Trotz and **O. Simon (eds)** *The Use of Medicinal Plants in the Pharmaceutical Industry* Commonwealth Science Council, London, 1992

Kinghorn, A. Douglas and **Manuel F. Balandrin (eds)** *Human Medicinal Agents from Plants* Amer. Chem. Soc., Washington DC, 1993

Klein, Richard M. *The Green World: An Introduction to Plants and People* Harper & Row, New York, 1987

Krieg, Margaret B. *Green Medicine* Rand McNally, Skokie, 1961

Mességué, Maurice *Von Menschen und Pflanzen* Ullstein TB-Verlag, Berlin, 1981

Meyer, George G., Kenneth Blum and **John G. Cull** *Folk Medicine and Herbal Healing* Thomas Springfield, 1981

Rodriguez, E. et al "Thiarubine A, a bioactive constituent of Aspilia (Asteraceae) consumed by wild chimpanzees" in *Experientia, 41: 419–20*, 1985

Scarborough, John (ed.) *Folklore and Folk Medicines* Amer. Inst. Hist. Pharm., Madison, 1987

Steiner, Richard P. (ed.) *Folk Medicine: The Art and the Science* Amer. Chem. Soc., Washington DC, 1986

Swain, Tony (ed.) *Plants in the Development of Modern Medicine* Harvard University, Cambridge, 1972

Werbach, Melvyn R. and **Michael T. Murray** *Botanical Influences on Illness: A Sourcebook of Clinical Research* Third Line, Tarzana, 1994

Wijesekera, R.O.B. *The Medicinal Plant Industry* CRC, Boca Raton, 1991

KAPITEL II: KRÄUTERLEXIKON

Bruneton, Jean (trans. Caroline K. Hatton) *Pharmacognosy, Phytochemistry, Medicinal Plants* Intercept, Andover, UK, 1995

Duke, James A. *CRC Handbook of Medicinal Plants* CRC, Boca Raton, 1985

Pahlow, Mannfried *Das große Buch der Heilpflanzen* Bechtermünz Verlag, Augsburg, 1999

Tyler, Varro E. *Herbs of Choice: The Therapeutic Uses of Phytomedicinals* Haworth, Binghamton, New York, 1994

Weiss, Rudolf F. *Moderne Pflanzenheilkunde* Kneipp Verlag, Leoben 1991

Wichtl, Max *Teedrogen und Phytopharmaka. Ein Handbuch für die Praxis auf wissenschaftlicher Grundlage* Wissenschaftliche Verlagsgesellschaft, Stuttgart 2002

KAPITEL III: ÖSTLICHE KRÄUTERHEILKUNDE

Anderson, Edward F. *Plants and People of the Golden Triangle: Ethnobotany of the Hill Tribes of Northern Thailand* Dioscorides, Portland, 1993

Bensky, Dan and **Andrew Gamble** *Chinese Herbal Medicine: Materia Medica* Eastland, Seattle, 1993

Brun, Viggo and **Trond Schumacher** *Traditional Herbal Medicine in Northern Thailand* University of California, Berkeley, 1987

Farnsworth, Norman and **Nuntavan Bunyapraphatsara** *Thai Medicinal Plants: Recommended for Primary Health Care System* Medicinal Plant Information Center, Bangkok, 1992

Foster, Steven and **Yue Chongxi** *Herbal Emissaries: Bringing Chinese Herbs to the West* Inner Traditions, Rochester, 1992

Frawley, David und **Vasant Lad** *Die Ayurweda-Pflanzenheilkunde* Windpferd, Aitrang, 2000

Hsu, Hung-yuan *Oriental Materia Medica: A Concise Guide* Oriental Healing Arts Institute, Long Beach, 1986

Huang, Kee Chang *The Pharmacology of Chinese Herbs* CRC, Boca Raton, 1993

Hyatt, Richard *Healing with Chinese Herbs* Healing Arts, Rochester, 1991

Jilek, W.G. and L. Jilek-Aall "The mental health relevance of traditional medicine and shamanism in refugee camps of northern Thailand" in *Curare, 13: 217–224,* 1990

Kapoor, L.D. *CRC Handbook of Ayurvedic Medicinal Plants* CRC, Boca Raton, 1990

Lad, Vasant *Selbstheilung mit Ayurveda* O.W. Barth, München, 1999

Lu, Henry C. *Chinese System of Food Cures: Prevention and Remedies* Sterling, New York, 1986

Reid, Daniel P. *Handbuch der chinesischen Heilkräuter* Droemer Knaur, München, 1998

Tierra, Michael *Planetory Herbology: An Integration of Western Herbs into the Traditional Chinese and Ayurvedic Systems* Lotus, Twin Lakes, 1992

Yuasa, Yasuo *The Body, Self-Cultivation, and Ki-Energy* SUNY, Albany, 1993

Zimmer, Heinrich *Hindu Medicine* Johns Hopkins University, Baltimore, 1948

KAPITEL IV: REGIONALE TRADITIONEN

Ademuwagen, Z.A., A.A Ayoade, I.E. Harrison, and L. Warren (eds) *African Therapeutic Systems* Crossroads, Waltham, 1979

Ayensu, Edward S. *Medicinal Plants of West Africa* Reference, Algonac, 1978

Bastien, Joseph W. *Healers of the Andes: Kallawaya Herbalists and their Medicinal Plants* University of Utah, Salt Lake City, 1987

Densmore, Francis *How Indians Use Wild Plants for Food, Medicine, and Crafts* Dover, New York, 1974

Dodge, Ernest S. *Gourd Growers of the South Seas: An Introduction to the Study of the Lagenaria Gourd in the Culture of the Polynesians* Gourd Society of America, Boston, 1943

Harjula, Raimo *Mirau and his Practice: A Study of the Ethnomedical Repertoire of a Tanzanian Herbalist* Tri-Med, London, 1980

Herrick, James W. *Iroquois Medical Botany* Syracuse University, Syracuse, 1995

Iwu, Maurice M. *Handbook of African Medicinal Plants* CRC, Boca Raton, 1993

Lebot, Vincent, Mark Merlin and Lamont Lindstrom *Kava: The Pacific Drug* Yale University, New Haven, 1992

Mooney, J. and F.M. Olbrechts "The Swimmer Manuscript: Cherokee Sacred Formulas and Medicinal Prescriptions" in *Smithsonian Institution,* Bureau of American Ethnology, Bull 99, G.P.O., Washington DC, 1932

Ngubane, Harriet *Body and Mind in Zulu Medicine* Academic, New York, 1977

Ortiz de Montellano, Bernard R. *Aztec Medicine, Health and Nutrition* Rutgers University, New Brunswick, 1990

Parsons, Claire D.F. (ed.) *Healing Practices in the South Pacific* University of Hawaii, Honolulu, 1985

Richardson, J.B. "The pre-Columbian distribution of the bottle-gourd (*Lagenaria siceraria*): a reevaluation" in *Economic Botany,* 26: 265–273, 1972

Schultes, Richard E. and Robert F. Raffauf *The Healing Forest: Medicinal and Toxic Plants of the Northwest Amazonia* Dioscorides, Portland, 1990

Sofowora, Abayomi *Medicinal Plants and Traditional Medicine in Africa* Wiley, New York, 1982

Vogel, Virgil J. *American Indian Medicine* University of Oklahoma, Norman, 1970

Whistler, W. Arthur *Polynesian Herbal Medicine* National Tropical Botanical Garden, Lawai, Kauai, 1992

Wightman, Glen M. *Alawa Ethnobotany: Aboriginal Plant Use from Minyerri, Northern Australia* Conservation Commission of the Northern Territory, Palmerston, 1991

KAPITEL V: PFLANZEN UND VISIONEN

Anderson, Edward F. *Peyote, the Divine Cactus* University of Arizona, Tucson, 1979

Benitez, Fernando *In the Magic Land of Peyote* University of Texas, Austin, 1975

Bristol, Melvin "Tree *Datura* drugs of the Colombian Sibundoy" in *Botanical Museum Leaflets,* 22: 165–227, Harvard University, Cambridge, 1969

Brown, Michael F. "From the hero's bones: three Aguaruna hallucinogens and their uses" in Michigan University Museum, *Anthropological Papers, No. 67: 118–136,* Ann Arbor, 1978

Fernandez, James W. *Bwiti: An Ethnography of the Religious Imagination in Africa* Princeton University, Princeton, 1982

Furst, Peter (ed.) *Flesh of the Gods: The Ritual Use of the Hallucinogens* Allen & Unwin, London, 1972

Harner, Michael H. (ed.) *Hallucinogens and Shamanism* Oxford University Press, 1973
Hill, W.W. "Navajo use of jimsonweed" in *New Mexico Anthropologist, 3(2): 19–21*, 1938
Johnston, Thomas F. *"Datura fastuosa*: its use in Tsonga girls' initiation" in *Economic Botany 26: 340–51*, 1972; "Auditory driving, hallucinogens and music-color synesthesia in Tsonga ritual" in DuToit, B.M. (ed.) *Drugs, Rituals and Altered States of Consciousness* 217–36, Balkema, Rotterdam, 1977
Myerhoff, Barbara *Peyote Hunt: The Sacred Journey of the Huichol Indians* Cornell University, Ithaca, 1974
Ott, Jonathan *Pharmacotheon: Entheogenic Drugs, Their Plant Sources and History* Natural Products Co., Kennewick, Washington, 1993
Parsons, Elsie C. "A Zuni detective" in *Man, 16(99): 168–70*, 1916
Petrullo, Vincenzo *The Diabolic Root* University of Pennsylvania, Philadelphia, 1934
Schleiffer, Hedwig *Sacred Narcotic Plants of the New World Indians* Hafner, New York, 1973
Schultes, Richard E. and Albert Hofmann *Plants of the Gods: Their Sacred, Healing, and Hallucinogenic Powers* McGraw-Hill, New York, 1979
Wasson, R. Gordon *The Wondrous Mushroom: Mycolatry in Mesoamerica* McGraw-Hill, New York, 1980

KAPITEL VI: GESUNDHEIT UND SCHÖNHEIT

Duff, Gail *A Book of Pot-pourri: New and Old Ideas for Fragrant Flowers and Herbs* Orbis, London, 1985
Freeman, Sally *Herbs for All Seasons: Growing and Gathering Herbs for Flavor, Health, and Beauty* Plume, New York, 1991
Genders, Roy *Natural Beauty: The Practical Guide to Wildflower Cosmetics* Webb & Bower, Exeter, 1986
Gruenberg, Louise M. *Potpourri: The Art of Fragrance Crafting* Frontier Cooperative Herbs, Norway, Iowa, 1984
Kneipp, Sebastian *Meine Wasserkur* Oesch Verlag, Zürich, 1997
McGilvery, Carole and Jimi Reed *DuMonts Handbuch Aromatherapie, Massage, Yoga* DuMont, Köln 1994

Meyer, David *Herbal Recipes: For Hair, Salves and Liniments, Medicinal Wines and Vinegars, Plant Ash Uses* Merybooks, Glenwood, 1970
Morris, Edwin T. *Düfte. Kulturgeschichte des Perfumes* Walter Verlag, Zürich, 1993
Tisserand, Maggie *Aromatherapy for Women: A Practical Guide to Essential Oils for Health and Beauty* Healing Arts, Rochester, 1980
Van Toller, Steven and George H. Dodd (eds) *Perfumery: The Psychology and Biology of Fragrance* Chapman and Hall, London, 1988

HINTERGRUNDINFORMATIONEN

Altman, Nathaniel *Sacred Trees* Sierra Club, San Francisco, 1994
Bonavia, Emanuel *The Flora of the Assyrian Monuments and its Outcomes* Constable, Westminster, 1894
Caldecott, Moyra *Mythen vom heiligen Baum* Neue Erde/Lentz, Saarbrücken 2001
Cook, Roger *The Tree of Life* Thames & Hudson, London, 1978
Folkard, Richard *Plant Lore, Legends and Lyrics* Low, Marston, Searle & Rivington, London, 1884
Frazer, James G. *Der goldene Zweig* Rowohlt TB-Verlag, Ravensburg, 1989s
Gubernatis, Angelo de *La Mythologie des Plantes; ou, Les Legendes du Regne Vegetal* Reinwald, Paris, 1882
Gupta, Shaki M. *Plant Myths and Traditions in India* Brill, Leiden, 1971
Majuparia, Trilok Chandra *Religious and Useful Plants of Nepal and India: Medicinal Plants and Flowers as Mentioned in Religious Myths and Legends of Hinduism and Buddhism* M. Gupta, Laskar, Gwalior, 1988
Parker, Arthur C. "Certain Iroquois tree myths and symbols" in *American Anthropologist, 14: 608–620*, 1912
Porteous, Alexander *Forest Folklore, Mythology, and Romance* Allen & Unwin, London, 1928
Sen Gupta, Sankar *Sacred Trees Across Cultures and Nations* Indian Publications, Calcutta, 1980
Skinner, Charles M. *Myths and Legends of Flowers, Trees, Fruits, and Plants* Lippincott, Philadelphia, 1925
Thiselton-Dyer, Thomas *The Folklore of Plants* Chatto & Windus, London, 1889

Nützliche Adressen

Bei Anfragen senden Sie bitte ein frankiertes und an Sie adressiertes Retourkuvert an:

Organisationen

The Herb Society (UK)
77 Great Peter Street
London SW1 2E

The Herb Society of America (US)
9019 Kirtland-Chardon Road
Mentor, OH44060
Tel: (216) 256 0514
(Kräuterorganisation mit Ausbildungsprogramm und einer Vielzahl an Publikationen)

British Holistic Medical Association (UK)
179 Gloucester Place
London NW1 6DX
Tel: (0171) 262 5299
(Organisation von Ärzten, Praktikern und anderen Leuten mit Interesse an ganzheitlicher Medizin)

National Institute of Medical Herbalists (UK)
56 Longbrook Street
Exeter
Devon EX4 6AH
Tel: (01392) 426022

American Botanical Council (US)
P.O. Box 201660
Austin, RX 78720
Tel: (512) 331 8868
(Ausbildungs- und Forschungsinstitution; veröffentlicht die Zeitschrift *HerbalGram* mit Forschungsergebnissen, Regierungserlässen und Neuigkeiten aus der Kräuterindustrie)

Herb Suppliers

Martin & Pleasance (Australia)
Wholesale Pty Ltd

P.O. Box 4
Collingwood, Victoria 3066
Tel: (6139) 419 9733

Ellon (Bach USA) Inc. (US)
P.O. Box 320
Woodmere, NY 11598
Tel: (516) 593 2206

Indiana Botanic Gardeners (US)
P.O. Box 5
Hammond, IN 46325
Tel: (219) 947 4040

Health Centre for Better Living Inc. (Italy)
6189 Tayor Road
Naples, FL 33942

Holland Pharma (Netherlands)
Postbus 37
7240 AA Lochem
Tel: (5730) 2884

Camette (Denmark)
Murerveg
6700 Esbjerg
Tel: (41) 55444

Frank Roberts (Herbal Dispensaries) Ltd (UK)
91 Newfoundland Road
Bristol BS2 9LT
Tel: (0137) 657 2456

Suffolk Herbs Ltd (UK)
Sawyer's farm
Little Conrad
Sudbury
Suffolk CO10 0NY
Tel: (0137) 657 2456

Neal's Yard Apothecary (UK)
2 Neal's Yard
London WC2
Tel: (0171) 379 7222

Aromatherapie

American Aromatherapy Association (US)

3949 Longridge Avenue
Sherman Oaks, CA 91423
Tel: (818) 986 0594

Essential Oil Traders Association Ltd (UK)
Sarnett House
Rapton Drive
Gidea Park
Essex RM2 5LP
Tel: (0170) 820289

International Federation of Aromatherapists (UK)
Department of Continuing Education
The Royal Masonic Hospital
Ravenscourt Park
London W6 OTN
Tel: (0181) 846 8066

Association of Aromatherapists (Australia)
693 Rathdoune Street
Carlton
Victoria
Tel: (03) 817 6431

Aroma-Therapy Supplies (UK)
52 St Aubyns Road
Fishergate
Brighton BN4 1PE
Tel: (01273) 412139

Kräuterschulen

Institute for Traditional Medicine and Preventive Health Care (US)
215 John Street
Santa Cruz, CA 95060
(Schulungen für chinesische Kräuterkunde)

National College of Naturopathic Medicine (US)
11231 S.E. Market Street
Portland, OR 97216
Tel: (503) 255 4860
(Ältestes naturheilkundliches College in den USA; Möglichkeit zum Erwerb eines Ph.D.)

Pflanzenregister

Seitenzahlen verweisen auf den Haupttext, nicht aber auf Bilder oder Spezialthemen auf der gleichen Seite. *Kursiv* gedruckte Seitenverweise beziehen sich auf Bildverweise. **Fett** gedruckte Seitenverweise beziehen sich auf die umrandeten Spezialthemen.

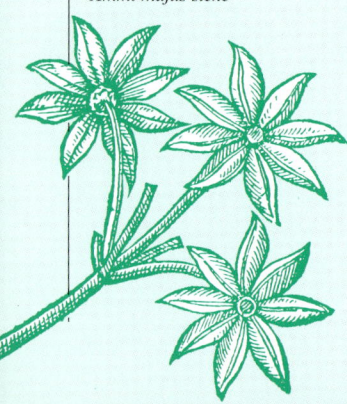

Allgemeines Register

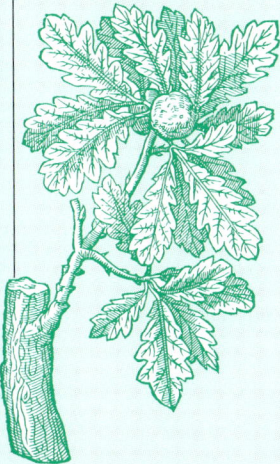

Bildnachweis

Der Verlag bedankt sich bei den Fotografen und Unternehmen für die Bereitstellung der folgenden Fotos zum Abdruck im vorliegenden Buch:

Abkürzungen
L Links; M Mitte; O Oben; R Rechts; U Unten
BAL The Bridgeman Art Library
FLPA Frank Lane Picture Agency
MEPL Mary Evans Picture Library
NHPA Natural History Photographic Agency
OSF Oxford Scientific Films
V&A Victoria and Albert Museum, London
WFA Werner Forman Archive

2 BAL/by courtesy of the Board of Trustees of the V&A; 7 BAL/Bibliotheque Nationale, Paris

Pflanzen und Menschen
8–9 Michael Freeman; 10 e.t. archive; 11O Liz Eddison/Action for Blind People; 11U e.t. archive/Bodleian Library; 12O Peter Gorman; 12U NHPA; 13L Bruce Coleman Ltd/Robert P. Carr; 13R e.t. archive; 14L e.t. archive; 15L BAL/V&A 15R e.t. Archive; 16 Bruce Coleman Ltd/Nicholas De Vore; 17O MEPL; 17U FLPA/Roger Wilmhurst; 18 BAL/British Library; 19O BAL/Trinity College, Cambridge; 19U Bruce Coleman Ltd/G. Zeisler; 20 BAL/Linnean Society; 21 e.t. archive; 22L Edward Parker; 22R FLPA/Eric & David Hosking; 23 e.t. archive; 24O Bruce Coleman Ltd/David Austin; 24U Alistair Shearer; 25 Impact Photos/Caroline Penn.

Kräuterlexikon
26–27 BAL/Eton College, Windsor; 30UL Österreichsche Nationalbibliothek, Wien; 30UR MEPL; 31U MEPL; 32UL MEPL; 34U BAL/St Peter's, Leuven; 35U BAL/Rijksmuseum Kroller-Muller, Otterlo; 36U Bryan & Cherry Alexander; 37 Bruce Coleman Ltd/Nielsen; 38UL Wildlife Matters; 38UR Bruce Coleman Ltd/Hans Reinhard; 39 Hutchison Library/Christine Pemberton; 40UR Bruce Coleman Ltd/B&C Calhoun; 41U Art Resource/The Pierpoint Morgan Library; 42U e.t. archive/Bodleian Library; 43U Clive Nichols; 44U BAL/British Museum; 45U BAL/Giraudon; 46U Bruce Coleman Ltd/Jane Burton; 47 BAL/Palazzo Pitti, Florenz; 48R Bruce Coleman Ltd/Dr Frieder Sauer; 49U Wellcome Institute Library, London; 50U BAL/Lambeth Palace Library, London; 51 BAL/Galleria Degli Offizi, Florenz; 52U Michael Holford; 53U Österreichischer Tourismusverband; 56U e.t.archive; 57U Bruce Coleman Ltd/Michael Freeman; 58O MEPL; 59O OSF/Geoff Fenn; 60U WFA 61 BAL/Lauros-Giraudon; 62U MEPL; 63U BAL/Bibliotheque Nationale, Paris; 65O Bruce Coleman Ltd/Hans Reinhard; 65U Bruce Coleman Ltd/Michael Klinec; 66U Deni Bown; 68U Trip/Helene Rogers; 69O BAL/The Lindley Library; 69U Science Photo Library.

Östliche Kräuterheilkunde
72–3 Alistair Shearer; 74 Alistair Shearer; 75 The Hutchison Library; 76 Ed Stewart; 77O Alistair Shearer; 77U Panos Pictures/R. Berriedale-Johnson; 79O Panos Pictures/John Miles; 79U Alistair Shearer; 82O Ed Stewart; 82U Jean-Loup Charmet; 83O MEPL; 83U Ancient Art & Architecture Collection; 85O Ed Stewart; 86O WFA/Philip Goldman Collection; 86U Agiajra/Impact Visions; 87 Ed Stewart; 90L Robert Harding Picture Library/Robert Francis; 90R Robert Harding Picture Library/Alain Evrard; 91O Liz Eddison; 91U Robert Harding Picture Library/James Strachan.

Regionale Traditionen
92–93 Peter Furst; 94O Ed Stewart; 94U Bruce Coleman Ltd/Trevor Barrett; 95 Trip/C. Treppe; 96 Panos Pictures/Jeremy Hartley; 97R Edward Parker; 98O Ed Stewart; 98U Art Whistler; 99O Zefa/D. Baglin; 99U OSF/Babs & Bertie Wells; 100 Bruce Coleman Ltd; 101O The Harry Smith Collection; 101M Trip/M. Ockenden; 101U Anthrophoto/Katz; 102O Ed Stewart; 102U WFA/Private Collection, New York; 103O FLPA/L. West; 103U BAL/National Museum of American Art; 104 BAL/Royal Ontario Museum; 105O WFA/Plains Indian Museum, Wyoming; 105U Robert Harding Picture Library; 106L Peter Newark's American Pictures; 106R Peter Newark's American Pictures; 107L Peter Furst; 107R Deni Bown; 108 Deni Bown; 109O WFA; 109U OSF/Jack Dermid; 110OL Ed Stewart; 110L Trip/R. Powers; 110R e.t. archive; 111 Peter Furst; 112U Peter Furst; 112O South American Pictures/Tony Morrison; 113 South American Pictures/Tony Morrison; 114O Ed Stewart; 114U Peter Furst; 115 The Hutchison Library/Edward Parker; 116L Peter Furst; 116U Peter Gorman; 117 S. Flores; 118O The Hutchison Library/Eric Lawrie; 118U The Hutchison Library/M. McIntyre; 119 The Hutchison Library.

Pflanzen und Visionen
120–121 Eduardo Luna/Pablo Amarigo; **122** Peter Furst; **123** Peter Furst; **124** Peter Furst; **125O** Peter Furst; **125U** S. Flores; **126O** Peter Furst; **126U** The Hutchison Library/B. D. Drader; **127O** Peter Furst; **127U** Harvard Botanical Library/by courtesy of Mrs Masha Arnold; **128** Peter Furst; **129** Peter Furst.

Gesundheit und Schönheit
130–131 e.t. archive; **132** BAL/Musée Condé, Chantilly; **133** e.t. archive; **134** Jerry Harpur/ Designer: Julia Scott; **135** BAL/British Library; **137** The Anthony Blake Photo Library/James Murphy; **138** BAL/Giraudon; **154O** Robert Harding Picture Library; **154U** BAL/Louvre; **155** e.t. archive; **156** C. M. Dixon; **157O** Trip/Helene Rogers; **157U** Panos Pictures/Penny Tweedie; **158** Robert Harding Picture Library/Gerald Hoberman.

Hintergrundinformationen
160 BAL/Kunsthistorisches Museum, Wien; **161** MEPL; **162** MEPL; **163** MEPL; **165** Dover Publications; **166** Heather Angel; **167** Peter Furst; **168** Peter Furst; **169** Peter Furst; **184** Dover Publications.

Wir haben uns alle Mühe gegeben, die Copyright-Inhaber festzustellen. Sollten wir irgendwelche Copyright-Vermerke vergessen haben, werden wir diese in den nächsten Auflagen gerne berücksichtigen.

Ergänzende Hinweise
Pflanzen können als Medizin verwendet werden, da sie eine starke Wirkung auf den Körper haben. Manche Heilpflanzen sehen anderen, giftigen Pflanzen jedoch zum Verwechseln ähnlich. Verwenden Sie niemals Pflanzen, sofern diese nicht von einem erfahrenen Kräuterspezialisten verordnet wurden und Sie sich der botanischen Identität ganz sicher sind und Sie wissen, wie man diese richtig und sicher anwendet. Die Informationen in diesem Buch haben einführenden Charakter und können professionelles Wissen nicht ersetzen. Weder der Verlag noch der Autor übernehmen Verantwortung für die unsachgemäße Anwendung von Pflanzen seitens der Leser.

Die die in diesem Buch angegebenen Anbau- und Erntezeiten beziehen sich auf gemäßigte Zonen Europas und Nordamerikas, wo der letzte Frost normalerweise Ende April und der erste Frost Ende Oktober auftritt. Leser aus anderen Teilen der Welt müssen diese Angaben entsprechend ihren klimatischen Bedingungen anpassen.

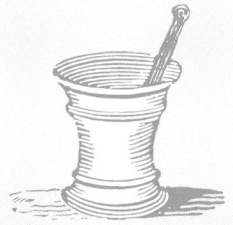